Ce rapport exprime les vues collectives d'un groupe international d'experts et ne représente pas nécessairement les décisions ou la politique officiellement adoptées par l'Organisation mondiale de la Santé

OMS, Série de Rapports techniques
894

OBÉSITÉ : PRÉVENTION ET PRISE EN CHARGE DE L'ÉPIDÉMIE MONDIALE

Rapport d'une
Consultation de l'OMS

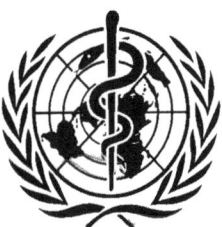

Organisation mondiale de la Santé
Genève 2003

Catalogage à la source : Bibliothèque de l'OMS

Consultation OMS sur l'obésité (1997 : Genève, Suisse)
  Obésité : prévention et prise en charge de l'épidémie mondiale : rapport d'une consultation de l'OMS

  (OMS, Série de Rapports techniques ; 894)

  1.Obésité — épidémiologie 2.Obésité — prévention et contrôle 3.Coût maladie
  4.Politique nutritionnelle 5.Programmes national santé I.Titre II.Série

(Classification NLM : WD 210)

ISBN: 978-9-2422089-48

© **Organisation mondiale de la Santé, 2003**

Tous droits réservés. Il est possible de se procurer les publications de l'Organisation mondiale de la Santé auprès de l'équipe Marketing et diffusion, Organisation mondiale de la Santé, 20 avenue Appia, 1211 Genève 27 (Suisse) (téléphone : +41 22 791 2476 ; télécopie : +41 22 791 4857 ; adresse électronique : bookorders@who.int). Les demandes relatives à la permission de reproduire ou de traduire des publications de l'OMS — que ce soit pour la vente ou une diffusion non commerciale — doivent être envoyées à l'unité Publications, à l'adresse ci-dessus (télécopie : +41 22 791 4806 ; adresse électronique : permissions@who.int).

Les appellations employées dans la présente publication et la présentation des données qui y figurent n'impliquent de la part de l'Organisation mondiale de la Santé aucune prise de position quant au statut juridique des pays, territories, villes ou zones, ou de leurs autorités, ni quant au tracé de leurs frontières ou limites. Les lignes en pointillé sur les cartes représentent des frontières approximatives dont le tracé peut ne pas avoir fait l'object d'un accord définitif.

La mention de firmes et de produits commerciaux n'implique pas que ces firmes et ces produits commerciaux sont agréés ou recommandés par l'Organisation mondiale de la Santé, de préférence à d'autres de nature analogue. Sauf erreur ou omission, une majuscule initiale indique qu'il s'agit d'un nom déposé.

L'Organisation mondiale de la Santé ne garantit pas l'exhaustivité et l'exactitude des informations contenues dans la présente publication et ne saurait être tenue responsable de tout préjudice subi à la suite de leur utilisation.

La présente publication exprime les vues collectives d'un groupe international et ne représente pas nécessairement les décisions ni la politique officielle de l'Organisation mondiale de la Santé.

Composé à Hong Kong
Imprimé à Singapour
2003/14063 — SNPBest-set/SNP — 2000

Table des matières

1. Introduction 1
   1.1 Structure du rapport 3
   1.2 Thèmes abordés dans le rapport 4

Partie I Le surpoids et l'obésité 6

2. Définition du problème 7
   2.1 Introduction 7
   2.2 Pourquoi une classification du surpoids et de l'obésité ? 9
   2.3 Indice de masse corporelle 9
       2.3.1 Utilisation d'autres seuils pour la classification de l'obésité 9
       2.3.2 Variation du rapport entre IMC et adiposité 9
       2.3.3 Classification de l'obésité en fonction de l'IMC 11
   2.4 Périmètre abdominal et rapport tour de taille/tour de hanches 11
   2.5 Instruments supplémentaires d'évaluation de l'obésité 13
   2.6 Classification de l'obésité chez l'enfant 14
       2.6.1 Utilisation des courbes de croissance 14
       2.6.2 Population internationale de référence pour les enfants 14
       2.6.3 Courbes de référence du rapport IMC/âge 14
   Bibliographie 15

3. Prévalence mondiale et tendances séculaires de l'obésité 18
   3.1 Introduction 18
   3.2 Prudence 19
   3.3 Le projet MONICA de l'OMS 20
   3.4 Région africaine 23
       3.4.1 Tendances séculaires de l'obésité 23
       3.4.2 Prévalence actuelle de l'obésité 23
   3.5 Région des Amériques 24
       3.5.1 Tendances séculaires de l'obésité 24
       3.5.2 Prévalence actuelle de l'obésité 25
   3.6 Région de l'Asie du Sud-Est 26
       3.6.1 Tendances séculaires de l'obésité 26
       3.6.2 Prévalence actuelle de l'obésité 27
   3.7 Région européenne 27
       3.7.1 Tendances séculaires de l'obésité 27
       3.7.2 Prévalence actuelle de l'obésité 28
   3.8 Région de la Méditerranée orientale 29
       3.8.1 Tendances séculaires de l'obésité 29
       3.8.2 Prévalence actuelle de l'obésité 29
   3.9 Région du Pacifique occidental 31
       3.9.1 Tendances séculaires de l'obésité 31
       3.9.2 Prévalence actuelle de l'obésité 32
   3.10 Distribution de l'indice de masse corporelle dans les populations adultes 34
   3.11 Obésité de l'enfant et de l'adolescent 35
   Bibliographie 38

Partie II Détermination des coûts réels du surpoids et de l'obésité 42

4. **Conséquences du surpoids et de l'obésité pour la santé de l'adulte et de l'enfant** 43
   - 4.1 Introduction 43
   - 4.2 L'obésité en tant que facteur de risque de maladies non transmissibles 44
   - 4.3 Difficultés rencontrées pour évaluer les conséquences de l'obésité pour la santé 46
   - 4.4 Risque relatif des problèmes de santé associés à l'obésité 47
   - 4.5 Risque accru lié à l'accumulation intra-abdominale de la masse grasse 48
   - 4.6 Mortalité liée à l'obésité 49
   - 4.7 Maladies chroniques associées à l'obésité 51
     - 4.7.1 Maladies cardio-vasculaires et hypertension 51
     - 4.7.2 Cancer 54
     - 4.7.3 Diabète sucré 55
     - 4.7.4 Cholécystopathie 56
   - 4.8 Troubles endocriniens et métaboliques associés à l'obésité 57
     - 4.8.1 Troubles endocriniens 57
     - 4.8.2 Troubles métaboliques 59
   - 4.9 Problèmes de santé débilitants associés à l'obésité 60
     - 4.9.1 Arthrose et goutte 61
     - 4.9.2 Maladies pulmonaires 61
   - 4.10 Problèmes psychologiques associés à l'obésité 62
     - 4.10.1 A priori, discrimination et préjugés sociaux 63
     - 4.10.2 Effets psychologiques 63
     - 4.10.3 Mauvaise image du corps 64
     - 4.10.4 Troubles de l'alimentation 64
   - 4.11 Conséquences du surpoids et de l'obésité pour la santé de l'enfant et de l'adolescent 65
     - 4.11.1 Prévalence 65
     - 4.11.2 Effets psychosociaux 66
     - 4.11.3 Facteurs de risque cardio-vasculaire 66
     - 4.11.4 Complications hépatiques et gastriques 67
     - 4.11.5 Complications orthopédiques 67
     - 4.11.6 Autres complications de l'obésité chez l'enfant 67
   - Bibliographie 67

5. **La perte de poids : effets positifs et risques pour la santé** 76
   - 5.1 Introduction 76
   - 5.2 Problèmes rencontrés pour évaluer les effets d'une perte de poids durable 76
   - 5.3 Perte de poids et état de santé général 77
     - 5.3.1 Perte de poids modeste 77
     - 5.3.2 Perte de poids importante 77
   - 5.4 Perte de poids et mortalité 78
   - 5.5 Impact de la perte de poids sur les maladies chroniques et sur les troubles endocriniens et métaboliques 78
     - 5.5.1 Maladies cardio-vasculaires et hypertension 78
     - 5.5.2 Diabète sucré et résistance à l'insuline 79
     - 5.5.3 Dyslipidémie 80

		5.5.4 Fonction ovarienne	80
	5.6	Perte de poids et adaptation psychosociale	80
	5.7	Dangers de la perte de poids	81
	5.8	Variation cyclique du poids	82
	5.9	Effets de la perte de poids chez l'enfant et l'adolescent obèses	82
	Bibliographie		83
6.	Coûts économiques du surpoids et de l'obésité		86
	6.1	Introduction	86
	6.2	Etudes du coût de la maladie	87
		6.2.1 Utilité des études du coût de la maladie	88
		6.2.2 Limites des études du coût de la maladie	88
		6.2.3 Etapes d'une étude du coût de la maladie	90
		6.2.4 L'année de vie corrigée de l'incapacité	91
	6.3	Estimations internationales du coût de l'obésité	92
		6.3.1 Etudes dans les pays développés	92
		6.3.2 Etudes des conséquences économiques plus générales	96
		6.3.3 Etudes dans les pays en développement	97
		6.3.4 Conclusions	98
	6.4	Coûts et retombées économiques du traitement de l'obésité	99
		6.4.1 Analyse des essais de lutte contre l'obésité	99
		6.4.2 Economies potentielles associées à une réduction de la prévalence de l'obésité	100
		6.4.3 Coût/efficacité de la prévention et du traitement de l'obésité	101
	Bibliographie		108

Partie III	Comment s'installent le surpoids et l'obésité	111

7.	Facteurs jouant un rôle dans l'apparition du surpoids et de l'obésité		112
	7.1	Introduction	112
	7.2	Equilibre énergétique et régulation physiologique du poids	113
		7.2.1 Principes fondamentaux régissant le bilan énergétique	113
		7.2.2 Régulation physiologique du poids corporel	116
		7.2.3 Dynamique de la prise de poids	117
		7.2.4 Répercussions en santé publique	119
	7.3	Facteurs diététiques et activité physique	119
		7.3.1 Facteurs diététiques	119
		7.3.2 Activité physique	124
	7.4	Influences environnementales et sociétales	132
		7.4.1 Structures sociétales en mutation	133
		7.4.2 Variations enregistrées selon les sociétés	138
		7.4.3 Influences culturelles	141
		7.4.4 Impact des changements sociétaux sur les modes d'alimentation et d'activité physique	144
	7.5	Prédisposition individuelle/biologique	150
		7.5.1 Prédisposition génétique	150
		7.5.2 Prédisposition biologique non génétique	154
		7.5.3 Autres facteurs favorisant la prise de poids	156
	7.6	Perte de poids	159
	Bibliographie		160

Partie IV Surpoids et obésité : faire face au problème — 171

8. Principes régissant la prévention et la prise en charge du surpoids et de l'obésité — 172
- 8.1 Introduction — 172
- 8.2 Stratégies permettant de faire face au problème du surpoids et de l'obésité — 174
- 8.3 Stratégies de prévention — 175
  - 8.3.1 Efficacité — 176
  - 8.3.2 Objectifs — 178
  - 8.3.3 Niveaux auxquels s'exerce l'action préventive — 178
  - 8.3.4 Intégrer la prévention de l'obésité dans les efforts déployés pour prévenir d'autres maladies non transmissibles — 181
- 8.4 Prise en charge des sujets présentant un surpoids ou une obésité — 183
  - 8.4.1 La situation actuelle — 183
  - 8.4.2 Connaissances et attitudes des professionnels de la santé — 184
  - 8.4.3 Améliorer la situation — 185
- 8.5 Partenariats contre l'obésité — 186
  - 8.5.1 Partage des responsabilités — 187
  - 8.5.2 Coordination des politiques publiques — 190
- Bibliographie — 190

9. Prévention et prise en charge du surpoids et de l'obésité dans les populations : une démarche de santé publique — 194
- 9.1 Introduction — 194
- 9.2 Intervenir à l'échelle de la population — 196
  - 9.2.1 Rapport entre l'IMC moyen de la population et l'importance de l'obésité — 196
  - 9.2.2 IMC optimal d'une population — 199
  - 9.2.3 Les mesures appliquées en population pour prévenir la prise de poids vont-elles conduire à une augmentation des cas d'insuffisance pondérale et de troubles de l'alimentation ? — 200
- 9.3 Stratégies d'intervention en santé publique — 200
  - 9.3.1 Accroître les connaissances et les compétences de la communauté — 201
  - 9.3.2 Réduire l'exposition de la population à un environnement favorable à l'obésité — 201
- 9.4 Interventions prioritaires — 201
  - 9.4.1 Accroître l'activité physique — 202
  - 9.4.2 Améliorer la qualité du régime alimentaire — 203
  - 9.4.3 Mesures permettant d'évaluer les programmes de prévention de l'obésité — 204
- 9.5 Résultats des programmes de santé publique visant à lutter contre l'obésité — 205
  - 9.5.1 Programmes de santé publique nationaux — 206
  - 9.5.2 Programmes de prévention de la cardiopathie coronarienne à l'échelon communautaire — 206

		9.5.3	Programmes ciblant les facteurs importants pour la genèse de l'obésité	209
		9.5.4	Incidences sur les futurs programmes de santé publique visant à lutter contre l'obésité	211
	9.6	Enseignements à tirer des campagnes de santé publique efficaces		213
	9.7	Stratégies de santé publique visant à améliorer la prévention et la prise en charge de l'obésité		213
		9.7.1	Pays développés	215
		9.7.2	Pays en développement et pays nouvellement industrialisés	215
	Bibliographie			218

10. Prévention et prise en charge du surpoids et de l'obésité chez les sujets à risque : des services de soins de santé intégrés à l'échelon communautaire — 221

- 10.1 Introduction — 221
- 10.2 Stratégies de prise en charge des sujets et groupes à risque — 222
  - 10.2.1 Prévention de la prise de poids — 223
  - 10.2.2 Maintien du poids — 225
  - 10.2.3 Prise en charge de la morbidité associée à l'obésité — 225
  - 10.2.4 Perte de poids — 225
- 10.3 Les services de santé et le nouveau concept de prise en charge du surpoids — 228
  - 10.3.1 Recrutement et orientation des patients — 228
  - 10.3.2 Evaluation complète de l'état de santé — 229
  - 10.3.3 Etablissement de cibles adaptées — 231
  - 10.3.4 Choix et application de stratégies de prise en charge adaptées — 233
  - 10.3.5 Surveillance, récompenses et évaluations — 234
- 10.4 Soutien aux patients durant le traitement contre l'obésité — 234
  - 10.4.1 Soutien au sein du service de soins de santé — 234
  - 10.4.2 Participation de la famille — 235
  - 10.4.3 Groupes d'entraide et groupes de soutien — 236
  - 10.4.4 Entreprises commerciales de produits et conseils pour maigrir — 236
- 10.5 Traitement de l'obésité — 237
  - 10.5.1 Prise en charge diététique — 237
  - 10.5.2 Activité et exercice physique — 240
  - 10.5.3 Modification du comportement — 242
  - 10.5.4 Traitement pharmacologique — 244
  - 10.5.5 Chirurgie gastrique — 249
  - 10.5.6 Médecine traditionnelle — 251
  - 10.5.7 Autres traitements — 252
- 10.6 Prise en charge de l'obésité au cours de l'enfance et de l'adolescence — 252
  - 10.6.1 Données indiquant que le traitement de l'obésité chez l'enfant prévient une obésité à l'âge adulte — 253
  - 10.6.2 Traitement du surpoids et de l'obésité chez l'enfant — 253
  - 10.6.3 Programmes de prise en charge de l'obésité chez l'enfant — 257
- Bibliographie — 261

Partie V	Les enjeux du nouveau millénaire	268

11. **Conclusions et recommandations** — 269
    - 11.1 Conclusions générales — 269
    - 11.2 Recommandations — 271
        - 11.2.1 Surpoids et obésité : définition du problème — 271
        - 11.2.2 Etablir les coûts réels du surpoids et de l'obésité — 273
        - 11.2.3 Comprendre comment s'installent le surpoids et l'obésité — 275
        - 11.2.4 Surpoids et obésité : faire face au problème — 277

Remerciements — 282

Annexe
Critères d'évaluation des entreprises commerciales proposant des cures d'amaigrissement — 284

Consultation OMS sur l'obésité

Genève, 3–5 juin 1997

Membres*

Professeur D-S. Akram, Department of Paediatrics, Dow Medical College, Civil Hospital, Karachi, Pakistan

Professeur A.V. Astrup, Département Recherche sur la Nutrition humaine, Université royale de Médecine vétérinaire et d'agriculture, Copenhague, Danemark

Professeur T. Atinmo, Head, Department of Human Nutrition, College of Medicine, University of Ibadan, Ibadan, Nigéria

Dr J-L. Boissin, Directeur, Département d'Endocrinologie et de Nutrition, Institut polynésien de recherche sur les affections métaboliques et endocriniennes (IPRAME), Papeete, Tahiti, Polynésie française

Professeur G.A. Bray, Executive Director, Pennington Biomedical Research Center, Louisiana State University, Baton Rouge, LA, Etats-Unis d'Amérique

Dr K.K. Carroll, Director, Centre for Human Nutrition, Department of Biochemistry, University of Western Ontario, London, Ontario, Canada

Dr P. Chitson, Bureau des maladies non transmissibles, Ministère de la Santé, Port Louis, Maurice

Professeur C. Chunming, Conseiller principal, Académie chinoise de médecine préventive, Beijing, Chine (*Vice-Président*)

Dr W.H. Dietz, Department of Pediatrics, Division of Gastroenterology and Nutrition, The Floating Hospital for Children, North-east Medical Centre, Boston, MA, Etats-Unis d'Amérique

Dr J. O. Hill, Centre for Human Nutrition, University of Colorado, Denver, CO, Etats-Unis d'Amérique *(Président)*

Professeur E. Jéquier, Institut de Physiologie, Université de Lausanne, Lausanne, Suisse

Dr C. Komodiki, Directeur de la Santé, Ministère de la Santé, Nicosie, Chypre

Professeur Y. Matsuzawa, Second Département de Médecine interne, Ecole de médecine de l'Université d'Osaka, Osaka, Japon

Professeur W.F. Mollentze, Department of Internal Medicine, University of the Orange Free State, Bloemfontein, Afrique du Sud

Dr K. Moosa, Chef du Service Nutrition, Ministère de la Santé, Manama, Bahreïn

Dr M.I. Noor, Faculté des Sciences paramédicales, Université de Malaisie Kebangsaan, Kuala Lumpur, Malaisie

---

* N'ont pu assister à la réunion : Professeur M.J. Gibney, Department of Clinical Medicine, Trinity Centre for Health Sciences, St James's Hospital, Dublin, Irlande ; Professeur S. Rössner, Recherche sur les Comportements en Santé, Service Obésité, Hôpital Karolinska, Stockholm, Suède ; Dr F. Shaheen, Directeur, Institut de la Nutrition, Le Caire, Egypte.

Dr K. S. Reddy, Department of Cardiology, Cardiothoracic Centre, All-India Institute of Medical Sciences, New Delhi, Inde

Dr J. Seidell, Département des Maladies chroniques et de l'Epidémiologie environnementale, Institut national de la Santé publique et de l'Environnement, Bilthoven, Pays-Bas *(Co-Rapporteur)*

Dr V. Tanphaichitr, Professor of Medicine and Deputy Dean for Academic Affairs, Faculty of Medicine, Ramathibodi Hospital, Mahidol University, Bangkok, Thaïlande

Dr R. Uauy, Directeur, Institut de la Nutrition et de la Technologie alimentaire, Université du Chili, Casilla, Santiago, Chili *(Co-Rapporteur)*

Professeur P. Zimmet, Chief Executive Officer, International Diabetes Institute, Caulfield South, Victoria, Australie

Représentants d'autres organisations*

Centres collaborateurs de l'OMS pour la nutrition

Dr P. Deurenberg, Département de la Nutrition humaine et de l'Epidémiologie, Université de l'Agriculture, Wageningen, Pays-Bas

Dr M. Jarosz, Directeur adjoint, Institut national des Aliments et de la Nutrition, Varsovie, Pologne

Comité administratif de Coordination/Sous-Comité sur la Nutrition (CAC/SCN)

Dr S. Rabeneck, Secrétaire technique, CAC/SCN, Genève, Suisse

Organisation des Nations Unies pour l'Alimentation et l'Agriculture (FAO)

Dr G. Nantel, Administrateur principal du Service Nutrition, Division Alimentation et Nutrition, FAO, Rome, Italie

Secrétariat

Professeur P. Björntorp, Département des Maladies cardiaques et pulmonaires, Hôpital Sahlgren de l'Université de Göteborg, Göteborg, Suède *(Conseiller temporaire)*

Dr G.A. Clugston, Directeur, Programme de la Nutrition, OMS, Genève, Suisse

Dr T. Gill, Scientific Secretary, International Obesity Task Force, Rowett Research Institute, Aberdeen, Ecosse *(Conseiller temporaire)*

Professeur W.P.T. James, Chairman, International Obesity Task Force, Director, Rowett Research Institute, Aberdeen, Ecosse *(Conseiller temporaire)*

Dr N. Khaltaev, Fonctionnaire responsable, Division des Maladies non transmissibles, OMS, Genève, Suisse *(Co-Secrétaire)*

Mme V. Lakin, Secretariat, International Obesity Task Force, Rowett Research Institute, Aberdeen, Ecosse *(Conseiller temporaire)*

Dr N.P. Napalkov, Sous-Directeur général, OMS, Genève, Suisse

---

* Invités mais n'ayant pu envoyer un représentant : Fonds des Nations Unies pour l'Enfance (UNICEF), New York, NY, Etats-Unis d'Amérique ; Université des Nations Unies (UNU), Tokyo, Japon.

Mme C. Nishida, Fonctionnaire responsable, Programme de la Nutrition, OMS, Genève, Suisse (*Co-Secrétaire*)

Dr M. Peña, Conseiller régional pour l'alimentation et la nutrition, Bureau régional de l'OMS pour les Amériques, OMS, Washington, DC, Etats-Unis d'Amérique

Dr A. Robertson, Conseiller régional par intérim, Politiques de Nutrition, Programme d'alimentation du nourrisson et de sécurité alimentaire, Bureau régional de l'OMS pour l'Europe, Copenhague, Danemark

Dr M.S. Tsechkovski, Directeur, Division des Maladies non transmissibles, OMS, Genève, Suisse

Dr T. Türmen, Directeur exécutif, Santé de la Famille et Santé reproductive, OMS, Genève, Suisse

Abréviations

Les abréviations suivantes sont employées tout au long du présent rapport :

DALY	Année de vie corrigée de l'incapacité
DNID	Diabète non insulinodépendant
ENN III	Troisième enquête nutritionnelle nationale menée en Chine (1992)
ESNC	Enquête sanitaire et nutritionnelle chinoise
ETA	Effet thermique des aliments
HDL	Lipoprotéines de haute densité
IMC	Indice de masse corporelle (ou indice de Quételet)
INTERSALT	Etude concertée internationale sur les rapports existant dans les populations entre la pression sanguine et l'excrétion d'électrolytes
INTERSANTE	Programme intégré de santé communautaire concernant les maladies non transmissibles (OMS)
LDL	Lipoprotéines de basse densité
LDL-apo-B	Lipoprotéines de basse densité-apolipoprotéine B
LPL	Lipoprotéine lipase
MER	Métabolisme énergétique au repos
MONICA	Monitorage multinational des tendances et déterminants en matière de maladies cardio-vasculaires (projet MONICA de l'OMS)
NCHS	National Center for Health Statistics (Etats-Unis d'Amérique)
NHANES	National Health and Nutrition Examination Survey (Etats-Unis d'Amérique)
NHES	National Health Examination Survey (Etats-Unis d'Amérique)
NHMRC	National Health and Medical Research Council (Australie)
RAP	Risque attribuable dans la population
RR	Risque relatif
SOS	Sujets obèses suédois

1. Introduction

La Consultation OMS sur l'obésité s'est tenue à Genève du 3 au 5 juin 1997. Le Dr F. S. Antezana, Directeur général adjoint par intérim, a ouvert la réunion au nom du Directeur général. Cette Consultation a été l'aboutissement d'un processus de préparation de deux ans, auquel ont participé plus de 100 experts dans le monde, entrepris en collaboration étroite avec le Rowett Research Institute (un centre collaborateur de l'OMS pour la nutrition) d'Aberdeen, Ecosse, et le Groupe spécial international sur l'obésité (International Obesity Task Force, IOTF) présidé par le Professeur Philip James, Directeur du Rowett Research Institute.

L'objectif général de la Consultation était de faire le point des données épidémiologiques sur l'obésité et de formuler des recommandations relatives à l'élaboration de politiques et de programmes de santé publique permettant d'améliorer la prévention et la prise en charge de cette affection. Les objectifs précis de cette Consultation étaient les suivants :

— examiner la prévalence et les tendances mondiales de l'obésité chez l'enfant et chez l'adulte, les facteurs favorisant l'obésité et les conséquences de cette dernière, par exemple les maladies non transmissibles chroniques ;
— analyser les conséquences sanitaires et économiques de l'obésité et leurs répercussions sur le développement ;
— élaborer des recommandations visant à aider les pays à définir en santé publique des politiques et des stratégies d'ensemble visant à améliorer la prévention et la prise en charge de l'obésité ;
— répertorier les questions qui nécessitent des recherches approfondies.

Pour atteindre ces objectifs, des experts appartenant à des domaines connexes ont préparé six documents de travail revus par des spécialistes. L'OMS est heureuse d'attirer l'attention sur ces contributions, en l'absence desquelles de nombreuses activités préliminaires n'auraient pu avoir lieu. Les personnes et institutions ayant apporté leur contribution sont mentionnées dans la rubrique Remerciements (pp. 282–283).

Tout au long de l'histoire de l'humanité, la prise de poids et l'accumulation de réserves de graisse ont été considérées comme des signes de santé et de prospérité. En des temps de travail harassant et de pénuries alimentaires fréquentes, parvenir à assurer un apport énergétique suffisant pour répondre aux besoins était le principal souci en matière de nutrition.

Aujourd'hui cependant, le niveau de vie continuant à s'élever, la prise de poids et l'obésité constituent une menace grandissante pour la santé dans l'ensemble des pays du monde. L'obésité est une maladie chronique, qui existe dans les pays développés comme dans les pays en développement et qui touche les enfants comme les adultes. En effet, elle est désormais si répandue qu'elle se substitue aux problèmes de santé publique traditionnels que sont la dénutrition et les maladies infectieuses, et constitue l'un des facteurs les plus importants de mauvaise santé. En outre, l'obésité étant un facteur de risque important de l'histoire naturelle d'autres maladies chroniques et non transmissibles, on ne tardera pas à voir dans les pays en développement les mêmes taux de mortalité élevés imputables à ces maladies que ceux que l'on rencontrait il y a 30 ans dans les pays industrialisés ayant des économies de marché bien établies.

La description des manifestations cliniques de l'obésité remonte à l'époque gréco-romaine, mais ce n'est qu'au XXe siècle qu'on a commencé à comprendre scientifiquement ce qu'était cette maladie. Au XIXe siècle, les travaux de Lavoisier et d'autres ont montré que le métabolisme pouvait se comparer à une combustion lente et que les sujets obèses comme les sujets minces obéissaient aux lois de la thermodynamique. De plus, le fait d'avoir découvert que la graisse est stockée dans des «cellules», unités de base en biologie, a conduit à l'idée que l'obésité pouvait être causée par la présence d'un trop grand nombre de cellules adipeuses. Il n'est pas sans intérêt de constater que le XIXe siècle a également vu la publication du premier livre de diététique intitulé *Letter on corpulence addressed to the public*, d'un certain W. Banting.

Au début du XXe siècle, l'analyse des données relatives aux assurances-vie indiquait que l'obésité était associée à un risque de décès accru. Dans les années 20, on a évoqué la possibilité que l'obésité ait un caractère familial et on a décrit la maladie de Cushing et l'obésité hypothalamique. Par la suite, l'introduction de l'hormone thyroïdienne, du dinitrophénol et de l'amfétamine dans le traitement pharmacologique de l'obésité a ouvert la porte aux traitements médicamenteux ; enfin, la génétique a permis de mieux comprendre diverses formes spécifiques de l'obésité résultant de défauts génétiques.

Des progrès considérables ont été réalisés dans les approches diététiques, physiques et comportementales du traitement de l'obésité, dont les débuts remontent à la première moitié du XXe siècle, et de nouveaux médicaments aux profils d'activité pharmacologique toujours plus ciblés continuent à être régulièrement introduits. La chirurgie gastrique a obtenu les meilleurs résultats à long terme pour le traitement des obésités graves. Toutefois, malgré ces avancées, la prévalence de l'obésité continue à progresser rapidement et le problème qu'elle pose aux agents de santé publique et aux scientifiques n'a jamais été plus aigu.

On trouvera dans ce rapport une évaluation des données actuelles relatives à la prévalence de l'obésité, à ses conséquences pour la santé et à ses coûts économiques. On y décrit des stratégies de mise en œuvre d'une approche systématique en matière de prévention et de prise en charge de l'obésité dans différents systèmes de santé, et on y formule les recommandations des principaux experts internationaux sur la question. On espère que ces recommandations serviront à l'élaboration de nouvelles politiques visant à faire face au problème de santé publique grandissant que constitue l'obésité.

1.1 Structure du rapport

Ce rapport est divisé en cinq parties, dont les quatre premières traitent des différents aspects de l'épidémie mondiale d'obésité. La dernière partie renferme les conclusions et recommandations des participants à la Consultation OMS sur l'obésité.

Dans la Partie I, on s'attache à la définition et à la classification de l'obésité et on expose les données les plus récentes sur la prévalence mondiale et les tendances séculaires de cette affection dans l'ensemble des régions du monde. Cerner l'étendue du problème posé par l'obésité est la première étape indispensable d'une approche cohérente visant à la prévenir et à la prendre en charge.

La Partie II traite des coûts réels de l'obésité en termes de mauvaise santé physique et mentale et de ressources humaines et financières réaffectées à ce problème. Les souffrances causées par l'obésité et l'argent dépensé par les organismes de santé pour y faire face sont considérables et viennent renforcer l'urgence des mesures à prendre.

La Partie III s'attache à ce que l'on sait de cette maladie complexe et multifactorielle, et recense les principaux facteurs impliqués dans son développement. La plupart des informations concernant les facteurs de risque de la prise de poids et de l'obésité proviennent d'études effectuées dans les pays développés, du fait que l'augmentation des maladies chroniques dans les pays en développement n'est que toute récente et que ces derniers ont donc peu d'expérience de la recherche dans ce domaine. Quoiqu'il en soit, l'examen des facteurs impliqués dans la prise de poids et l'obésité dans les pays développés présente un intérêt sur le plan mondial, dans la mesure où il permet de prévoir les conséquences futures qu'aura cette maladie dans les pays qui n'en sont qu'aux premiers stades d'un changement socio-économique souvent spectaculaire, et offre une occasion unique de prendre des mesures préventives. Il est également important de tenir compte de ces facteurs dans toute stratégie coordonnée visant à venir à bout du problème de l'obésité.

Dans la Partie IV, on prend en compte les questions analysées dans les trois parties qui précèdent pour présenter les fondements d'une stratégie complète de prévention et de prise en charge de l'obésité par l'intermédiaire des services de santé et des politiques de santé publique. Les responsables de l'élaboration des politiques, les professionnels de la santé et la communauté dans son ensemble doivent regrouper leurs forces pour s'attaquer à cet important problème de santé publique mondiale.

La Partie V expose les conclusions et recommandations finales des participants à la Consultation OMS sur l'obésité. On y recense les domaines prioritaires de la recherche et on y formule des recommandations relatives aux stratégies et aux mesures qui permettront de prévenir et de prendre en charge de manière efficace l'épidémie mondiale d'obésité.

1.2 Thèmes abordés dans le rapport

L'obésité est une maladie complexe dont on ne connaît pas bien les mécanismes. Ce rapport met en lumière les questions centrales pour l'élaboration d'une stratégie cohérente de prévention et de prise en charge efficaces de l'obésité à l'échelle mondiale. Un certain nombre de thèmes importants ont présidé à l'élaboration du contenu et du style de ce rapport, à savoir :

- L'obésité est une maladie grave, mais son apparition n'est pas inévitable. On peut tout à fait la prévenir en changeant de mode de vie.

- Les risques que fait courir pour la santé un excédent de masse grasse sont associés à une prise de poids relativement faible, et pas seulement à une obésité marquée. On ne peut séparer la prise en charge efficace de l'obésité de sa prévention.

- L'obésité n'est pas seulement un problème individuel. C'est un problème qui touche l'ensemble d'une population et auquel il faut s'attaquer en tant que tel. Une prévention et une prise en charge efficaces de l'obésité exigeront une approche intégrée, qui suppose un certain nombre de mesures dans l'ensemble des secteurs de la société.

- L'obésité est une maladie chronique dont la prévention et la prise en charge efficaces exigent des stratégies à long terme.

- L'obésité touche toutes les classes d'âge. La prévention efficace de l'obésité chez l'adulte est indissociable de la prévention et de la prise en charge de l'obésité chez l'enfant.

- L'obésité est un problème mondial. Il faut élaborer des stratégies de prévention et de prise en charge applicables à l'ensemble des régions du monde.

- On peut considérer l'obésité simplement comme l'une des maladies non transmissibles désormais rencontrées aussi bien dans les pays développés que dans les pays en développement. L'épidémie mondiale d'obésité n'est que le reflet des problèmes sociaux, économiques et culturels majeurs auxquels sont actuellement confrontés les pays en développement et les pays nouvellement industrialisés, ainsi que les minorités ethniques et les populations défavorisées des pays développés.

- Il est essentiel d'examiner les facteurs en jeu dans la prise de poids et l'obésité dans les pays développés pour pouvoir prévoir leur incidence future dans les pays qui abordent les premières étapes d'un changement socio-économique souvent radical ; c'est également une occasion unique de prendre des mesures de prévention.

- Dans les pays dont les économies sont en développement, l'obésité apparaît à un moment où la dénutrition constitue encore un problème important. Il faudra donc élaborer des stratégies qui tiennent compte de ces deux problèmes nutritionnels majeurs, en particulier lorsqu'on s'occupe d'enfants pouvant présenter un retard de croissance.

PARTIE I
Le surpoids et l'obésité

2. Définition du problème

2.1 Introduction

On définit souvent l'obésité simplement comme une accumulation anormale ou excessive de graisse dans les tissus adipeux, pouvant engendrer des problèmes de santé (*1*). Un bilan énergétique positif et une prise de poids non souhaitables en sont les causes sous-jacentes. Cependant, les sujets obèses montrent des différences non seulement dans les excédents de graisse qu'ils accumulent, mais aussi dans la répartition anatomique de cette graisse. Cette répartition de la masse grasse joue un rôle dans les risques associés à l'obésité et le type de maladie qui en résulte. En effet, une répartition abdominale de la graisse est un facteur de risque de maladie aussi important que l'excès de masse grasse en soi. Il est donc utile de pouvoir distinguer les sujets présentant un risque augmenté du fait d'une «répartition abdominale de la graisse», souvent connue sous le nom d'«obésité androïde», de ceux qui montrent une répartition «gynoïde» moins grave, dans laquelle la graisse se répartit plus uniformément et de façon périphérique.

Etablir une classification de l'obésité pendant l'enfance ou l'adolescence est encore plus compliqué du fait que la taille augmente encore et que la constitution de l'organisme évolue constamment. En outre, on observe des différences importantes d'un pays à l'autre dans l'âge d'apparition de la puberté et dans la vitesse à laquelle les différents individus accumulent les graisses.

Cette section donne un aperçu des méthodes les plus appropriées pour : *a)* classer le surpoids et l'obésité chez l'adulte; et *b)* identifier une répartition abdominale de la graisse. Elle évoque également brièvement le recours à d'autres outils permettant de caractériser de façon plus détaillée les sujets obèses. La dernière section expose l'absence d'uniformité et de consensus entre les différentes études concernant la classification de l'obésité chez l'enfant et l'adolescent et souligne la nécessité de définir un système de classification normalisé au niveau mondial.

Les principaux sujets abordés sont les suivants :

- L'obésité peut être simplement définie comme la maladie au cours de laquelle un excédent de masse grasse s'est accumulé jusqu'à avoir des effets indésirables sur la santé. Toutefois, la quantité de graisse en excès, sa répartition dans l'organisme et la morbidité qui lui est associée montrent des variations considérables d'un sujet obèse à l'autre.

- La classification en fonction du degré de surpoids et d'obésité : *a)* permet d'effectuer des comparaisons significatives du poids au sein d'une population et d'une population à l'autre; *b)* rend possible l'identification des sujets et groupes à risque augmenté de morbidité et de mortalité; *c)* permet de recenser les priorités en matière d'intervention aux niveaux individuel et communautaire et *d)* offre une base solide à partir de laquelle évaluer les interventions.

- L'indice de masse corporelle (IMC) (voir section 2.3) constitue la mesure la plus utile, même si elle est grossière, de l'obésité dans une population. On peut l'utiliser pour estimer la prévalence de l'obésité dans une population et les risques qui y sont associés. Cependant, l'IMC ne tient pas compte de la grande variation observée dans la répartition des graisses dans l'organisme, et ne correspond pas forcément au même degré d'adiposité ou au même risque associé, d'un individu ou d'une population à l'autre.

- Les sujets présentant des dépôts de graisse intra-abdominaux risquent plus particulièrement de subir les conséquences indésirables pour la santé de l'obésité. Par conséquent, la mesure du périmètre abdominal est une méthode simple et pratique qui permet d'identifier les sujets présentant une surcharge pondérale et un risque accru de maladie lié à l'obésité «androïde».

- Le risque associé à un périmètre abdominal donné diffère selon le groupe ethnique et jusqu'ici aucun système de classification applicable partout dans le monde n'a pu être élaboré.

- Les outils supplémentaires dont on dispose pour caractériser de façon plus précise l'obésité sont les suivants: méthodes permettant de mesurer la constitution corporelle (par exemple, pesée sous l'eau), de déterminer la répartition anatomique de la masse grasse (par exemple, résonance magnétique) et de mesurer l'apport (par exemple, dossier alimentaire prospectif) et les dépenses énergétiques (par exemple, eau doublement marquée). Toutefois, le coût de ces techniques et les difficultés pratiques rencontrées pour les appliquer limitent leur utilisation à la seule recherche.

- Comme on l'a mentionné précédemment, la classification du poids des enfants et des adolescents est rendue plus complexe par le fait que la taille et la constitution corporelles changent continuellement, et que ces changements se produisent souvent à des vitesses et à des moments différents dans les différentes populations, rendant ainsi inutiles des indices universels d'adiposité. A ce jour, il n'y a pas eu le même consensus sur la classification de l'obésité chez l'enfant et l'adolescent que celui auquel on est parvenu pour l'obésité chez l'adulte.

2.2 Pourquoi une classification du surpoids et de l'obésité?

Il est intéressant d'avoir une classification du surpoids et de l'obésité pour un certain nombre de raisons. Cela permet en particulier :

— d'effectuer des comparaisons significatives du poids au sein d'une population et d'une population à l'autre ;
— d'identifier les sujets et les groupes à risque accru de morbidité et de mortalité ;
— de déterminer les interventions prioritaires aux niveaux individuel et communautaire ;
— de disposer d'une base solide pour évaluer les interventions.

2.3 Indice de masse corporelle (IMC)

L'IMC (ou indice de Quételet) est un indice simple du poids par rapport à la taille communément employé pour la classification du déficit pondéral, du surpoids et de l'obésité chez l'adulte. Il se calcule en divisant le poids en kilogrammes par le carré de la taille en mètres (kg/m^2).

Par exemple, un adulte qui pèse 70 kg et qui mesure 1,75 m aura un IMC de 22,9 :

$$IMC = 70(kg)/1{,}75^2(m^2) = 22{,}9$$

On trouvera dans le Tableau 2.1 la classification du surpoids et de l'obésité en fonction de l'IMC. Il y a obésité lorsque l'IMC est ≥ 30,0. Cette classification est conforme à celle recommandée par l'OMS (2), mais comprend une subdivision supplémentaire pour les IMC compris entre 35,0 et 39,9, de façon à tenir compte du fait que les options de prise en charge de l'obésité pour un IMC supérieur à 35 ne sont pas les mêmes. La classification de l'OMS est principalement basée sur l'association entre IMC et mortalité (voir section 4.6).

2.3.1 Utilisation d'autres seuils pour la classification de l'obésité

Il est désormais largement accepté qu'un IMC supérieur ou égal à 30 définit l'obésité. Toutefois, dans certaines études, on a utilisé d'autres seuils d'IMC, supérieurs ou inférieurs à 30 (3), qui ont des répercussions importantes sur les estimations de la prévalence de l'obésité. Il est donc conseillé d'utiliser les seuils d'IMC proposés dans le Tableau 2.1 pour pouvoir établir des comparaisons valables d'une population à l'autre ou au sein d'une même population.

2.3.2 Variation du rapport entre IMC et adiposité

Bien qu'on puisse généralement considérer que des sujets dont l'IMC est supérieur ou égal à 30 présentent un excédent de masse grasse,

Tableau 2.1
Classification des adultes en fonction de l'IMC[a]

Classification	IMC	Risque de morbidité associée
Insuffisance pondérale	<18,50	Faible (mais risque accru d'autres problèmes cliniques)
Eventail normal	18,50–24,99	Moyen
Surpoids:	≥25,00	
Préobèse	25,00–29,99	Accru
Obèse, classe I	30,00–34,99	Modéré
Obèse, classe II	35,00–39,99	Important
Obèse, Classe III	≥40,00	Très important

[a] Ces valeurs de l'IMC sont indépendantes de l'âge et analogues pour les deux sexes. Toutefois, l'IMC peut ne pas correspondre au même degré d'adiposité dans des populations différentes, en partie à cause de différences de constitution (voir section 2.3.2). Ce tableau montre une relation simpliste entre l'IMC et le risque de morbidité associée, qui peut être modifiée par toutes sortes de facteurs, notamment par la nature du régime alimentaire, le groupe ethnique et le degré d'activité. Les risques associés à un IMC en augmentation sont continus et progressifs et apparaissent avec un IMC inférieur à 25. L'interprétation du classement des IMC en fonction du risque peut différer selon les populations. Pour calculer le risque de morbidité associée à l'obésité, il est important de connaître à la fois l'IMC et la répartition de la masse grasse (périmètre abdominal ou rapport tour de taille/tour de hanches).

l'IMC ne permet pas de distinguer le poids associé à la masse musculaire de celui associé aux tissus adipeux. En conséquence, le rapport entre IMC et masse grasse subit des variations en fonction de la corpulence et de la constitution morphologique, et l'on a souvent montré qu'un IMC donné ne correspond pas forcément au même degré d'embonpoint d'une population à l'autre. Les Polynésiens, par exemple, ont tendance à avoir un pourcentage de graisse inférieur à celui des Australiens blancs pour un même IMC (*4*). En outre, le pourcentage de masse grasse augmente avec l'âge jusqu'à 60–65 ans dans les deux sexes (*5, 6*) et est plus important chez la femme que chez l'homme pour un même IMC (*7*). Par conséquent, dans les comparaisons transversales il faut interpréter avec prudence les IMC si l'on a besoin d'évaluer la masse grasse.

Les différences de constitution et celles enregistrées entre IMC et masse grasse peuvent modifier l'éventail d'IMC considéré comme normal. Il existe aujourd'hui des calculs basés sur le rapport taille assise/taille debout, qui permettent de corriger l'IMC pour tenir compte d'une longueur inhabituelle des jambes. Ainsi, les aborigènes d'Australie, très grands et très minces, ont tendance à avoir un IMC faussement bas; dans cette population l'éventail d'IMC normal semble se situer entre 17 et 22, des complications métaboliques apparaissant rapidement lorsque l'IMC dépasse 22. Le fait de recalculer les données relatives aux aborigènes en tenant compte de leur constitution inhabituelle a permis d'augmenter à la fois l'IMC moyen et la distribution des IMC de sorte que le pourcentage de personnes ayant un IMC >25 est passé de 8% à 15% (*8*).

2.3.3 *Classification de l'obésité en fonction de l'IMC*

On peut considérer que l'IMC offre la mesure la plus utile, même si elle est grossière, de l'obésité dans une population. La solidité de ces mesures et l'inclusion très répandue du poids et de la taille dans les enquêtes sanitaires réalisées en milieu clinique et en population indiquent qu'une mesure plus sélective de l'adiposité, par exemple l'épaisseur du pli cutané, peut fournir un complément d'information plutôt qu'une information essentielle. L'IMC peut être employé pour estimer la prévalence de l'obésité dans une population et les risques qui lui sont associés, mais ne permet pas cependant de prendre en compte la grande variation qui existe dans la nature de l'obésité rencontrée chez différents sujets et dans différentes populations.

2.4 Périmètre abdominal et rapport tour de taille/tour de hanches

La masse grasse abdominale peut montrer des variations considérables au sein d'un éventail étroit de valeurs de la masse grasse totale ou de l'IMC. En effet, quelle que soit l'accumulation de masse grasse totale, les hommes ont en moyenne deux fois plus de graisse abdominale que les femmes non ménopausées (*9*). Il serait donc intéressant de disposer d'autres méthodes que la seule mesure de l'IMC pour identifier les sujets qui présentent un risque accru de maladies liées à l'obésité à cause d'une accumulation abdominale de graisse.

Au cours des quelque 10 dernières années, l'idée qu'un rapport tour de taille/tour de hanches élevé (>1,0 chez l'homme et >0,85 chez la femme) indique une accumulation de graisse au niveau de la ceinture abdominale a été largement accepté (*10*). Toutefois, des données récentes laissent à penser que le périmètre abdominal seul — mesuré à mi-distance de la limite inférieure de la cage thoracique et de la crête iliaque — pourrait constituer un indicateur plus commode de la répartition abdominale de la graisse et des problèmes de santé qui lui sont associés (*11–13*).

Le périmètre abdominal (ou tour de taille) est une mesure pratique et simple, sans rapport avec la taille (*10*), qui est en corrélation étroite avec l'IMC et le rapport tour de taille/tour de hanches (*13*) et qui constitue un indicateur approximatif de la masse grasse intra-abdominale (*14–16*) et de la masse grasse totale (*17*). En outre, les modifications du périmètre abdominal sont le reflet de modifications

Tableau 2.2
Périmètre abdominal par sexe et risque de complications métaboliques associé à l'obésité chez les sujets de race blanche[a]

Risque de complications métaboliques	Périmètre abdominal (cm)	
	Hommes	Femmes
Augmenté	≥94	≥80
Sensiblement augmenté	≥102	≥88

[a] Ce tableau n'est qu'un exemple. L'identification du risque au moyen du périmètre abdominal est fonction de la population et dépendra du degré d'obésité et des autres facteurs de risque de maladie cardio-vasculaire et de DNID, une question actuellement à l'étude.

des facteurs de risque de maladie cardio-vasculaire (*18*) et d'autres formes de maladie chronique, même si ces risques semblent montrer des variations dans les différentes populations.

Certains experts estiment que le périmètre des hanches (tour de hanches) fournit une information supplémentaire intéressante concernant la masse musculaire de la fesse et de la cuisse et la structure osseuse (*19*). Le rapport tour de taille/tour de hanches peut donc rester un outil de recherche utile, mais le fait d'utiliser le seul périmètre abdominal pour le dépistage initial permet d'identifier les sujets présentant un risque accru de pathologie liée à l'obésité.

Les populations montrent des différences dans le risque associé à un périmètre abdominal donné, de sorte qu'il est impossible de définir des seuils applicables partout dans le monde. Par exemple, on a montré que l'adiposité abdominale était moins fortement associée à des facteurs de risque de maladie cardio-vasculaire et de diabète non insulinodépendant (DNID) chez la femme noire que chez la femme blanche (*20*). De plus, les personnes originaires d'Asie du Sud (Bangladeshis, Indiens et Pakistanais) vivant dans des sociétés urbaines montrent une plus forte prévalence de bon nombre des complications de l'obésité que d'autres groupes ethniques (*21*). Ces complications sont associées à la répartition abdominale de la graisse qui est, chez eux, sensiblement plus importante pour un IMC donné que chez les Européens. Enfin, si les femmes présentent pratiquement le même risque absolu de cardiopathie coronarienne que les hommes pour le même rapport tour de taille/tour de hanches (*22, 23*), elles montrent un risque relatif de cardiopathie coronarienne accru pour un périmètre abdominal plus petit que les hommes. Ainsi, il faudrait définir des seuils de périmètre abdominal par sexe pour les différentes populations.

Les périmètres abdominaux par sexe donnés dans le Tableau 2.2 montrent un risque relatif renforcé pour un échantillon de 2183

Tableau 2.3
Caractéristiques dont la mesure est actuellement recommandée dans les études génétiques

Caractéristique de l'obésité mesurée	Exemples de méthodes de mesure
Constitution corporelle	IMC; périmètre abdominal; pesée sous l'eau; absorptiométrie bi-énergétique à rayons X; méthode de dilution isotopique; impédance bioélectrique; épaisseur du pli cutané.
Répartition anatomique de la graisse	Périmètre abdominal; rapport tour de taille/tour de hanches; tomodensitométrie; échographie; imagerie par résonance magnétique.
Compartiments de stockage des nutriments	Acide palmitique marqué au ^{13}C; essai de suralimentation prolongée
Apport énergétique	«Total» par analyse prospective des dossiers nutritionnels ou des rappels des 24 heures; «composition en macronutriments» par analyse prospective des dossiers nutritionnels ou des rappels des 24 heures, ou encore par un questionnaire sur les habitudes alimentaires.
Dépense énergétique	«Totale» par analyse de l'eau doublement marquée; «au repos» par calorimétrie indirecte; degré d'activité physique mesuré au moyen d'un questionnaire, d'un détecteur de mouvements, d'un moniteur cardiaque, etc.

hommes et de 2698 femmes âgés de 20 à 59 ans choisis au hasard aux Pays-Bas (23).

2.5 Instruments supplémentaires d'évaluation de l'obésité

Il existe, en plus des méthodes d'évaluation anthropométrique indiquées précédemment, divers autres outils utiles pour mesurer la masse grasse dans certaines situations cliniques et dans les travaux de recherche sur l'obésité. Ces instruments sont particulièrement utiles lorsqu'on essaie d'identifier les déterminants génétiques et environnementaux de l'obésité et leurs interactions, car ils permettent de scinder en plusieurs éléments la nature variable et complexe de l'obésité. Ainsi, on peut caractériser des sujets obèses en analysant leur composition corporelle, la répartition anatomique de la graisse, leurs apports énergétiques et leur résistance à l'insuline, entre autres.

Une liste des caractéristiques de l'obésité retenues pour analyse dans des études génétiques a récemment fait l'objet d'un accord (24) et est résumée dans le Tableau 2.3. Les mesures effectuées dans une catégorie donnée n'ont pas nécessairement toutes la même validité.

2.6 Classification de l'obésité chez l'enfant

A ce jour, on n'est pas parvenu au même niveau de consensus sur la classification du surpoids et de l'obésité chez l'enfant et l'adolescent que chez l'adulte. Il existe une certaine confusion quant à la population de référence valable partout dans le monde et quant au choix des seuils à partir desquels un enfant est considéré comme obèse.

2.6.1 *Utilisation des courbes de croissance*

De nombreux pays ont établi des courbes de croissance de référence basées sur le rapport poids/âge et le rapport taille/âge. Toutefois, ces mesures n'indiquent que la taille et la corpulence de l'enfant et ne fournissent aucun indication sur son adiposité relative. La corrélation étroite que l'on observe entre la taille et le poids au cours de l'enfance signifie qu'un indice de poids ajusté sur la taille pourrait fournir une mesure simple de l'adiposité.

2.6.2 *Population internationale de référence pour les enfants*

La courbe de croissance de référence la plus largement utilisée, recommandée par l'OMS au plan international depuis la fin des années 70 (25, 26) a été élaborée par le US National Center for Health Statistics (NCHS). Toutefois, un comité d'experts de l'OMS (2) a attiré l'attention sur un certain nombre de problèmes techniques et biologiques graves soulevés par cette courbe de référence. L'OMS est donc actuellement en train d'élaborer une nouvelle courbe de croissance de référence pour les nourrissons et les enfants de zéro à 5 ans. Elle sera basée sur un échantillon de nourrissons et d'enfants de différentes régions du monde, élevés par des personnes appliquant les recommandations sanitaires reconnues au plan international. Une population de référence analogue sera également nécessaire pour les enfants plus âgés et les adolescents.

2.6.3 *Courbes de référence du rapport IMC/âge*

Chez l'adulte, l'IMC augmente très lentement avec l'âge et on peut donc utiliser des seuils indépendants de l'âge pour classer les divers degrés d'adiposité. En revanche, chez l'enfant, l'IMC se modifie beaucoup avec l'âge, augmentant rapidement durant la petite enfance, puis chutant au cours de la période préscolaire, pour augmenter à nouveau pendant l'adolescence et au début de l'âge adulte. C'est pourquoi l'IMC chez l'enfant doit être évalué au moyen de courbes de référence établies en fonction de l'âge.

Ces courbes ont été établies pour un certain nombre de pays (6, 27–29). Cependant, beaucoup d'entre elles sont imparfaites, soit parce que les données sont trop anciennes, soit parce que l'éventail des âges est restreint. Des courbes plus récentes du rapport IMC/âge ont été élaborées pour les enfants britanniques, italiens et suédois (30–32) au moyen de la méthode des moindres carrés de Cole (33), qui tient compte de l'asymétrie de la distribution de l'IMC et permet d'exprimer l'IMC de chaque sujet sous forme de centile exact ou d'écart réduit. L'utilisation du rapport IMC/âge fait actuellement l'objet d'études, en parallèle avec d'autres techniques potentielles, menées par un groupe de travail d'experts afin de déterminer la meilleure méthode de classification du surpoids et de l'obésité chez l'enfant. Une norme commune devrait permettre l'évaluation comparative de l'obésité chez l'enfant au plan international.

Bibliographie

1. **Garrow JS.** *Obesity and related diseases.* Londres (Royaume-Uni), Churchill Livingstone, 1988:1–16.

2. *Utilisation et interprétation de l'anthropométrie. Rapport d'un Comité d'experts.* Genève, Organisation mondiale de la Santé, 1995 (OMS, Série de Rapports techniques, N° 854):367.

3. **Kuczmarski RJ et al.** Increasing prevalence of overweight among US adults. The National Health and Nutrition Examination Surveys, 1960 to 1991. *Journal of the American Medical Association*, 1994, **272**:205–211.

4. **Swinburn BA et al.** Body composition differences between Polynesians and Caucasians assessed by bioelectrical impedance. *International Journal of Obesity and Related Metabolic Disorders*, 1996, **20**:889–894.

5. **Forbes GB, Reina JC.** Adult lean body mass decline with age: some longitudinal observations. *Metabolism: Clinical and Experimental*, 1970, **19**:653–663.

6. **Rolland-Cachera MF et al.** Body mass index variations — centiles from birth to 87 years. *European Journal of Clinical Nutrition*, 1991, **45**:13–21.

7. **Ross R et al.** Sex differences in lean and adipose tissue distribution by magnetic resonance imaging: anthropometric relationships. *American Journal of Clinical Nutrition*, 1994, **59**:1277–1285.

8. **Norgan NG, Jones PRM.** The effect of standardising the body mass index for relative sitting height. *International Journal of Obesity and Related Metabolic Disorders*, 1995, **19**:206–208.

9. **Lemieux S et al.** Sex differences in the relation of visceral adipose tissue accumulation to total body fatness. *American Journal of Clinical Nutrition*, 1993, **58**:463–467.

10. **Han TS et al.** The influences of height and age on waist circumferences as an index of adiposity in adults. *International Journal of Obesity and Related Metabolic Disorders*, 1997, **21**:83–89.

11. **James WPT.** The epidemiology of obesity. In: Chadwick DJ, Cardew GC. *The origins and consequences of obesity.* Chichester (Royaume-Uni), Wiley, 1996:1–16 (Ciba Foundation Symposium 201).

12. Seidell JC. Are abdominal diameters abominable indicators? In: Angel A, Bouchard C. *Progress in Obesity Research: 7*. Londres (Royaume-Uni), Libbey, 1995:305–308.

13. Lean MEJ, Han TS, Morrison CE. Waist circumference as a measure for indicating need for weight management. *British Medical Journal*, 1995, **311**:158–161.

14. Han TS et al. Waist circumference relates to intra-abdominal fat mass better than waist:hip ratio in women. *Proceedings of the Nutrition Society*, 1995, **54**:152A.

15. Pouliot MC et al. Waist circumference and abdominal sagittal diameter: best simple anthropometric indexes of abdominal visceral adipose tissue accumulation and related cardiovascular risk in men and women. *American Journal of Cardiology*, 1994, **73**:460–468.

16. Ross R et al. Quantification of adipose tissue by MRI: relationship with anthropometric variables. *Journal of Applied Physiology*, 1992, **72**:787–795.

17. Lean MEJ, Han TS, Deurenberg P. Predicting body composition by densitometry from simple anthropometric measurements. *American Journal of Clinical Nutrition*, 1996, **63**:4–14.

18. Han TS et al. Waist circumference reduction and cardiovascular benefits during weight loss in women. *International Journal of Obesity and Related Metabolic Disorders*, 1997, **21**:127–134.

19. Björntorp P. Etiology of the metabolic syndrome. In: Bray GA, Bouchard C, James WPT. *Handbook of obesity*. New York, Marcel Dekker, 1998:573–600.

20. Dowling HJ, Pi-Sunyer FX. Race-dependent health risks of upper body obesity. *Diabetes*, 1993, **42**:537–543.

21. McKeigue PM. Metabolic consequences of obesity and body fat pattern: lessons from migrant studies. In: Chadwick DJ, Cardew GC. *The origins and consequences of obesity*. Chichester (Royaume-Uni), Wiley, 1996:54–67 (Ciba Foundation Symposium 201).

22. Larsson B et al. Is abdominal body fat distribution a major explanation for the sex difference in the incidence of myocardial infarction? The study of men born in 1913 and the study of women, Göteborg (Sweden). *American Journal of Epidemiology*, 1992, **135**:266–273.

23. Han TS et al. Waist circumference action levels in the identification of cardiovascular risk factors: prevalence study in a random sample. *British Medical Journal*, 1995, **311**:1401–1405.

24. Warden CH. Group report: How can we best apply the tools of genetics to study body weight regulation? In: Bouchard C, Bray GA. *Regulation of body weight: biological and behavioural mechanisms*. Chichester (Royaume-Uni), Wiley, 1996:285–305.

25. *Mesure des modifications de l'état nutritionnel*, Genève, Organisation mondiale de la Santé, 1983.

26. WHO Working Group. Use and interpretation of anthropometric indicators of nutritional status [Utilisation et interprétation d'indicateurs anthropométriques de l'état nutritionnel]. *Bulletin de l'Organisation mondiale de la Santé*, 1986, **64**(6):929–941 (résumé en français).

27. **Must A, Dallal GE, Dietz WH.** Reference data for obesity: 85th and 95th percentiles of body mass index and triceps skinfold thickness. *American Journal of Clinical Nutrition*, 1991, **53**:839–846.

28. **Hammer LD et al.** Standardized percentile curves of body mass index for children and adolescents. *American Journal of Diseases of Children*, 1991, **145**:259–263.

29. **Bláha P et al.** V. celostátní antropologický výzkum detí a mládeze v roce 1991 (České zeme) — vybrané antropometrické charakteristiky. *Československa Pediatrie*, 1993, **48**(10):621–630 (en tchèque).

30. **Cole TJ, Freeman JV, Preece MA.** Body mass index reference curves for the UK, 1990. *Archives of Diseases of Children*, 1995, **73**:25–29.

31. **Luciano A, Bressan F, Zoppi G.** Body mass index reference curves for children aged 3–19 years from Verona, Italy. *European Journal of Clinical Nutrition*, 1997, **51**:6–10.

32. **Lindgren G et al.** Swedish population reference standards for height, weight and body mass index attained at 6 to 16 years (girls) or 19 years (boys). *Acta Paediatrica*, 1995, **84**(9):1019–1028.

33. **Cole TJ.** The LMS method for constructing normalised growth standards. *European Journal of Clinical Nutrition*, 1990, **44**:45–60.

3. Prévalence mondiale et tendances séculaires de l'obésité

3.1 Introduction

Tout semble indiquer aujourd'hui que la prévalence du surpoids et de l'obésité augmente partout dans le monde à un rythme alarmant. Les pays développés comme les pays en développement sont touchés. En outre, du fait que ce problème semble progresser rapidement aussi bien chez l'enfant que chez l'adulte, ses conséquences réelles pour la santé risquent de n'apparaître dans toute leur ampleur que dans le futur.

On n'insistera jamais assez sur l'intérêt présenté par le fait d'estimer la prévalence et les tendances séculaires du surpoids et de l'obésité. On peut utiliser ce que l'on sait de l'importance et de l'évolution de la distribution du surpoids et de l'obésité pour :

— identifier les populations particulièrement exposées au risque d'obésité et aux conséquences économiques et sanitaires qui lui sont associées ;
— aider les responsables de l'élaboration des politiques et les planificateurs de la santé publique à mobiliser et à réaffecter les ressources pour lutter contre cette maladie ;
— obtenir des données de base permettant de surveiller l'efficacité des programmes nationaux de lutte contre l'obésité.

Cette section offre un aperçu des tendances séculaires de l'obésité chez l'adulte dans le monde. Elle débute par une incitation à la prudence lorsqu'il s'agit d'établir des comparaisons entre différentes études, puis présente les résultats du projet MONICA de l'OMS (MONItorage multinational des tendances et déterminants en matière de maladies CArdio-vasculaires). Toutefois, l'essentiel de la section porte sur l'analyse des tendances observées au cours des 10 à 20 dernières années et sur les données de prévalence les plus récentes dont on dispose pour chacune des six Régions de l'OMS — Afrique, Amériques, Asie du Sud-Est, Europe, Méditerranée orientale et Pacifique occidental.

Bien que les données représentatives au plan national soient restées limitées (en particulier concernant les tendances séculaires), on peut en tirer les conclusions suivantes :

- La prévalence de l'obésité augmente partout dans le monde à un rythme alarmant dans les pays développés comme dans les pays en développement.

- Dans beaucoup de pays en développement obésité et dénutrition (IMC <18,5) coexistent. La première est encore relativement peu fréquente dans les pays d'Afrique et d'Asie, mais a une prévalence plus grande dans les populations urbaines que dans les populations rurales. Dans les régions économiquement avancées, ses taux de prévalence peuvent être comparables à ceux des pays industrialisés.
- L'obésité est plus fréquente chez la femme que chez l'homme, même si le surpoids est plus fréquent chez ce dernier.
- L'absence d'uniformité et les discordances actuellement observées entre les différentes études pour ce qui est de la classification de l'obésité chez l'enfant et l'adolescent font qu'il est difficile d'avoir un aperçu de la prévalence mondiale de l'obésité dans ces classes d'âge. Néanmoins, quel que soit le système de classification employé, les études sur l'obésité au cours de l'enfance et de l'adolescence indiquent en général que sa prévalence a augmenté.

3.2 Prudence

Plusieurs facteurs peuvent rendre problématique la comparaison des données des différentes études transversales, à savoir :

- *La classification de l'obésité* : dans un certain nombre d'études, la classification internationale de l'obésité recommandée par l'OMS, à savoir correspondant à un IMC ≥30, n'a pas été employée.
- *Classe d'âge* : la proportion de sujets obèses identifiés est fonction de la classe d'âge choisie.
- *Standardisation sur l'âge* : dans de nombreuses études, la structure d'âge de la population n'a pas été standardisée par rapport à une population de référence telle que la nouvelle population type mondiale (*1*).
- *Période/année du recueil des données* : il est nécessaire de surveiller les programmes en permanence de façon à toujours disposer de données à jour.
- *Poids et taille mesurés par rapport au poids et à la taille indiqués* : le poids et la taille indiqués par les personnes interrogées sont notoirement peu fiables, surtout dans le cas des obèses.

Beaucoup d'études ont été exclues de cette analyse à cause de problèmes dus aux facteurs indiqués ci-dessus, ou parce qu'elles avaient été menées il y a plusieurs années sans aucun suivi et qu'elles présentaient de ce fait un intérêt limité. Les données de prévalence mentionnées dans cette section sont les plus récentes dont on dispose et illustrent le caractère mondial de la prévalence de l'obésité ; elles ont en général été tirées d'enquêtes nationales représentatives. Toutefois, les données relatives aux études longitudinales étant limitées, les tendances séculaires ont souvent été illustrées par des données provenant d'échantillons représentatifs.

Dans tous les tableaux de cette section, l'obésité est caractérisée par un IMC ≥30, sauf mention contraire.

3.3 Le projet MONICA de l'OMS

Les données les plus complètes dont on dispose concernant la prévalence de l'obésité dans le monde sont celles du projet MONICA de l'OMS (*2*). Même si elles ne sont pas nécessairement représentatives des pays dans lesquels elles se trouvent, les 48 populations montrées dans les Figures 3.1 et 3.2 peuvent être comparées du fait que les données ont été recueillies au cours de la même période, sont standardisées sur l'âge et sont basées sur des poids et des tailles mesurés selon des protocoles identiques.

Les données présentées ont été recueillies une première fois entre 1983 et 1986 et, depuis la Consultation OMS, des données plus récentes ont été publiées.[1] La plupart des données concernent des populations européennes.

Les Figures 3.1 et 3.2 montrent la distribution de l'IMC dans les 48 populations du projet MONICA, pour les hommes et les femmes respectivement (*3*). Si ce rapport est axé sur les données en rapport avec l'obésité, à savoir un IMC ≥30, il est important de noter qu'un IMC compris entre 25 et 29,9 est responsable de la plupart des conséquences du surpoids sur certaines morbidités associées à l'obésité ; on a estimé, par exemple, que près de 64% des cas de DNID chez l'homme et 77% des cas de cette même maladie chez la femme auraient été théoriquement évités si aucun d'entre eux n'avait eu un IMC ≥25. Ces chiffres sont à comparer avec ceux obtenus pour un seuil d'IMC inférieur à 30, à savoir 44% et 33% respectivement (*4, 5*).

Les Figures 3.1 et 3.2 montrent que dans toutes les populations d'hommes sauf une, et que dans la majorité des populations de femmes, 50% à 75% des adultes âgés de 35 à 64 ans présentaient un surpoids ou une obésité entre 1983 et 1986. Dans quelques populations, ce chiffre dépassait 75%. Ainsi, entre 1983 et 1986, la plupart des adultes de ces populations présentaient un risque accru

---

[1] Tunstall-Pedoe H et al. Contribution of trends in survival and coronary-event rates to changes in coronary heart disease mortality : 10 years results from 37 WHO MONICA Project populations. *Lancet*, 1999, **353**:1547–1557.

Figure 3.1
Distribution de l'IMC : proportions standardisées sur l'âge de catégories choisies des populations du projet MONICA, classe d'âge 35–64 ans (hommes)

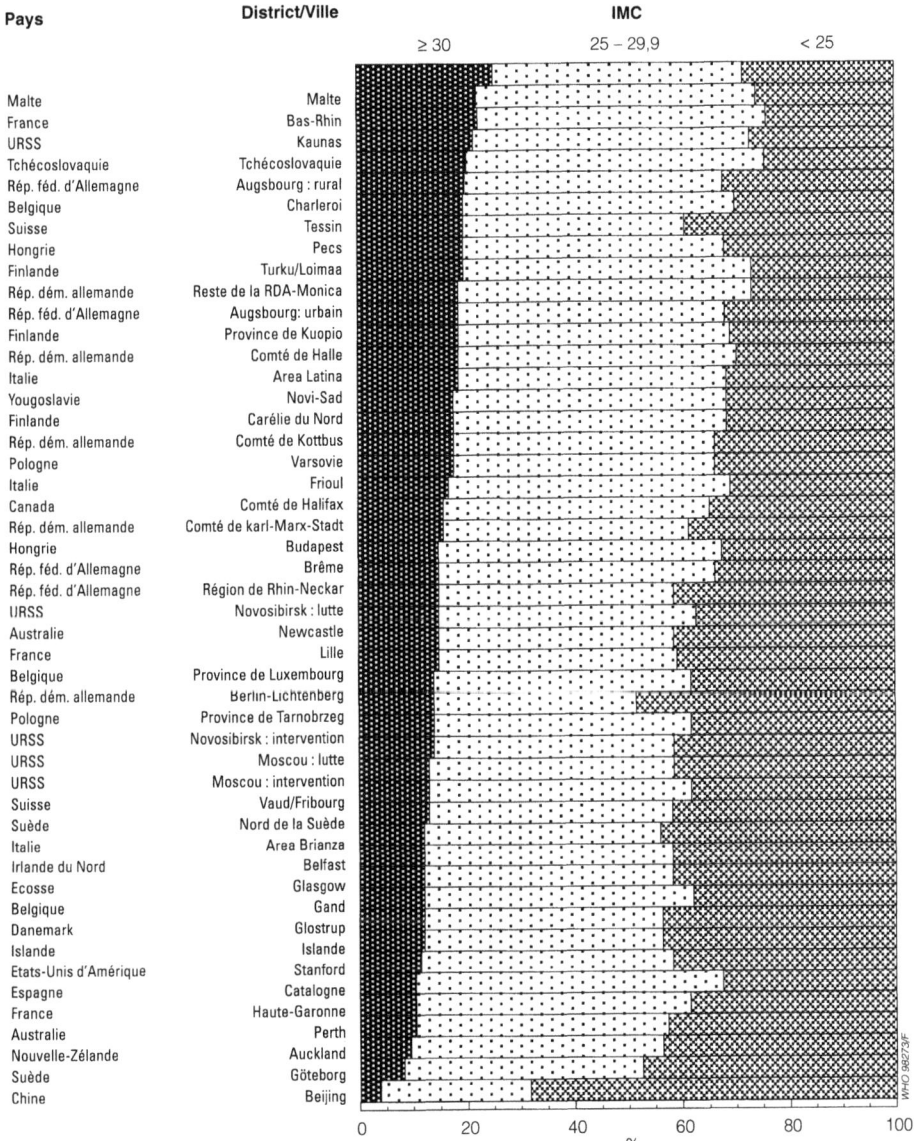

Note 1. On montre ici les proportions d'hommes considérés comme obèses, en surpoids ou comme ayant un poids normal, dans les 48 populations (principalement européennes) ayant pris part à l'étude MONICA de l'OMS. Même si ces populations ne sont pas nécessairement représentatives des pays dans lesquels elles vivent, il est possible de les comparer parce que les données ont été recueillies au cours de la même période, sont standardisées sur l'âge et sont basées sur des tailles et des poids mesurés selon des protocoles identiques. L'étude MONICA de l'OMS a produit l'une des séries de données les plus complètes dont on dispose sur la prévalence de l'obésité dans le monde. Ces données ont été recueillies entre 1983 et 1986 (*3*).
Note 2. Les noms des pays sont ceux en vigueur au moment du recueil des données.

Figure 3.2
Distribution de l'IMC : proportions standardisées sur l'âge de catégories choisies des populations du projet MONICA, classe d'âge 35–64 ans (femmes)

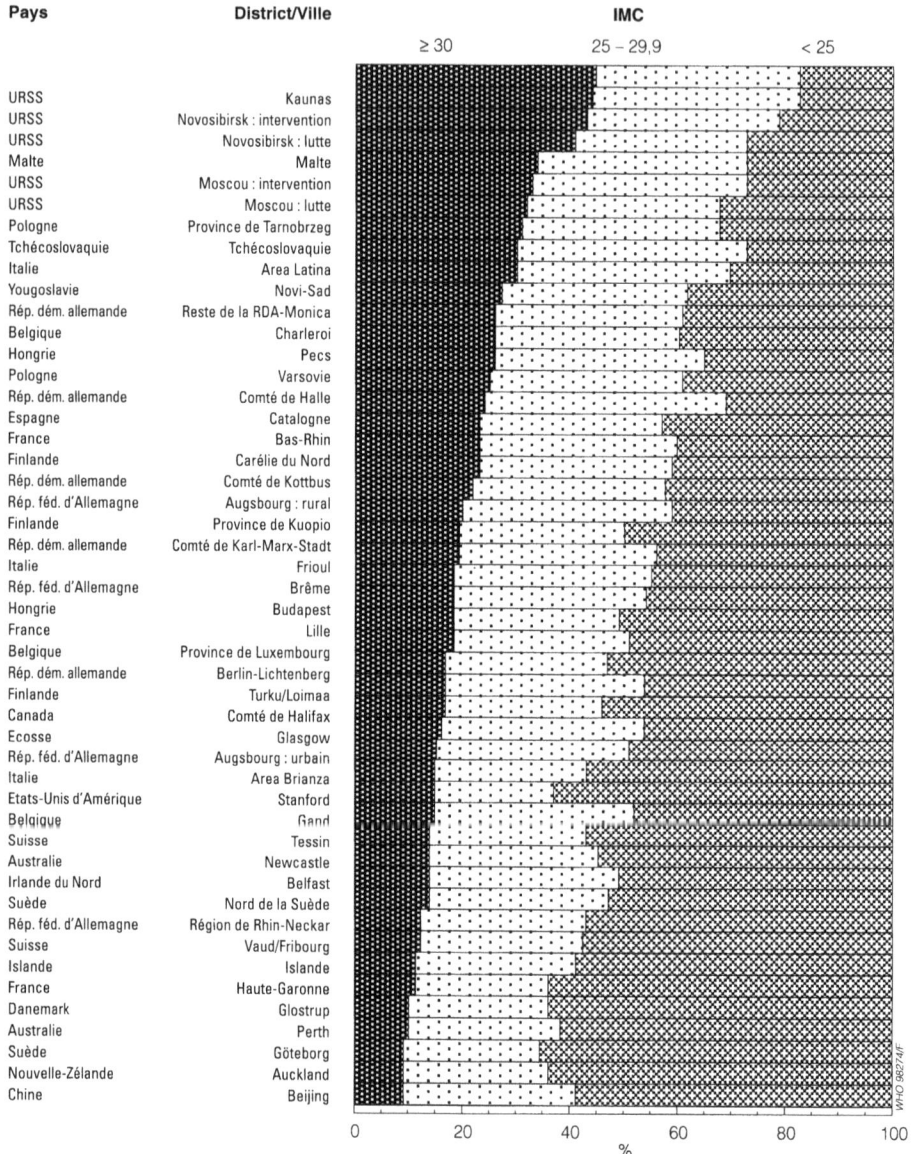

Note 1. On montre ici les proportions de femmes considérées comme obèses, en surpoids ou comme ayant un poids normal, dans les 48 populations (principalement européennes) ayant pris part à l'étude MONICA de l'OMS. Même si ces populations ne sont pas nécessairement représentatives des pays dans lesquels elles vivent, il est possible de les comparer parce que les données ont été recueillies au cours de la même période, sont standardisées sur l'âge et sont basées sur des tailles et des poids mesurés selon des protocoles identiques. L'étude MONICA de l'OMS a produit l'une des séries de données les plus complètes dont on dispose sur la prévalence de l'obésité dans le monde. Ces données ont été recueillies entre 1983 et 1986 (*3*).

Note 2. Les noms des pays sont ceux en vigueur au moment du recueil des données.

de maladies en raison d'un surpoids ou d'une obésité. Du fait que la prévalence de l'obésité augmente partout dans le monde, la situation est probablement encore pire aujourd'hui.

3.4 Région africaine

3.4.1 *Tendances séculaires de l'obésité*

Dans la Région africaine, beaucoup de pays ont par nécessité principalement axé leurs efforts sur la dénutrition et la sécurité alimentaire. De ce fait, les tendances de l'obésité n'ont été documentées que dans quelques populations ou pays africains. Toutefois, une étude récente effectuée à Maurice a montré la même tendance que celle observée dans les cinq autres Régions de l'OMS — à savoir une augmentation spectaculaire de la prévalence de l'obésité en cinq ans chez les hommes et les femmes de 25 à 74 ans. La proportion des hommes obèses est passée de 3,4% en 1987 à 5,3% en 1992, tandis que chez les femmes elle est passée dans le même temps de 10,4% à 15,2%. Cette augmentation a été observée dans toutes les classes d'âge et tous les groupes ethniques (*6, 7*). Même si l'on peut avancer que Maurice n'est pas représentative des autres pays de la Région africaine, cette étude fait apparaître à la fois les effets indésirables du changement de mode de vie dans des populations qui accèdent rapidement à la modernisation et la rapidité avec laquelle l'obésité peut devenir un problème de santé publique.

3.4.2 *Prévalence actuelle de l'obésité*

D'après les données fragmentaires et limitées dont on dispose concernant la prévalence de l'obésité, il apparaît que cette dernière existe aussi bien dans les pays en développement que dans les pays plus développés de la Région africaine, en particulier chez les femmes. Le Tableau 3.1 montre les résultats d'un certain nombre d'études effectuées dans les pays africains.

Dans les pays en développement, les adultes des régions rurales maintenant encore un mode de vie traditionnel ne prenaient pratiquement pas de poids en vieillissant, il y a relativement peu de temps encore. Cela correspond à ce que l'on observait autrefois en Afrique, et qui perdure dans les quelques populations qui vivent encore de la chasse et de la cueillette, telles les San du nord du Botswana (*12*). Toutefois, avec l'amélioration du niveau socio-économique et les nombreux changements causés par une urbanisation rapide, la prévalence de l'obésité dans certains groupes de femmes noires a sensiblement augmenté pour atteindre des niveaux supérieurs à ceux rencontrés dans les populations des pays

Tableau 3.1
Prévalence de l'obésité (IMC ≥30) dans quelques pays et populations d'Afrique

Pays ou population	Année	Age (ans)	Prévalence de l'obésité (%)		Référence bibliographique
			Hommes	Femmes	
Afrique du Sud, Péninsule du Cap (noirs)	1990	15–64	8	44	*10*
Ghana	1987–1988	20+	0,9		*8*
Mali	1991	20+	0,8		*8*
Maurice	1992	25–74	5	15	*7*
République-Unie de Tanzanie	1986–1989	35–64	0,6	3,6	*11*
Rodrigues (créoles)	1992	25–69	10	31	*9*

Tableau 3.2
Tendances de l'obésité (IMC ≥30) dans quelques pays des Amériques

Pays	Année	Age (ans)	Prévalence de l'obésité (%)		Référence bibliographique
			Hommes	Femmes	
Brésil	1975	25–64	3,1	8,2	*15*
	1989	25–64	5,9	13,3	*15*
Canada	1978	20–70	6,8	9,6	*16*
	1981	20–70	8,5	9,3	*17*
	1988	20–70	9,0	9,2	*18*
	1986–1990	18–74	15,0	15,0	*19*
Etats-Unis d'Amérique	1960–1962	20–74	10,4	15,1	*14*
	1971–1974	20–74	11,8	16,1	*14*
	1976–1980	20–74	12,3	16,5	*14*
	1988–1994	20–74	19,9	24,9	*14*

industrialisés (*13*). De fait, on a estimé qu'en 1990 près de 44% des femmes africaines vivant dans la Péninsule du Cap étaient obèses (*10*).

3.5 Région des Amériques

3.5.1 *Tendances séculaires de l'obésité*

On dispose de données sur les tendances séculaires de l'obésité au Brésil, au Canada et aux Etats-Unis d'Amérique, qui sont résumées dans le Tableau 3.2. Ces données indiquent que l'obésité progresse chez l'homme comme chez la femme, non seulement dans les pays développés, mais aussi dans les pays en développement et dans des pays comme le Brésil qui passent par une phase de transition socio-économique rapide.

Les données les plus complètes dont on dispose sur les tendances nationales de la prévalence de l'obésité dans un pays développé de la Région sont celles des Etats-Unis d'Amérique. Elles sont basées sur des comparaisons des données des enquêtes NHES I (1960–1962), NHANES I (1971–1974), NHANES II (1976–1980) et NHANES III (1988–1994) (*14*). Les chiffres des Etats-Unis d'Amérique présentés dans le Tableau 3.2 sont particulièrement intéressants du fait qu'ils ont été recalculés à partir de ceux des enquêtes NHES et NHANES mentionnées précédemment en fonction de la classification OMS de l'obésité, c'est-à-dire pour un IMC ≥30. Ils indiquent que l'obésité est un problème qui prend des proportions inquiétantes aux Etats-Unis d'Amérique ; on a observé une légère augmentation de la prévalence générale de l'obésité estimée au cours de la période couverte par les trois premières enquêtes, mais une progression beaucoup plus importante entre la troisième et la quatrième enquêtes.

Les données du Brésil fournissent les informations les plus intéressantes sur la prévalence et les tendances de l'obésité dans un pays en transition de la Région ; deux enquêtes nutritionnelles randomisées, comparables et représentatives au plan national, effectuées à 15 ans d'intervalle ont rendu possible une étude détaillée de l'évolution de l'état nutritionnel des enfants et des adultes, des femmes et des hommes, des riches et des pauvres. Ces enquêtes entreprises par l'organisme brésilien responsable des statistiques nationales en 1974–1975 (Enquêtes nationales sur les dépenses familiales (ENDEF)) et en 1989 (Enquête nationale sur la santé et la nutrition (PNSN)), montrent que chez l'adulte l'obésité a progressé dans tous les groupes d'hommes et de femmes. Toutefois, on a observé une plus forte progression dans les familles à faible revenu. Au Brésil, le problème du déficit alimentaire est en passe d'être rapidement remplacé par celui de l'excès alimentaire (*15*).

3.5.2 *Prévalence actuelle de l'obésité*

Les données les plus récentes relatives à la prévalence de l'obésité aux Etats-Unis d'Amérique sont celles de l'enquête NHANES III (1988–1994). Récemment, une nouvelle analyse de ces données, en prenant un IMC ≥30 pour définir l'obésité, s'est avérée particulièrement intéressante pour effectuer des comparaisons à l'échelle mondiale et a montré que près de 20% des hommes et 25% des femmes de ce pays sont obèses. Le Tableau 3.3 montre qu'au début des années 90 l'obésité était plus répandue aux Etats-Unis d'Amérique qu'au Canada. L'analyse détaillée des données par sous-groupe montre que

Tableau 3.3
Prévalence de l'obésité (IMC ≥30) dans quelques pays des Amériques

Pays	Année	Age (ans)	Prévalence de l'obésité (%)		Référence bibliographique
			Hommes	Femmes	
Brésil	1989	25–64	6	13	*15*
Canada	1986–1990	18–74	15,0	15,0	*19*
Etats-Unis d'Amérique	1988–1994	20–74	19,9	24,9	*14*

les femmes noires et autres minorités des Etats-Unis d'Amérique ont tendance à avoir des taux d'obésité particulièrement élevés.

Le seul pays d'Amérique latine qui ait mené une enquête représentative au plan national au cours des 10 dernières années est le Brésil. L'enquête PNSN a indiqué que l'obésité existait au Brésil et qu'elle touchait près de 6% des hommes et 13% des femmes en 1989 (*15*).

Les indications disponibles pour les Caraïbes, et plus particulièrement pour la Barbade, Cuba, la Jamaïque et Sainte-Lucie, indiquent que l'obésité constitue un problème important dans cette région. Elle est plus fréquente dans les pays qui ont un PNB par habitant plus élevé, touche davantage les femmes que les hommes et est associée à une augmentation parallèle de la prévalence de l'hypertension et du DNID (*20*). Cependant, comme un système inhabituel de classification a été employé (hommes obèses : IMC ≥31,1 ; femmes obèses : IMC ≥32,3), cette étude n'est pas citée dans le Tableau 3.3.

3.6 Région de l'Asie du Sud-Est
3.6.1 *Tendances séculaires de l'obésité*

On ne dispose pas de données de bonne qualité, qui soient représentatives au plan national des tendances séculaires de l'obésité dans les pays de la Région de l'Asie du Sud-Est. Toutefois, les données de deux études effectuées dans le même centre de recherche en Thaïlande laissent à penser que les maladies chroniques en rapport avec l'alimentation, notamment l'obésité, sont en progression dans les populations urbaines aisées. La première étude a été effectuée en 1985 chez les fonctionnaires thaïlandais âgés de 35 à 54 ans ; on s'est aperçu que 2,2% des 2703 hommes et 3,0% des 792 femmes avaient un IMC ≥30 (*21*). La seconde étude, effectuée en 1991, était plus petite (66 hommes et 453 femmes) et couvrait une classe d'âge plus large (19–61 ans), mais évaluait également les facteurs nutritionnels rencontrés chez les citadins thaïlandais aisés. Les résultats de cette étude ont montré que 3,0% des hommes et 3,8% des femmes avaient un IMC ≥30. Les chiffres de la prévalence pour un IMC compris entre 25 et 29,9 étaient considérablement plus élevés (15,2% des hommes et 23,2% des femmes) (22).

3.6.2 *Prévalence actuelle de l'obésité*

On ne dispose que de données limitées concernant la prévalence de l'obésité dans les pays de la Région. Diverses études sur l'état nutritionnel ont été menées, en particulier en Inde, mais elles portaient en général sur la dénutrition et sur certains groupes de population et ne se sont pas servies de la classification OMS de l'obésité. Comme beaucoup de pays d'Asie du Sud-Est sont actuellement dans une phase dite «de transition nutritionnelle»,[1] il serait vraiment nécessaire de recueillir des données de qualité, représentatives au plan national, sur la prévalence de l'obésité. La transition nutritionnelle est associée à une modification de la composition du régime alimentaire, à une diminution de l'activité physique et à des augmentations rapides de la prévalence de l'obésité (23).

3.7 **Région européenne**
3.7.1 *Tendances séculaires de l'obésité*

Si les données les plus complètes dont on dispose sur la prévalence de l'obésité en Europe sont celles de l'étude MONICA de l'OMS (2), les 42 populations des 38 centres choisis en Europe ne sont pas nécessairement représentatives des pays dans lesquels elles vivent, et seules les données du premier cycle d'étude ont été publiées jusqu'ici.[2] Par conséquent, ce sont les données des enquêtes nationales qui devraient offrir le panorama le plus complet des tendances séculaires de la prévalence de l'obésité dans les pays européens. En Europe, on dispose de données sur les tendances de la prévalence de l'obésité à l'échelle de la population pour plusieurs pays, notamment l'Allemagne, l'Angleterre, la Finlande, les Pays-Bas et la Suède. Certaines d'entre elles sont récapitulées dans le Tableau 3.4, qui permet de constater que la prévalence de l'obésité a progressé d'environ 10 à 40% dans la plupart des pays européens au cours de ces

---

[1] Transition ou passage rapide du problème du déficit alimentaire (dénutrition) à celui de l'excès alimentaire (suralimentation et/ou alimentation déséquilibrée).
[2] Des mises à jour ont été publiées depuis la Consultation : Tunstall-Pedoe, H. et al. Contribution of trends in survival and coronary-event rates to changes in coronary heart disease mortality : 10-year results from 37 WHO MONICA project populations. *Lancet*, 1999, **353**:1547–1557.

Tableau 3.4
Tendances de l'obésité (IMC ≥30) dans quelques pays européens

Pays	Année	Age (ans)	Prévalence de l'obésité (%)		Référence bibliographique
			Hommes	Femmes	
Angleterre	1980	16–64	6,0	8,0	26
	1986–1987		7	12	
	1991		12,7	15,0	
	1994		13,2	16,0	27
	1995		15,0	16,5	24
Finlande	1978–1979	20–75	10	10	28
	1985–1987		12	10	
	1991–1993		14	11	
Pays-Bas	1987	20–29	6,0	8,5	29
	1988		6,3	7,6	
	1989		6,2	7,4	
	1990		7,4	9,0	
	1991		7,5	8,8	
	1992		7,5	9,3	
	1993		7,1	9,1	
	1994		8,8	9,4	
	1995		8,4	8,3	
Ex-République démocratique allemande	1985	25–65	13,7	22,2	L. Heinman, communication personnelle, 1996
	1989		13,4	20,6	
	1992		20,5	26,8	
Suède	1980–1981	16–84	4,9	8,7[a]	30
	1988–1989		5,3	9,1[a]	

[a] Obésité définie par un IMC >28,6.

10 dernières années. L'augmentation la plus spectaculaire a été enregistrée en Angleterre, où la prévalence a plus que doublé au cours de cette période (*24*). Toutefois, il semblerait que cette augmentation ait été moins importante chez les femmes ces dernières années, du moins dans certains pays scandinaves (*25*).

3.7.2 *Prévalence actuelle de l'obésité*

L'obésité est relativement fréquente en Europe, en particulier chez les femmes et dans les pays de l'Europe du Sud et de l'Est. La prévalence moyenne de l'obésité dans les centres européens ayant participé à l'étude MONICA de l'OMS entre 1983 et 1986 était d'environ 15% chez les hommes et de 22% chez les femmes, même si l'on a observé une grande variabilité au sein des pays et d'un pays à l'autre. La prévalence la plus faible a été observée à Göteborg, Suède

Tableau 3.5
Prévalence de l'obésité (IMC ≥30) dans quelques pays européens

Pays	Année	Age (ans)	Prévalence de l'obésité (%)		Référence bibliographique
			Hommes	Femmes	
Angleterre	1995	16–64	15	16,5	*24*
Finlande	1991–1993	20–75	14	11	*28*
Pays-Bas	1995	20–59	8	8	*29*
Ex-République démocratique allemande	1992	25–69	21	27	L. Heinman, communication personnelle, 1996
Ex-République fédérale d'Allemagne	1990	25–69	17	19	*32*
Ex-Tchécoslovaquie	1988	20–65	16	20	V. Hainer, communication personnelle, 1997; *31*

(7% des hommes, 9% des femmes) et la plus forte à Kaunas, URSS (Lituanie d'aujourd'hui) (22% des hommes, 45% des femmes).

Les données les plus récentes des études effectuées au plan national laissent à penser que la prévalence de l'obésité dans les pays européens se situe actuellement entre 10 et 20% chez l'homme et entre 10 et 25% chez la femme (Tableau 3.5). Conformément à ce qu'indiquent les données de l'étude MONICA, la prévalence de l'obésité est en général plus élevée chez la femme que chez l'homme.

3.8 Région de la Méditerranée orientale

3.8.1 *Tendances séculaires de l'obésité*

On ne dispose pas de données de qualité, qui soient représentatives au plan national, sur les tendances séculaires de l'obésité dans les pays de la Région de la Méditerranée orientale.

3.8.2 *Prévalence actuelle de l'obésité*

La prévalence de l'obésité chez l'adulte dans la Région de la Méditerranée orientale n'a pas été bien documentée à l'échelon national, sauf en Arabie saoudite. Diverses enquêtes ont été menées, mais elles ont eu tendance à ne concerner que certains groupes de population d'un pays, telles les femmes venues consulter dans un dispensaire réservé au traitement de l'infécondité, et/ou n'ont pas

Tableau 3.6
Prévalence de l'obésité (IMC ≥30) dans quelques pays de la Méditerranée orientale

Pays	Année	Age (ans)	Prévalence de l'obésité (%)		Référence bibliographique
			Hommes	Femmes	
Arabie saoudite:	1990–1993	15+			33
total			16	24	
zones urbaines			18	28	
zones rurales			12	18	
Bahrein:	1991–1992	20–65			35
zones urbaines			9,5	30,3	
zones rurales			6.5	11,2	
Chypre	1989–1990	35–64	19	24	13
Emirats arabes unis	1992	17+	16	38	34
Iran, République islamique d' (sud)	1993–1994	20–74	2,5	7,7	36
Koweït	1994	18+	32	41	37

utilisé un IMC ≥30 pour définir l'obésité. Quoi qu'il en soit, les données limitées dont on dispose, dont certaines figurent dans le Tableau 3.6, indiquent que dans les pays de la Région la prévalence de l'obésité chez l'adulte est élevée et que les femmes sont particulièrement touchées. En général, la prévalence de l'obésité chez les femmes y est supérieure à celle rapportée dans la plupart des pays industrialisés.

Une enquête transversale représentative au plan national a été menée entre 1990 et 1993 pour étudier les effets du sexe, de l'âge et de la situation géographique sur la prévalence du surpoids et de l'obésité chez 13 177 Saoudiens adultes choisis au hasard. La prévalence de l'obésité chez les femmes y était plusieurs fois supérieure à celle rapportée dans des pays bien plus industrialisés et supérieure à celle des hommes dans toutes les régions d'Arabie saoudite (*33*).

Dans les Emirats arabes unis, l'obésité est considérée comme un problème majeur de santé publique, qui peut jouer un rôle important dans la progression de l'incidence d'autres maladies chroniques. Les résultats de l'enquête nutritionnelle nationale ont montré que 38% des femmes mariées et 15,8% des hommes mariés sont obèses (*34*). A Bahrein, l'obésité est plus fréquente dans les zones urbaines que dans les zones rurales, surtout chez les femmes (*35*).

Tableau 3.7
Prévalence de l'obésité (IMC ≥30) dans quelques pays du Pacifique occidental

Pays	Seuil d'IMC	Année	Age (ans)	Prévalence de l'obésité (%)		Référence bibliographique
				Hommes	Femmes	
Australie		1980	25–64	9,3	8,0	*38*
		1983		9,1	10,5	
		1989		11,5	13,2	
Chine	27	1989	20–45	1,7	4,3	*39*
		1991		2,9	4,3	
	30	1989	20–45	0,29	0,89	C. Chunming,
		1991		0,36	0,86	communication personnelle
Japon	26,4	1976	20+	7,1	12,3	S. Inoue,
		1982		8,4	12,3	communication
		1987		10,3	12,6	personnelle
		1993		11,8	13,0	
	30	1976	20+	0,7	2,8	S. Inoue,
		1982		0,9	2,6	communication
		1987		1,3	2,8	personnelle
		1993		1,8	2,6	
Samoa: zones urbaines	30	1978	25–69	38,8	59,1	*40*
		1991		58,4	76,8	
		1978	25–69	17,7	37,0	*40*
zones rurales	30	1991		41,5	59,2	

Enfin, une étude récente effectuée dans le sud de la République islamique d'Iran a révélé que l'obésité existe dans la population adulte et qu'elle est plus fréquente chez la femme que chez l'homme (*36*).

3.9 Région du Pacifique occidental

3.9.1 *Tendances séculaires de l'obésité*

On dispose de données relatives aux tendances de la prévalence du surpoids et de l'obésité dans les pays de la Région du Pacifique occidental pour l'Australie, la Chine, le Japon et Samoa. Elles sont résumées dans le Tableau 3.7 et montrent une prévalence croissante de l'obésité chez les Australiens et les Samoans. Les données australiennes proviennent de trois études de la National Heart Foundation menées dans les capitales des six Etats entre 1980 et 1983, deux villes supplémentaires ayant été rajoutées en 1989 (*38*). Les habitants des zones rurales ne figurent pas dans ces études.

L'analyse détaillée des données de l'enquête nutritionnelle nationale menée au Japon par le Ministère de la Santé et des Affaires sociales

(n = 5000 par an) a montré une augmentation de la prévalence de l'obésité chez l'homme comme chez la femme entre 1976 et 1993. Chez l'homme, l'obésité a été multipliée par environ 2,4 ; chez la femme, dans la classe des 20–29 ans, elle a été multipliée par environ 1,8 (S. Inoue, communication personnelle).

Les données de l'enquête sanitaire et nutritionnelle chinoise (ESNC) pour 1989 et 1991 montrent une augmentation de la proportion d'hommes adultes présentant un surpoids important (IMC ≥27) et une obésité (IMC ≥30), augmentation qu'on ne retrouve pas chez la femme (39). Cette enquête longitudinale, qui est en cours, est considérée comme étant représentative de toutes les provinces de Chine. Comme il est prévu d'effectuer ce type d'enquêtes tous les deux ans, elles devraient s'avérer une source précieuse de données pour documenter les tendances séculaires de l'obésité dans un pays en transition économique. Les données de l'enquête de 1993 ont été publiées depuis que s'est tenue la présente Consultation de l'OMS.[1]

On a également observé les tendances à Samoa, où il y a eu une progression marquée de la prévalence de l'obésité entre 1978 et 1991, surtout chez les hommes vivant dans les zones rurales. L'obésité n'est pas une nouveauté pour les populations du Pacifique et a de tout temps été considérée comme un facteur de séduction et un symbole d'élévation sociale et de prospérité (40). Toutefois, il semble que ces notions traditionnelles soient en passe d'être remplacées par une image valorisant la minceur (41).

3.9.2 *Prévalence actuelle de l'obésité*

Le Tableau 3.8 montre les estimations les plus récentes dont on dispose concernant les taux d'obésité dans un certain nombre de pays du Pacifique occidental. En Australie et en Nouvelle-Zélande, la prévalence de l'obésité dans la population générale semble être de l'ordre de 10 à 15%. Les études sur les Aborigènes vivant dans différentes régions d'Australie ne donnent pas les mêmes résultats ; en effet, ces derniers présentent une prévalence de l'obésité beaucoup plus élevée ou nettement inférieure à celle de la population australienne générale, selon qu'ils sont ou non «occidentalisés» (42).

Les données provisoires de l'enquête nutritionnelle nationale menée au Japon montrent que la prévalence de l'obésité y est d'environ 2%

---

[1] Wang Y, Popkin B, Zhai F. The nutritional status and dietary pattern of Chinese adolescents, 1991 and 1993. *European Journal of Clinical Nutrition*, 1998, **52**(12):908–916.
Guo X et al. Food price policy can favorably alter macronutrient intake in China. *Journal of Nutrition*, 1999, **129**:994–1001.

chez l'homme et de 3% chez la femme. Lorsque l'on prend pour seuil un IMC égal à 26,4 (≥120% du poids normal), ces chiffres passent à près de 12% et 13%, respectivement. Diverses études ont également été effectuées dans des groupes et des centres particuliers du Japon (S. Inoue, communication personnelle).

Les meilleurs éléments dont on dispose pour documenter la prévalence actuelle de l'obésité en Chine sont probablement les données de la troisième enquête nutritionnelle nationale menée en 1992 (ENN III). Cette enquête a été menée dans l'ensemble des provinces urbaines et rurales et les données recueillies auprès d'un échantillon représentatif d'hommes ($n = 14964$) et de femmes ($n = 14590$) âgés de 20 à 45 ans, plus important que celui de la cohorte ESNC (n = environ 5000). Les données de l'ENN III montrent que l'obésité existe en Chine, mais avec une faible prévalence, et qu'elle est plus fréquente chez la femme que chez l'homme (Tableau 3.8) et dans les zones urbaines que dans les zones rurales. Une étude effectuée auprès de 11 478 adultes chinois de 40 ans et plus, choisis au hasard, vient appuyer ces résultats même si l'on y a rapporté des taux d'obésité légèrement plus élevés que dans la classe d'âge plus jeune étudiée par l'ENN III (C. Chunming, communication personnelle). On dispose de plusieurs autres séries de données, mais la classification de l'obésité de l'OMS y est rarement employée, elles ne sont pas standardisées sur l'âge et ont tendance à ne pas être représentatives au plan national.

Le trait le plus frappant du Tableau 3.8 est la prévalence de l'obésité standardisée sur l'âge extrêmement élevée observée dans les populations insulaires du Pacifique : Mélanésie, Micronésie et Polynésie. Dans les zones urbaines de Samoa, par exemple, la prévalence de l'obésité a été estimée à plus de 75% chez la femme adulte et à plus de 60% chez l'homme adulte. Toutefois, Swinburn et al. (*44*) ont récemment conclu que pour une corpulence donnée les Polynésiens semblent plus minces que les Blancs, de sorte que la prévalence de l'obésité dans ces populations n'est peut être pas aussi élevée que ce que l'on estime actuellement lorsqu'on se sert de classifications basées sur l'IMC propres aux populations blanches. Dans les populations rurales la prévalence de l'obésité est également extrêmement élevée, mais moins que dans les zones urbaines.

En Malaisie, chez les 18–60 ans, 4,7% des hommes et 7,9% des femmes ont un IMC supérieur à 30. Chez les femmes, les problèmes de surpoids et d'obésité sont plus importants dans la population indienne ; 17,1% des femmes indiennes ont un IMC supérieur à 30, contre 8,8% chez les Malaises et 4,3% chez les Chinoises. Dans la population malaise, la proportion d'hommes et de femmes ayant un

Tableau 3.8
Prévalence de l'obésité (IMC ≥30) dans quelques pays du Pacifique occidental

Pays	Année	Age (ans)	Prévalence de l'obésité (%)		Référence bibliographique
			Hommes	Femmes	
Australie	1989	25–64	11,5	13,2	*38*
Chine	1992	20–45	1,20	1,64	C. Chunming, communication personnelle
Japon	1993	20+	1,7	2,7	S. Inoue, communication personnelle
Nauru (Micronésie)	1987	25–69	64,8	70,3	*40*
Nouvelle-Zélande	1989	18–64	10	13	*43*
Papouasie-Nouvelle-Guinée (Mélanésie):	1991	25–69			*40*
zones côtières urbaines			36,3	54,3	
zones côtières rurales			23,9	18,6	
zones montagneuses			4,7	5,3	
Samoa (Polynésie):	1991	25–69			*40*
zones urbaines			58,4	76,8	
zones rurales			41,5	59,2	

IMC supérieur à 30 est beaucoup plus importante (hommes : 5,6% en zone urbaine, 1,8% en zone rurale ; femmes : 8,8% en milieu urbain, 2,6% en milieu rural), tandis que pour la dénutrition les taux de prévalence chez l'homme et chez la femme sont de 7 et 11% en milieu urbain et de 11 et 14% en milieu rural, respectivement. Dans l'ensemble, le surpoids (IMC ≥25) est plus fréquent que la dénutrition en milieu urbain et en milieu rural (*45*).

3.10 Distribution de l'indice de masse corporelle dans les populations adultes

La distribution de l'IMC montre des variations importantes en fonction du stade de développement atteint par une société en transition. Au fur et à mesure que dans une population la proportion de gens ayant un IMC peu élevé diminue, on observe une augmentation presque symétrique de la proportion de gens ayant un IMC supérieur à 25 (Figure 3.3). Cela indique une tendance au changement s'opérant à l'échelle de l'ensemble de la population au fur et à mesure que les conditions socio-économiques s'améliorent, le surpoids remplaçant la maigreur.

Figure 3.3
Distribution de l'IMC dans diverses populations adultes du monde (pour les deux sexes)[a]

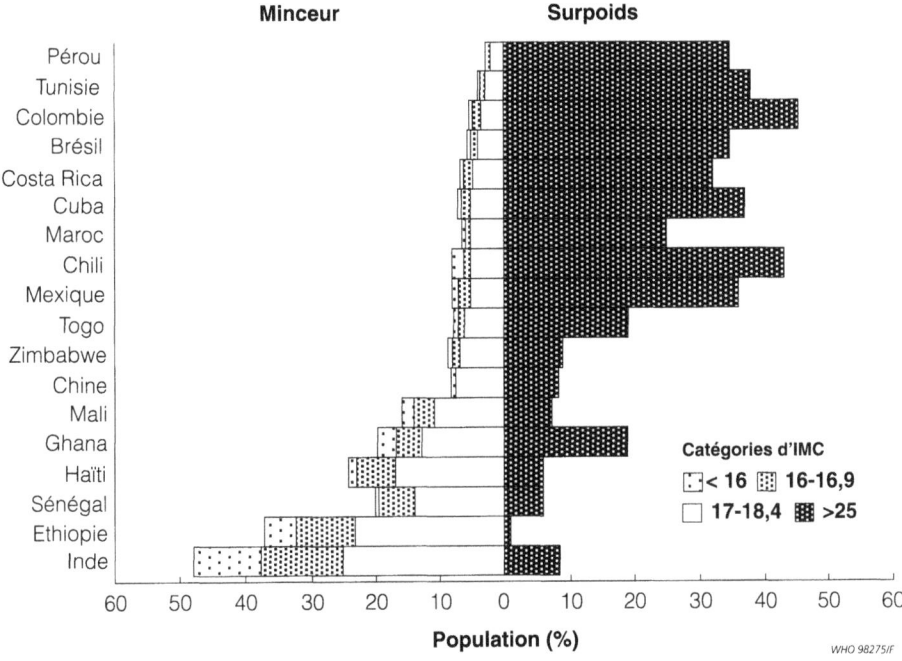

Au fur et à mesure que la proportion de gens avec un IMC peu élevé diminue dans une population, on observe une augmentation presque symétrique de la proportion de gens ayant un IMC élevé.
[a] Source : référence bibliographique *11*.

Dans les premières phases de la transition, les catégories les plus aisées de la société montrent une augmentation de la proportion de gens ayant un IMC élevé, alors que la maigreur reste la principale préoccupation des catégories moins aisées. Ainsi, dans les pays qui passent par ces premiers stades de transition, le surpoids peut coexister avec la dénutrition, de sorte que la charge de morbidité est parfois doublée.

La distribution de l'IMC tend à se modifier à nouveau dans les phases ultérieures de la transition, avec une augmentation de la prévalence des IMC élevés dans les couches pauvres de la société.

3.11 Obésité de l'enfant et de l'adolescent

L'absence d'uniformité et la discordance entre les différentes études concernant la classification de l'obésité chez l'enfant et l'adolescent (voir section 2) font qu'il n'est pas encore possible de donner un aperçu de la prévalence mondiale de l'obésité dans ces classes d'âge. Néanmoins, quelle que soit la méthode employée pour classer l'obésité, les études effectuées chez l'enfant et l'adolescent ont en général montré à la fois une forte prévalence de l'obésité et des taux en progression. Aux Etats-Unis d'Amérique, par exemple, la prévalence du surpoids (défini par le 85e centile du rapport poids/taille) chez les 5–24 ans dans une communauté biraciale de Louisiane (n total = 11 564) a pratiquement doublé entre 1973 et 1994. En outre, les progressions annuelles enregistrées au niveau du poids relatif et de l'obésité au cours de la dernière partie de la période d'étude (1983–1994) ont été supérieures d'environ 50% à celles enregistrées entre 1973 et 1982 (*46*). Une tendance analogue a été observée au Japon ; dans les écoles, le pourcentage des enfants obèses (>120% du poids normal) âgés de 6 à 14 ans est passé de 5% à 10% et celui des enfants présentant une obésité très importante (>140% du poids normal) de 1 à 2% en 20 ans, entre 1974 et 1993. Cette augmentation a été plus marquée chez les garçons de 9 à 11 ans. Une obésité précoce entraîne un risque accru d'obésité ultérieure, ainsi qu'une prévalence accrue des troubles liés à l'obésité. Dans l'étude japonaise, près d'un tiers des enfants obèses sont devenus des adultes obèses (*47*).

L'obésité de l'enfant n'est pas limitée aux pays industrialisés puisqu'on en observe déjà un pourcentage élevé dans certains pays en développement. En Thaïlande, la prévalence de l'obésité chez les élèves de 6 à 12 ans, dont le diagnostic repose sur un rapport poids/taille supérieur à 120% de celui de la population de référence de Bangkok, est passée de 12,2% en 1991 à 15,6% en 1993 (*48*) ; dans une étude récente effectuée en milieu scolaire en Arabie saoudite, les garçons âgés de 6 à 18 ans ont montré une prévalence de l'obésité de 15,8% (*49*).

Les seules données intégrées actuellement disponibles donnant un aperçu de la prévalence mondiale de l'obésité chez l'enfant sont celles rassemblées par le Programme OMS de la Nutrition (*50, 51*). Dans cette analyse de l'OMS, on a classé les enfants comme étant obèses lorsqu'ils dépassaient la valeur du rapport poids/taille médian du NCHS plus deux écarts types ou écarts réduits.[1] La prévalence de l'obésité rapportée dans la classe d'âge des 0–4,99 ans est indiquée dans la Figure 3.4. Toutefois, il convient de noter que certains enfants considérés comme obèses dans ce système peuvent en réalité avoir un poids relatif plus élevé en raison d'un retard de croissance plutôt qu'à cause d'un excédent de graisse. Cela s'applique tout particulièrement

---

[1] L'écart réduit est l'écart que présente un sujet par rapport à la médiane d'une population de référence, divisé par l'écart type de cette même population de référence.

Figure 3.4
Prévalence de l'obésité chez les enfants d'âge préscolaire (0–59 mois) dans quelques pays et territoires[a]

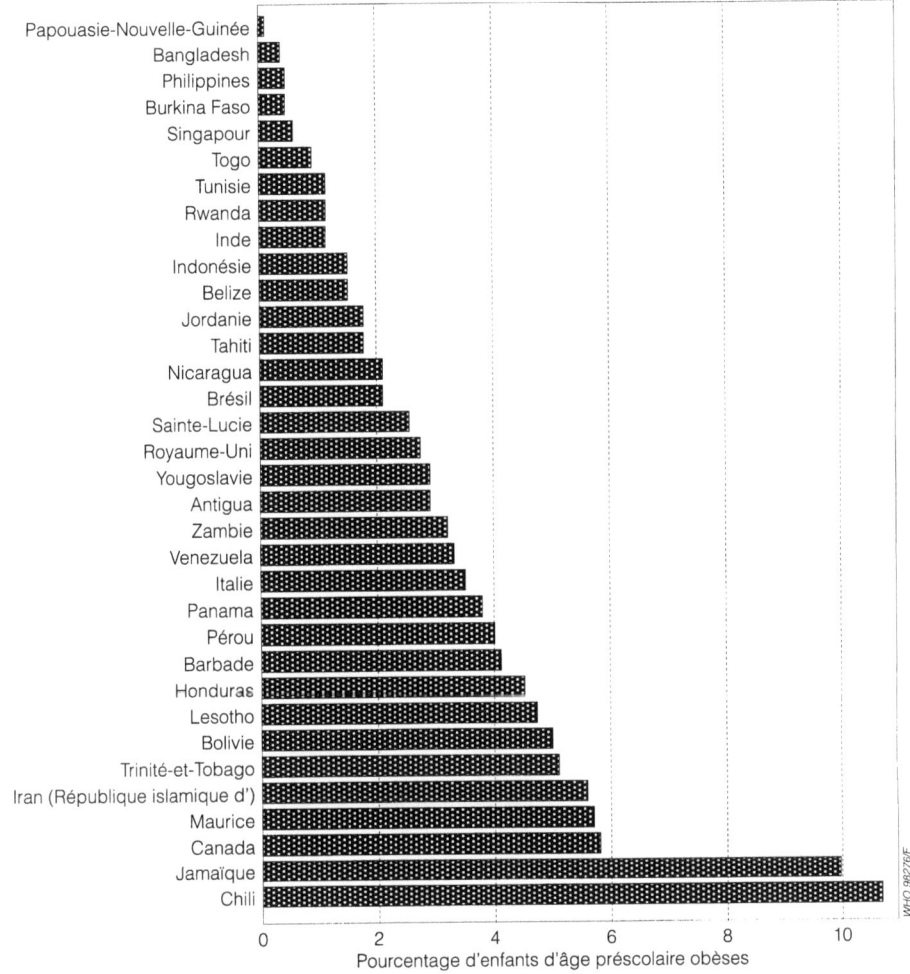

L'obésité est définie comme une valeur du rapport poids/taille supérieure à deux écarts types au-dessus du rapport poids/taille médian de référence (population de référence du NCHS).

[a] Source : référence bibliographique *52*.

aux pays en développement qui sont dans une phase de transition nutritionnelle, dans lesquels on a décrit un risque plus important d'obésité chez les enfants présentant un retard de croissance (*53*).

Il est urgent d'évaluer les sources de données existantes et à venir concernant les enfants et les adolescents du monde entier et basées sur un système normalisé de classification de l'obésité.

Bibliographie

1. *Rapport trimestriel de statistiques sanitaires mondiales 1995.* Genève, Organisation mondiale de la Santé, 1996.

2. WHO MONICA Project: Risk Factors. *International Journal of Epidemiology,* 1989, **18**(Suppl. 1):S46–S55.

3. WHO MONICA Project: Geographical variation in the major risk factors of coronary heart disease in men and women aged 35–64 years [Projet MONICA de l'OMS: Variation géographique des principaux facteurs de risque de cardiopathies coronariennes chez les hommes et les femmes de 35–64 ans]. *Rapport trimestriel de statistiques sanitaires mondiales,* 1988, **41**(3/4):115–140 (résumé en français).

4. Chan JM et al. Obesity, fat distribution, and weight gain as risk factors for clinical diabetes in men. *Diabetes Care,* 1994, **17**:961–969.

5. Colditz GA et al. Weight gain as a risk factor for clinical diabetes mellitus in women. *Annals of Internal Medicine,* 1995, **122**:481–486.

6. Dowse GK et al. Changes in population cholesterol concentrations and other cardiovascular risk factor levels after five years of the non-communicable disease intervention programme in Mauritius. *British Medical Journal,* 1995, **311**:1255–1259.

7. Hodge AM et al. Incidence, increasing prevalence, and predictors of change in obesity and fat distribution over 5 years in the rapidly developing population of Mauritius. *International Journal of Obesity and Related Metabolic Disorders,* 1996, **20**:137–146.

8. *Utilisation et interprétation de l'anthropométrie. Rapport d'un Comité OMS d'experts.* Genève, Organisation mondiale de la Santé, 1995 (OMS, Série de Rapports techniques, N° 854).

9. Hodge AM, Zimmet PZ. The epidemiology of obesity. *Baillieres Clinical Endocrinology and Metabolism,* 1994, **8**:577–599.

10. Steyn K et al. Risk factors for coronary heart disease in the black population of the Cape Peninsula. *South African Medical Journal,* 1991, **79**:480–485.

11. Berrios X et al. Distribution and prevalence of major risk factors of noncommunicable diseases in selected countries: the WHO Inter-Health Programme [Distribution et prévalence des principaux facteurs de risque de maladies non transmissibles dans divers pays: le Programme INTERSANTE de l'OMS]. *Bulletin de l'Organisation mondiale de la Santé,* 1997, **75**(2):99–108 (résumé en français).

12. Hansen JDL et al. Hunter–gatherer to pastoral way of life: effects of the transition on health, growth and nutritional status. *South African Journal of Science,* 1993, **89**:559–564.

13. Walker ARP. Epidemiology and health implications of obesity in Southern Africa. In: Fourie J, Steyn S. *Chronic diseases of lifestyle in South Africa: review of research and identification of essential health research priority.* Le Cap (Afrique du Sud), Medical Research Council, 1995, 73–85.

14. **Flegal KM et al.** Overweight and obesity in the United States: prevalence and trends, 1960–1994. *International Journal of Obesity*, 1998, **22**:39–47.

15. **Monteiro CA et al.** The nutrition transition in Brazil. *European Journal of Clinical Nutrition*, 1995, **49**:105–113.

16. **Health and Welfare Canada.** *The health of Canadians: report of the Canada Health Survey.* Ottawa (Canada), Ministry of Supplies and Services, Government of Canada, 1981.

17. *Canadian standardized test of fitness: operations manual.* Troisième édition, Ottawa (Canada), Fitness Canada, 1986.

18. **Stephens T, Craig CL.** *The well-being of Canadians: highlights of the 1988 Campbell's Survey*, Ottawa (Canada), Canadian Fitness and Lifestyle Research Institute, 1990.

19. **Reeder BA et al.** Obesity and its relation to cardiovascular disease risk factors in Canadian adults. *Canadian Medical Association Journal*, 1992, **146**:2009–2019.

20. **Forrester T et al.** Obesity in the Caribbean. In: Chadwick DJ, Cardeau G. *The origins and consequences of obesity.* Chichester (Royaume-Uni), Wiley, 1996:17–31.

21. **Tanphaichitr V et al.** Prevalence of obesity and its associated risks in urban Thais. In: Oomura Y et al. *Progress in obesity research*, Londres (Royaume-Uni), John Libbey, 1990:649–653.

22. **Leelahagul P, Tanphaichitr V.** Current status on diet-related chronic diseases in Thailand. *Internal Medicine*, 1995, **11**:28–33.

23. **Popkin BM.** The nutrition transition in low-income countries: an emerging crisis. *Nutrition Reviews*, 1994, **52**:285–298.

24. **Prescott-Clarke P, Primatesta P.** *Health survey for England 1995.* Londres (Royaume-Uni), Her Majesty's Stationery Office, 1997.

25. **Pietinen P, Vartiainen E, Männistö S.** Trends in body mass index and obesity among adults in Finland from 1972 to 1992. *International Journal of Obesity and Related Metabolic Disorders*, 1996, **20**:114–120.

26. *Obesity: reversing the increasing problem of obesity in England. A report from the Nutrition and Physical Activity Task Forces.* Londres (Royaume-Uni), Department of Health, 1995.

27. **Colhoun H, Prescott-Clarke P.** *Health survey for England 1994.* Londres (Royaume-Uni), Her Majesty's Stationery Office, 1996.

28. **Seidell JC, Rissanen AM.** Time trends in the worldwide prevalence of obesity. In: Bray GA, Bouchard C, James WPT. *Handbook of obesity.* New York, Marcel Dekker, 1998:79–91.

29. **Seidell JC.** Time trends in obesity: an epidemiological perspective. *Hormone and Metabolic Research*, 1997, **29**:155–158.

30. **Kuskowska-Wolk A, Bergström R.** Trends in body mass index and prevalence of obesity in Swedish women 1980–89. *Journal of Epidemiology and Community Health*, 1993, **47**:195–199.

31. **Hainiš K, Petrásek R.** Body height, weight and BMI for the Czech and Slovak populations. *Homo*, 1999, **52**:163–182.

32. **Hoffmeister H, Mensink GBM, Stolzenberg H.** National trends in risk factors for cardiovascular diseases in Germany. *Preventive Medicine*, 1994, **23**:197–205.

33. **Al-Nuaim A et al.** Prevalence of diabetes mellitus, obesity and hypercholesterolemia in Saudi Arabia. In: Musaiger AO, Miladi SS. *Diet-related non-communicable diseases in the Arab countries of the Gulf.* Le Caire (Egypte), Organisation des Nations Unies pour l'Alimentation et l'Agriculture, 1996:73–81.

34. **Musaiger AO.** Trends in diet-related chronic diseases in United Arab Emirates. In: Musaiger AO, Miladi SS. *Diet-related non-communicable diseases in the Arab countries of the Gulf.* Le Caire (Egypte), Organisation des Nations Unies pour l'Alimentation et l'Agriculture, 1996:99–117.

35. **Al-Mannai A et al.** Obesity in Bahraini adults. *Journal of the Royal Society of Health*, 1996, **116**:30–40.

36. **Pishdad GR.** Overweight and obesity in adults aged 20–74 in southern Iran. *International Journal of Obesity and Related Metabolic Disorders*, 1996, **20**:963–965.

37. **Al-Isa AN.** Prevalence of obesity among adult Kuwaitis: a cross-sectional study. *International Journal of Obesity and Related Metabolic Disorders*, 1995, **19**:431–433.

38. **Bennett SA, Magnus P.** Trends in cardiovascular risk factors in Australia. Results from the National Heart Foundation's Risk Factor Prevalence Study, 1980–1989. *Medical Journal of Australia*, 1994, **161**:519–527.

39. **Popkin BM et al.** Body weight patterns among the Chinese: results from the 1989 and 1991 China Health and Nutrition Surveys. *American Journal of Public Health*, 1995, **85**:690–604.

40. **Hodge AM et al.** Prevalence and secular trends in obesity in Pacific and Indian Ocean island populations. *Obesity Research*, 1995, **3**(Suppl. 2):77s–87s.

41. **Craig PL et al.** Do Polynesians still believe that big is beautiful? Comparison of body size perceptions and preferences of Cook Islands, Maori and Australians. *New Zealand Medical Journal*, 1996, **109**:200–203.

42. National Health and Medical Research Council (NHMRC). *Acting on Australia's weight: a strategic plan for the prevention of overweight and obesity.* Canberra (Australie), Australian Government Publishing Service, 1997.

43. **Ball MJ et al.** Obesity and body fat distribution in New Zealanders: a pattern of coronary heart disease risk. *New Zealand Medical Journal*, 1993, **106**:69–72.

44. **Swinburn BA et al.** Body composition differences between Polynesians and Caucasians assessed by bioelectrical impedance. *International Journal of Obesity and Related Metabolic Disorders*, 1996, **20**:889–894.

45. **Ismail MN et al.** Prevalence of obesity and chronic energy deficiency (CED) in adult Malaysians. *Malaysian Journal of Nutrition*, 1995, **1**:1–10.

46. **Freedman DS et al.** Secular increases in relative weight and adiposity among children over two decades: the Bogalusa Heart Study. *Pediatrics*, 1997, **99**:420–426.

47. **Kotani K et al.** Two decades of annual medical examinations in Japanese obese children: do obese children grow into obese adults? *International Journal of Obesity and Related Metabolic Disorders*, 1997, **21**:912–921.

48. **Mo-suwan L, Junjuna C, Puetpaiboon A.** Increasing obesity in school children in a transitional society and the effect of the weight control program. *Southeast Asian Journal of Tropical Medicine and Public Health*, 1993, **24**:590–594.

49. **al-Nuaim AR, Bamgboye EA, al-Herbish A.** The pattern of growth and obesity in Saudi Arabian male school children. *International Journal of Obesity and Related Metabolic Disorders*, 1996, **20**:1000–1005.

50. *Régime alimentaire, nutrition et prévention des maladies chroniques. Rapport d'un Groupe d'étude de l'OMS.* Genève, Organisation mondiale de la Santé, 1990 (OMS, Série de Rapports techniques, N° 797).

51. WHO Global Database on Child Growth and Malnutrition. Genève, Organisation mondiale de la Santé, 1997 (document non publié WHO/NUT/97.4; disponible sur demande au Département Nutrition, santé et développement, Organisation mondiale de la Santé, 1211 Genève 27, Suisse).

52. **Gurney M, Gorstein J.** The global prevalence of obesity — an initial overview of available data [Prévalence mondiale de l'obésité — un premier aperçu des données disponibles]. *Rapport trimestriel de statistiques sanitaires mondiales*, 1988, **41**(3/4):251–254 (résumé en français).

53. **Popkin BM, Richards MK, Monteiro CA.** Stunting is associated with overweight in children of four nations that are undergoing the nutrition transition. *Journal of Nutrition*, 1996, **126**:3009–3016.

PARTIE II
Détermination des coûts réels du surpoids et de l'obésité

4. Conséquences du surpoids et de l'obésité pour la santé de l'adulte et de l'enfant

4.1 Introduction

Les conséquences de l'obésité pour la santé sont nombreuses et variées, allant d'un risque accru de décès prématuré à plusieurs maladies non mortelles mais débilitantes ayant des effets indésirables sur la qualité de vie. L'obésité est également un facteur de risque important de maladies non transmissibles, tels le DNID, les pathologies cardio-vasculaires et certains cancers, et est associée dans bon nombre de pays industrialisés à divers problèmes psychosociaux. L'obésité abdominale est particulièrement inquiétante, puisqu'elle est associée à des risques plus importants qu'une répartition plus périphérique de la graisse.

On s'attachera ici aux conséquences du surpoids et de l'obésité chez l'adulte et chez l'enfant, tandis que les effets de la perte de poids seront évoqués dans la section 5.

Les principaux problèmes abordés sont les suivants :

- Les conséquences graves pour la santé du surpoids et de l'obésité, à savoir le DNID, la cardiopathie coronarienne, l'hypertension, la cholécystopathie, les problèmes psychosociaux et certains types de cancers.

- Le manque de données précises concernant le risque relatif des divers problèmes de santé associés à l'obésité. Ces dernières ne sont disponibles que pour quelques pays industrialisés, et montrent que les risques de présenter un DNID, une cholécystopathie, une dyslipidémie, une résistance à l'insuline et une apnée du sommeil sont grandement accrus chez les obèses (risque relatif (RR) bien supérieur à 3). Les risques de cardiopathie coronarienne et d'arthrose sont modérément accrus (RR : 2–3), et les risques de présenter certains cancers, des anomalies des hormones de la reproduction et des douleurs lombaires sont légèrement augmentés (RR : 1–2).

- Les erreurs à ne pas faire, par exemple ne pas vérifier si la personne fume ou si elle a perdu du poids de façon non intentionnelle. Lorsqu'on élimine ce type d'erreurs de l'analyse des données de la mortalité, on observe une relation presque linéaire entre l'IMC et le décès. Plus l'obésité est ancienne, plus le risque est élevé. L'obésité grave multiplie par 12 la mortalité chez les 25–35 ans lorsqu'on les compare à des sujets minces. Cela souligne combien il est important de prévenir toute prise de poids à l'âge adulte.

- L'excédent de graisse abdominale. Il s'agit là d'un élément prédictif indépendant du DNID, de la cardiopathie coronarienne, de l'hypertension, du cancer du sein et d'un décès prématuré.
- La prise de poids chez les jeunes adultes. Il s'agit en grande partie de masse grasse, qui augmente les risques pour la santé.
- Les nombreuses affections non mortelles mais débilitantes qui touchent l'obèse. Elles sont responsables d'une diminution importante de la qualité de vie des sujets présentant une surcharge pondérale et constituent souvent le principal motif de consultation des services de santé. Une perte de poids modeste permet d'améliorer la plupart de ces affections.
- Les conséquences psychosociales de l'obésité. Elles ont des répercussions importantes pour la prise en charge de la maladie et sont accentuées par le fait que les professionnels de la santé considèrent souvent que les sujets obèses sont dénués de volonté et peu enclins à tirer profit des conseils qu'on leur donne.
- L'association entre l'obésité et certaines conséquences psychosociales au cours de l'adolescence, et la persistance de l'obésité à l'âge adulte.

4.2 L'obésité en tant que facteur de risque de maladies non transmissibles

Si l'obésité doit être considérée comme une maladie à part entière, elle est également un des principaux facteurs de risque d'autres maladies non transmissibles telles que le DNID et la cardiopathie coronarienne, au même titre que le tabagisme, l'hypertension artérielle et l'hypercholestérolémie (*1*). Les conséquences indésirables pour la santé de l'obésité sont plus ou moins fonction du poids, de la répartition de la masse grasse, de l'ampleur de la prise de poids au cours de l'âge adulte et du mode de vie (*2*).

En tant que maladie chronique, l'obésité présente plusieurs similitudes avec l'hypertension et l'hypercholestérolémie. La Figure 4.1 montre le rapport positif qui existe entre le risque relatif de mortalité et : *a*) l'IMC (comme indicateur de l'obésité) ; *b*) le cholestérol ; et *c*) la tension diastolique. Dans la catégorie «risque modéré», qui correspond à la tranche située entre les seuils largement acceptés qui définissent un risque faible et un risque élevé, une augmentation de l'une quelconque de ces trois variables augmente considérablement le risque de mortalité. L'augmentation est encore plus forte dans la catégorie «haut risque», ce qui sous-entend un risque individuel plus important. Toutefois, dans la perspective d'une population, la tranche

Figure 4.1
Rapport existant entre *a*) l'IMC, *b*) le cholestérol et *c*) la tension diastolique et le risque relatif de mortalité[a]

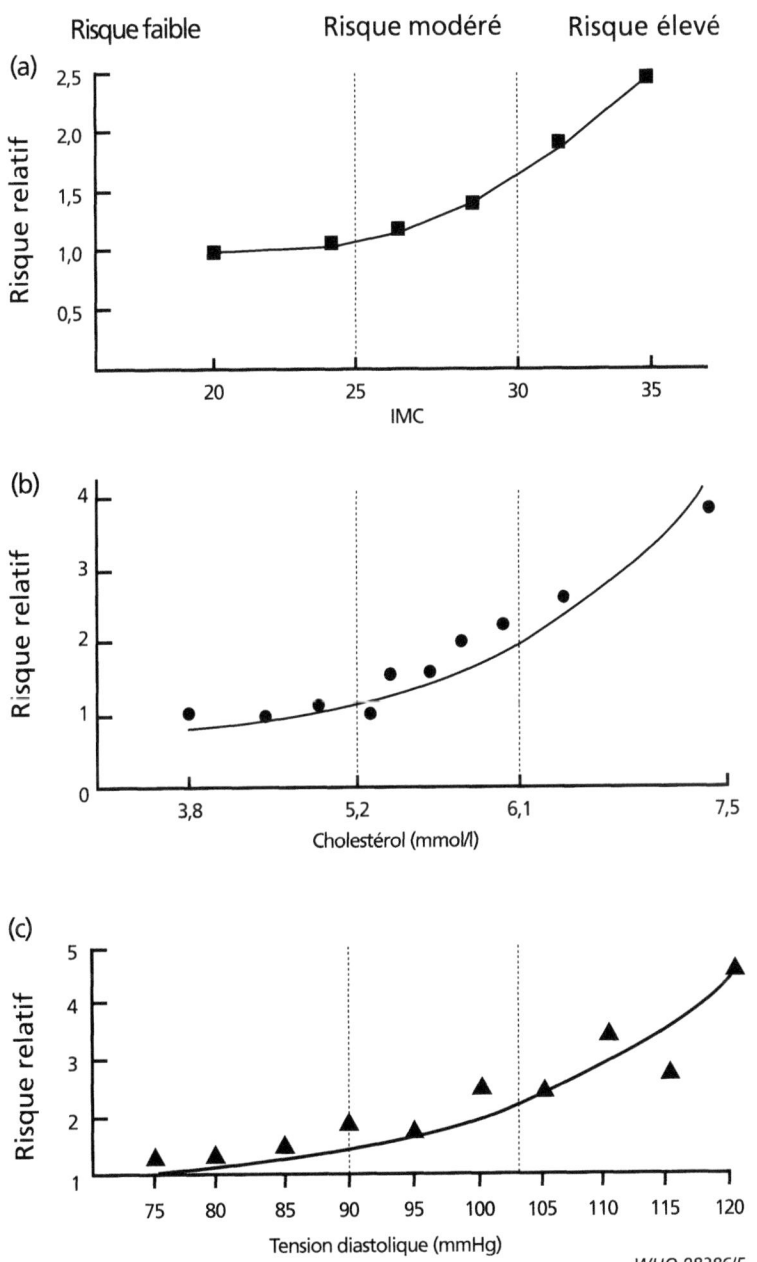

[a] D'après la référence bibliographique 2, avec l'autorisation de l'éditeur. Copyright John Wiley & Sons Ltd. D'après les données de Stamler et al. (*3, 4*) pour la construction des courbes relatives à la tension artérielle et aux taux de cholestérol, et d'après la Nurses' Health Study (*5*) pour les IMC. On observe la même progression continue dans le risque relatif de mortalité au fur et à mesure que l'IMC, la tension artérielle et le cholestérol augmentent. Toutefois, le risque relatif augmente plus rapidement pour le cholestérol et la tension artérielle qu'il ne le fait pour l'IMC. L'augmentation du risque relatif de mortalité est nettement plus marquée à partir d'un IMC >30, d'un taux de cholestérol >6 mmol/litre et d'une tension diastolique >100 mmHg (13,3 kPa).

du milieu est la plus inquiétante, car elle englobe le plus grand nombre de personnes (2).

4.3 Difficultés rencontrées pour évaluer les conséquences de l'obésité pour la santé

La plupart des données qui établissent un lien entre les problèmes de santé et l'obésité viennent d'études prospectives ou transversales effectuées en population, même si l'on dispose d'informations supplémentaires provenant d'interventions communautaires et d'essais cliniques. Une certaine confusion portant sur les conséquences de l'excès de poids peut naître du fait que les études ont utilisé différents seuils d'IMC pour définir l'obésité, et parce que la présence de nombreuses affections impliquées dans le développement de l'obésité peut brouiller les effets de l'obésité elle-même.

Les problèmes particuliers rencontrés dans l'évaluation des conséquences de l'obésité pour la santé sont les suivants :

- *Le rapport étroit entre la progression du surpoids et la morbidité.* Les sujets ayant pris du poids mais qui se situent toujours dans l'éventail normal seront rangés dans la catégorie de poids normal, même s'ils présentent un risque accru de morbidité associée du fait d'une prise de poids excessive.

- *Etat de santé et comportements du moment (par exemple tabagisme).* Ces derniers peuvent avoir une incidence sur le poids et induire en erreur quant à la santé future, voire au bien-être actuel. Par exemple, le fait de fumer est associé à une diminution de l'IMC, de sorte que l'incidence du cancer du poumon provoqué par le tabac semble diminuer lorsque le poids augmente.

- *La durée et la conception des études épidémiologiques.* Elles vont influer sur la force du lien entre poids et morbidité. Il faut une surveillance à long terme pour identifier toute la gamme des conséquences de l'obésité pour la santé, tandis que des études de plus courte durée sur une population importante peuvent être utiles pour identifier la principale conséquence de l'obésité. On a également besoin d'études à plus long terme lorsque l'issue, par exemple un cancer, est le résultat d'un processus en plusieurs stades, sur lequel l'obésité peut avoir un effet à certains stades, mais pas forcément à tous. La plupart des études épidémiologiques mesurent la prévalence plutôt que l'incidence, avec pour résultat un effet de confusion fréquent dû à un biais de survie et à une modification postmorbide du risque.

- *La classe d'âge étudiée.* Elle joue un rôle sur les rapports entre obésité et santé. Par exemple, si l'on analyse l'incidence de la cardiopathie coronarienne chez l'homme, l'obésité est un facteur prédictif beaucoup plus important dans le jeune âge que par la suite. En revanche, si la mortalité totale est l'événement cible, l'inverse se vérifie. La raison pourrait bien en être que l'obésité précoce joue un rôle beaucoup plus important sur les facteurs de risque intermédiaires qu'à un âge plus avancé.

- *Le recours à des critères de poids initial.* La plupart des études épidémiologiques adoptent (par nécessité) une approche statique pour classer les gens en fonction du poids, à savoir que les sujets sont en général rangés dans une catégorie de poids au début de l'étude. L'association avec une maladie ou des événements futurs est par conséquent basée sur cette classification initiale, même si la personne prend ou perd du poids par la suite. Cela peut donner l'impression qu'il existe une zone exempte de tout risque jusqu'à un IMC de 27 ou 28, ce qui est trompeur ; indépendamment de l'IMC, la prise de poids est un facteur de risque important, tout comme l'est la répartition de la graisse accumulée.

4.4 Risque relatif des problèmes de santé associés à l'obésité

Les problèmes de santé non mortels mais débilitants associés à l'obésité sont les suivants : difficultés respiratoires, problèmes ostéo-articulaires chroniques, problèmes cutanés et infécondité.

Les problèmes de santé chroniques associés à l'obésité qui engagent davantage le pronostic vital sont de quatre ordres : *a)* pathologies cardio-vasculaires, notamment hypertension, accident vasculaire cérébral et cardiopathie coronarienne ; *b)* affections associées à la résistance à l'insuline, par exemple DNID ; *c)* certains types de cancers, en particulier les cancers liés à des troubles hormonaux et les cancers du côlon ; et *d)* la cholécystopathie.

Il est important de savoir que les différences ethniques peuvent avoir une influence sur la prévalence d'une maladie donnée. Aux Etats-Unis d'Amérique, certaines minorités ont une prévalence plus importante de certaines maladies liées à l'obésité (en particulier du DNID, mais en ce qui concerne les Afro-Américains également des maladies cardio-vasculaires, de l'accident vasculaire cérébral et de l'arthrose du genou) que la population blanche (6). Néanmoins, si la prévalence absolue peut varier, le risque relatif d'une maladie donnée (que ce risque soit légèrement, modérément ou grandement accru chez un obèse par rapport à une personne mince) est à peu près le même partout dans le monde (Tableau 4.1).

Tableau 4.1
Risque relatif des problèmes de santé associés à l'obésité[a]

Grandement accru (Risque relatif bien supérieur à 3)	Modérément accru (Risque relatif compris entre 2 et 3)	Légèrement accru (Risque relatif compris entre 1 et 2)
DNID	Cardiopathie coronarienne	Cancer (cancer du sein chez la femme ménopausée, cancer de l'endomètre, cancer du côlon)
Cholécystopathie	Hypertension	Anomalies des hormones de la reproduction
Dyslipidémie	Arthrose du genou	Polykystose ovarienne
Résistance à l'insuline	Hyperuricémie et goutte	Altération de la fécondité
Essoufflement		Douleurs lombaires dues à l'obésité
Apnée du sommeil		Risque accru de complications au cours de l'anesthésie
		Anomalies fœtales associées à l'obésité de la mère

[a] Toutes les valeurs du risque relatif sont des approximations.

4.5 Risque accru lié à l'accumulation intra-abdominale de la masse grasse

Si on le compare au tissu adipeux sous-cutané, le tissu adipeux intra-abdominal présente :

— davantage de cellules par unité de masse;
— une vascularisation plus importante ;
 davantage de récepteurs des glucocorticoïdes (cortisol) ;
— probablement davantage de récepteurs des androgènes (testostérone) ;
— une lipolyse induise par les catécholamines plus importante.

Ces différences font que le tissu adipeux intra-abdominal est plus sensible à la stimulation hormonale et aux variations du stockage et du métabolisme des lipides. En outre, les adipocytes intra-abdominaux sont situés en amont du foie dans le système porte. Cela signifie qu'il y a une augmentation marquée de l'apport d'acides gras non estérifiés au niveau du foie par la circulation porte chez les sujets qui présentent une obésité abdominale.

On a de bonnes raisons de penser que l'obésité abdominale joue un rôle important dans l'apparition de la résistance à l'insuline (voir section 4.8.1) et dans le syndrome métabolique (hyperinsulinémie, dyslipidémie, intolérance au glucose, hypertension) qui associe l'obésité à la cardiopathie coronarienne (voir section 4.8.2). Certaines populations non blanches semblent être tout particulièrement sensibles à ce type de syndrome, dans lequel les changements de mode de vie semblent jouer un rôle étiologique particulièrement important (7).

Les femmes non ménopausées ont quantitativement plus de lipoprotéine lipase (LPL) et une activité LPL plus importante dans les régions sous-cutanées fessières et fémorales, qui contiennent des adipocytes plus gros que chez l'homme, mais ces différences disparaissent après la ménopause (8). En revanche, les hommes montrent des variations minimes de l'activité LPL ou de la dimension des adipocytes selon la région. Ces différences expliquent peut-être la tendance qu'ont les femmes non ménopausées à accumuler les tissus graisseux plutôt dans la partie inférieure du corps. Le fait que le tissu adipeux intra-abdominal soit plus important chez l'homme que chez la femme non ménopausée semble expliquer en partie la plus grande prévalence de la dyslipidémie et de la cardiopathie coronarienne chez celui-ci.

4.6 Mortalité liée à l'obésité

Les rapports entre obésité et mortalité ont suscité de nombreuses controverses. Si un certain nombre d'études ont fait état d'une association — courbe en U ou en J —, avec des taux de mortalité plus importants aux extrémités supérieures et inférieures de l'éventail des poids, quelques-unes ont montré une progression graduelle de la mortalité avec le poids, tandis que d'autres n'ont rapporté aucune association.

De nombreuses études mettant en rapport l'obésité et la mortalité comportaient des erreurs de conception qui ont conduit à une sous-estimation systématique de l'impact de l'obésité sur la mortalité prématurée. Parmi elles on peut citer celles dans lesquelles on n'a pas tenu compte des effets du tabagisme (d'où un taux de mortalité artificiellement élevé chez les sujets minces), ni tenu compte d'affections comme l'hypertension et l'hyperglycémie, qui ont été considérées comme des facteurs de confusion mais qui sont dans une large mesure des effets de l'obésité (d'où le fait que certaines analyses factorielles faussent la véritable association qui existe entre obésité et mortalité), ou des effets d'une perte de poids associée à la maladie (d'où une surestimation de l'impact de l'obésité sur la mortalité) et enfin celles dans lesquelles il n'y a pas eu de standardisation sur l'âge (9, 10).

Aux Etats-Unis d'Amérique, la Nurses' Health Study (5) a mis en évidence le fait que, lorsque l'on élimine les biais de l'analyse, on retrouve une relation continue presque linéaire entre l'IMC et la

Figure 4.2
Rapport entre l'IMC et le risque relatif de mortalité prématurée[1]

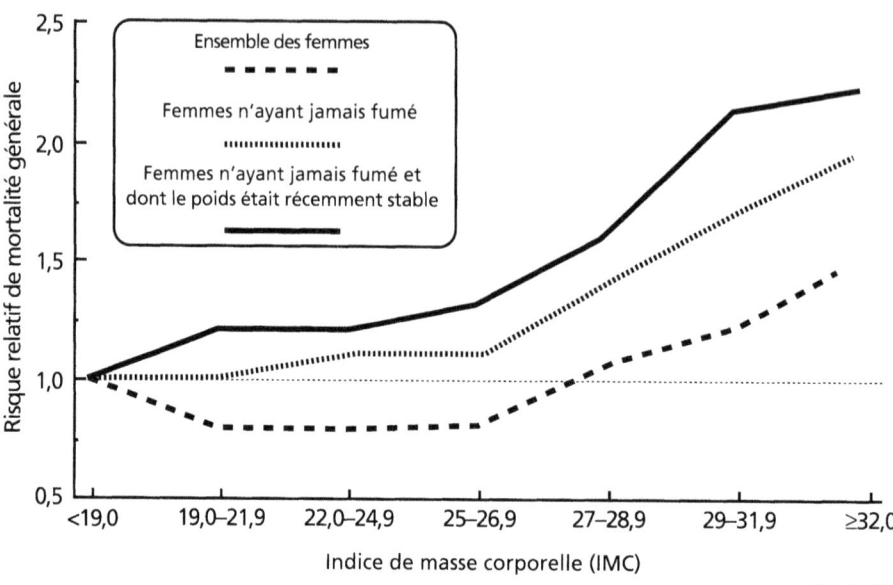

Le rapport entre l'IMC et la mortalité toutes causes confondues a été examiné à l'aide des données de la Nurses' Health Study, qui a porté sur 115 195 femmes d'âge mûr ; 4726 décès se sont produits au total au cours des 16 ans de suivi. Les risques relatifs excédentaires de mortalité apparemment associés à la maigreur, suggérés lorsque l'analyse a porté sur l'ensemble des femmes, se sont avérés des artefacts puisqu'ils ont été éliminés lorsqu'on a tenu compte du tabagisme (laissant 1499 décès) et des maladies infracliniques (laissant 531 décès). En excluant les anciennes fumeuses et les fumeuses, les femmes ayant un IMC inférieur à 22 se sont avérées avoir le taux de mortalité le plus faible des femmes restantes. Lorsque l'on a également tenu compte des dommages pour la santé liés aux maladies, les femmes les plus minces (IMC <19) ont présenté la mortalité la plus faible. Cette analyse concerne des femmes d'âge mûr d'une catégorie professionnelle et n'est donc peut-être pas représentative de l'ensemble des groupes de la population.

[1] D'après les données de Manson et al. (5), avec l'aimable autorisation des auteurs et d'après Gill PG, Key issues in the prevention of obesity, *British Medical Bulletin*, 1997, **53**:359-388, avec l'aimable autorisation de l'éditeur, Churchill Livingstone.

mortalité, sans aucun seuil inférieur précis (Figure 4.2). Ce n'est pas surprenant, étant donné le rapport essentiellement linéaire que l'on observe entre le poids et des maladies telles que la cardiopathie coronarienne, l'hypertension et le DNID, lorsque l'IMC passe de 20 à 30 (*11–13*). D'autres sont parvenus aux mêmes résultats et conclusions (*10–14*), mais une étude de suivi de la NHANES a continué à montrer des courbes en U après neutralisation des effets des variables pertinentes. Quoi qu'il en soit, quelle que soit la forme de la courbe, il semble que le risque de mortalité le plus faible soit associé à un IMC compris entre 18 et 25. C'est la conclusion à laquelle est parvenu l'American Institute of Nutrition (*15*), après avoir analysé de nombreuses études sur l'obésité et le risque de mortalité.

Si l'accroissement du taux de mortalité en rapport avec l'augmentation du poids relatif est plus brutal chez l'homme comme chez la femme au-dessous de 50 ans, l'effet du surpoids sur la mortalité persiste bien au-delà de 80 ans. Le risque accru observé chez les gens plus jeunes est lié à l'ancienneté du surpoids, de sorte qu'il faudrait s'efforcer plus particulièrement de combattre le surpoids chez les jeunes adultes (*14, 16, 17*).

Enfin, si l'obésité est associée à un risque accru de mortalité prématurée, il peut sembler paradoxal de voir augmenter les taux d'obésité dans bon nombre de pays au moment où le taux de mortalité générale est en réalité en train de baisser dans ces mêmes pays. Cependant, cette diminution du taux de mortalité générale est surtout la conséquence de la diminution des maladies cardio-vasculaires. Celle-ci est à son tour le résultat d'une baisse sensible du tabagisme et d'une amélioration de la qualité de l'alimentation (apports plus importants en fruits et légumes et apports réduits en sel, en graisses saturées et en cholestérol). Toutefois, l'incidence du DNID progresse, et il semble que ce soit là une conséquence de l'augmentation de la prévalence de l'obésité. On ne peut expliquer totalement la progression de l'obésité par la diminution du tabagisme, qui ne semble être associée qu'à une faible augmentation du poids moyen de la population. Avec le temps, on s'attend à ce que l'IMC moyen augmente partout dans le monde, entraînant une augmentation des cas de DNID, de cholécystopathie, d'hypertension et d'arthrose. Si les chiffres du taux de mortalité générale ne reflètent pas encore ces effets, ces derniers conduiront sans aucun doute à une fréquence accrue de la morbidité débilitante et prolongée due aux maladies non transmissibles, qui nécessitent des soins de santé coûteux.

4.7 Maladies chroniques associées à l'obésité
4.7.1 *Maladies cardio-vasculaires et hypertension*
Maladies cardio-vasculaires
Les maladies cardio-vasculaires englobent les cardiopathies coronariennes, les accidents vasculaires cérébraux et les pathologies vasculaires périphériques. Les cardiopathies coronariennes et les accidents vasculaires cérébraux représentent une proportion importante des décès chez l'homme et chez la femme dans la plupart des pays industrialisés et leur incidence augmente dans les pays en développement.

L'obésité prédispose à un certain nombre de facteurs de risque cardio-vasculaire, notamment à l'hypertension, à l'élévation du taux de cholestérol et à une altération de la tolérance au glucose.

Toutefois, les données prospectives à plus long terme laissent aujourd'hui à penser que l'obésité joue également un rôle important en tant que facteur de risque indépendant en ce qui concerne la morbidité et la mortalité liées aux cardiopathies coronariennes (18). La Framingham Heart Study fait du poids le troisième facteur prédictif le plus important de la cardiopathie coronarienne chez l'homme, après l'âge et la dyslipidémie (19). De la même façon, chez la femme, une étude prospective à grande échelle effectuée aux Etats-Unis d'Amérique a montré une corrélation positive entre l'IMC et le risque de présenter une cardiopathie coronarienne. La prise de poids augmente sensiblement ce risque (20). Ces résultats correspondent aux données d'autres pays. Une étude de suivi sur 15 ans portant sur 16 000 hommes et femmes de l'est de la Finlande est parvenue à la conclusion que l'obésité est un facteur de risque indépendant pour la mortalité par cardiopathie coronarienne chez l'homme et qu'elle renforce le risque de cardiopathie coronarienne chez la femme (21).

A partir de l'étude de Framingham et d'autres, on peut donc conclure que la vitesse d'apparition d'une maladie cardio-vasculaire est fonction de l'importance du surpoids (22). Le risque de cardiopathie coronarienne associé à l'obésité est plus important dans les groupes d'âge plus jeunes et chez les personnes présentant une obésité abdominale, que chez celles dont la graisse s'accumule sur les hanches et les cuisses (23) (voir section 4.5). En outre, on a montré que la mortalité par cardiopathie coronarienne était augmentée chez les sujets présentant un surpoids, même à des poids situés à seulement 10% au-dessus de la moyenne (24).

Il est intéressant de noter que les Indiens d'Asie ont les taux de cardiopathies coronariennes les plus élevés de tous les groupes ethniques étudiés, bien que près de la moitié d'entre eux soient végétariens leur vie durant. La cardiopathie coronarienne apparaît précocement et évolue généralement progressivement vers une forme grave. Si la prévalence des facteurs de risques classiques est relativement faible, on observe dans cette population une prévalence importante de l'hypertriglycéridémie et des faibles taux d'HDL-cholestérol, de l'hyperlipoprotéinémie (a), de l'hyperinsulinémie et de l'obésité abdominale (25). Il semble qu'il s'agisse de facteurs de risques liés au poids qui, dans cette population, pourraient être le reflet d'une répartition centrale de la masse grasse.

Hypertension et accident vasculaire cérébral
L'association entre hypertension et obésité est bien documentée. Les tensions systolique et diastolique augmentent toutes deux avec l'IMC, et les obèses présentent un risque accru d'hypertension par rapport

aux sujets minces (*4, 26*). Aux Etats-Unis d'Amérique, des enquêtes menées à l'échelle de la communauté (NHANES II) montrent que la prévalence de l'hypertension chez les adultes présentant une surcharge pondérale est 2,9 fois supérieure à celle observée chez les adultes ayant un poids normal (*27*). Chez les 20–44 ans, ce risque est 5,6 fois supérieur à ce qu'il est chez les 45–74 ans (*28*), qui est lui-même le double de celui d'adultes ayant un poids normal (*29*). Le risque de présenter une hypertension augmente avec la durée de l'obésité, surtout chez la femme, et la perte de poids entraîne une baisse de la tension artérielle (voir section 5.3.1).

Une différence de 1,00 kPa (7,5 mmHg) dans la tension diastolique entre 9,33 et 14,7 kPa (70–110 mmHg) s'accompagne d'une différence de 29% dans le risque de cardiopathie coronarienne et de 46% dans le risque d'accident vasculaire cérébral, indépendamment du sexe, de la classe d'âge ou du groupe ethnique (*30*).

Si beaucoup de grandes études ont examiné les rapports entre obésité et cardiopathie coronarienne, cela n'a pas été le cas pour les accidents vasculaires cérébraux. Une étude effectuée à Honolulu, dans laquelle on a examiné 1163 hommes non fumeurs âgés de 55 à 68 ans, a mis en évidence le fait qu'un IMC augmenté était associé à un risque accru d'accident thrombo-embolique (*31*). Toutefois, les résultats préliminaires obtenus pour les femmes dans l'étude sur les sujets obèses suédois (SOS) n'ont pas été concluants (*32*). D'autres études ont montré qu'un rapport tour de taille/tour de hanches élevé était le facteur de risque associé à l'accident vasculaire cérébral et non l'IMC, et que cette association était plus forte que pour n'importe quelle autre variable anthropométrique testée (*33, 34*). Il a été avancé que des antécédents prolongés d'obésité (la vie durant) étaient plus importants pour évaluer le risque d'accident vasculaire cérébral que le poids à l'âge mûr (*13*).

On ne sait pas très bien à quoi est due l'association entre augmentation du poids et élévation de la tension artérielle. Le fait que l'obésité soit associée à des concentrations d'insuline circulante plus importantes (conséquence de la résistance à l'insuline) et de ce fait à une rétention plus forte de sodium au niveau rénal, qui entraînerait une augmentation de la tension artérielle, pourrait être une explication (*35*). Comme l'on sait que l'exercice physique améliore la sensibilité à l'insuline, cela expliquerait peut-être pourquoi l'exercice abaisse également la tension artérielle. Parmi les autres facteurs étiologiques possibles, on peut penser à l'augmentation de la rénine plasmatique ou à l'activité renforcée des catécholamines (*36*).

Tableau 4.2
Cancers dont l'incidence rapportée est plus élevée chez les obèses

Hormonodépendants	Gastro-intestinaux/hépatiques/rénaux
De l'endomètre	Colorectal
De l'ovaire	De la vésicule biliaire
Du sein	Du pancréas
Du col utérin	Du foie
De la prostate	Du rein

4.7.2 *Cancer*

Un certain nombre d'études ont retrouvé une association positive entre le surpoids et l'incidence de certains cancers, en particulier les cancers hormonodépendants et gastro-intestinaux (Tableau 4.2).

Des risques plus importants de cancers de l'endomètre, des ovaires, du col utérin et de cancer du sein chez la femme ménopausée ont été documentés chez les femmes obèses, tandis qu'il semblerait qu'il y ait un risque accru de cancer de la prostate chez les hommes obèses. L'incidence accrue de ces cancers chez les obèses est plus importante chez ceux qui présentent une répartition abdominale de la graisse et l'on pense qu'elle est une conséquence directe de changements hormonaux (*37*). L'incidence des cancers gastro-intestinaux, par exemple du cancer colorectal et du cancer de la vésicule biliaire, a également été positivement associée au poids ou à l'obésité dans certaines études, mais pas dans toutes, et l'hypernéphrome a régulièrement été associé au surpoids et à l'obésité, surtout chez la femme (*38, 39*).

En plus de l'obésité générale, la répartition intra-abdominale de la graisse et la prise de poids chez l'adulte ont été indépendamment associées à une augmentation du risque de cancer du sein. Par exemple, on a rapporté qu'une accumulation intra-abdominale de la graisse augmente le risque de cancer du sein après la ménopause, indépendamment du poids relatif et en particulier lorsqu'il y a des antécédents familiaux de ce type de cancer. En outre, la prise de poids à l'âge adulte a régulièrement été associée à un risque accru de cancer du sein, même dans des études de cohorte qui ne montraient aucune association entre le poids relatif initial et le risque ultérieur de cancer du sein (*40, 41*).

Dans une grande étude prospective, pour laquelle on a suivi pendant 12 ans 750 000 hommes et femmes, on s'est aperçu que quel que soit le cancer les rapports de mortalité[1] étaient respectivement de 1,33 et 1,55 pour les hommes et les femmes obèses (*42*). Toutefois, il convient de noter que dans certaines études sur le cancer gastro-intestinal et le cancer du sein, il a été difficile de déterminer si c'est l'effet de certains produits alimentaires qui favorisent la prise de poids, par exemple une teneur en graisse élevée, ou si c'est l'obésité en soi qui est importante. Des recherches approfondies dans ce domaine sont nécessaires.

On a montré qu'une activité physique intense permettait d'abaisser le risque de cancer du côlon chez l'homme dans la plupart des études, et chez la femme dans la moitié d'entre elles. Toutefois, l'effet de l'activité physique sur le cancer du rectum n'a pas été significatif dans la plupart des cas. Le cancer du sein et les cancers de l'appareil reproducteur sont moins fréquents chez les femmes ayant fait beaucoup de sport pendant leurs études supérieures (*43*) que chez les femmes moins actives. Les données de l'enquête NHANES I indiquent qu'une activité sportive de haut niveau permet d'abaisser le risque de cancer, mais qu'il n'y a qu'un faible rapport entre les sports de loisir et le cancer, à l'exception du cancer de la prostate (*44*).

4.7.3 *Diabète sucré*

Les études transversales (*45–57*) et prospectives (*53, 58–66*) ont montré à maintes reprises qu'il y avait une association positive entre l'obésité et le risque de présenter un DNID. La constance de cette association d'une population à l'autre, malgré des différences dans les mesures de l'adiposité et dans les critères de diagnostic du DNID, montre la force de ce rapport. Dans une étude on a surveillé pendant 14 ans des femmes âgées de 30 à 55 ans : le risque additionnel de présenter un DNID chez les obèses était plus de 40 fois supérieur à celui des femmes restées minces (IMC <22) (*61*). Le risque de DNID augmente continuellement avec l'IMC et diminue lorsqu'il y a perte de poids. L'analyse des données de deux grandes études prospectives récentes illustre l'impact du surpoids et de l'obésité sur le DNID ; près de 64% des cas chez l'homme et 74% des cas chez la femme auraient théoriquement pu être évités si aucun sujet d'étude n'avait eu un IMC >25 (*61, 66*).

L'analyse détaillée des rapports existants entre l'obésité et le DNID a permis de mettre en évidence certaines caractéristiques des personnes obèses qui augmentent encore le risque de présenter cette maladie,

---

[1] Rapport entre les décès prématurés (<65 ans) dans une population ayant un IMC ≥30 et les décès prématurés dans une population ayant un IMC <25.

même après neutralisation des effets de l'âge, du tabagisme et des antécédents familiaux de DNID. Il s'agit de l'obésité au cours de l'enfance et de l'adolescence, de la prise de poids progressive à partir de 18 ans et de l'accumulation intra-abdominale de la graisse. Cette dernière a en particulier été incriminée en tant que facteur de risque indépendant pour le DNID dans toute une série de populations et groupes ethniques du monde entier et, dans certaines études, a constitué un facteur prédictif de DNID encore plus important que l'adiposité générale (52, 56, 60).

L'absence d'exercice physique et un régime alimentaire malsain, tous deux associés au mode de vie des pays industrialisés, sont également d'importants facteurs de risque modifiables du surpoids et de l'obésité. La prévalence du DNID est 2 à 4 fois plus élevée chez les personnes les moins actives que chez celles qui sont les plus actives physiquement (67, 68), un effet qui est indépendant de la masse corporelle, et un régime alimentaire sain peut inverser l'altération de la tolérance au glucose communément observée avec les régimes riches en graisse et pauvres en glucides et en fibres (69).

L'accumulation intra-abdominale de graisse et l'obésité en tant que telle sont également associées à une augmentation du risque de pathologies prédiabétiques telles que la mauvaise tolérance au glucose et la résistance à l'insuline. On évoquera dans la section 5 les bienfaits de la perte de poids pour lutter contre le DNID.

4.7.4 *Cholécystopathie*

Dans la population générale, les calculs biliaires sont plus fréquents chez les femmes et les personnes âgées. Toutefois, l'obésité est un facteur de risque de calculs biliaires dans toutes les classes d'âge et, chez l'homme comme chez la femme, ces calculs sont trois à quatre fois plus fréquents chez les obèses que chez les sujets normaux ; ce risque est encore majoré lorsqu'il y a une répartition abdominale de la graisse. Le risque relatif de calculs biliaires augmente avec l'IMC et les données de la Nurses' Health Study laissent à penser que même un surpoids modéré peut accroître ce risque (70).

On pense que ce sont la sursaturation de la bile par le cholestérol et la dyskinésie biliaire, toutes deux présentes chez l'obèse, qui sont les facteurs sous-jacents de la formation de calculs biliaires. En outre, comme ces calculs renforcent la propension à présenter une inflammation de la vésicule, la cholécystite aiguë et chronique est également plus fréquente chez l'obèse. Les autres complications possibles des calculs biliaires sont la colique hépatique et la pancréatite aiguë.

Tableau 4.3
Anomalies hormonales fréquemment associées à l'accumulation intra-abdominale de graisse

---

Résistance à l'insuline et sécrétion accrue d'insuline
Augmentation des concentrations de testostérone et d'androstènédione libres associée à une diminution de la concentration en protéines porteuses des stéroïdes sexuels (SHBG) chez la femme
Diminution des concentrations de progestérone chez la femme
Diminution des concentrations de testostérone chez l'homme
Production accrue de cortisol
Diminution des concentrations d'hormone de croissance

Paradoxalement, les calculs biliaires constituent également un problème clinique fréquent chez les personnes qui perdent du poids (voir section 5).

4.8 Troubles endocriniens et métaboliques associés à l'obésité

4.8.1 *Troubles endocriniens*

Les recherches récentes ont montré que les adipocytes (cellules renfermant la graisse) sont davantage que de simples dépôts de graisse. Elles ont également une fonction endocrinienne, produisent de nombreuses hormones agissant localement ou à distance, et sont les cellules cibles d'un grand nombre d'hormones. On a observé des altérations hormonales chez les obèses, surtout chez ceux qui présentent une accumulation intra-abdominale de la graisse (*71, 72*). Les anomalies hormonales fréquemment associées à l'accumulation intra-abdominale de graisse figurent dans le Tableau 4.3.

Résistance à l'insuline
La sensibilité à l'insuline est très variable dans n'importe quel groupe de personnes, mais la résistance à l'insuline est très souvent associée à l'obésité. Elle est particulièrement prononcée lorsqu'il y a accumulation intra-abdominale de graisse, et comme la masse grasse abdominale augmente lorsque l'adiposité augmente, on la retrouve dans tous les cas d'obésité très grave (IMC ≥40).

Certains chercheurs ont avancé l'idée que la résistance à l'insuline puisse être une adaptation à l'obésité qui tend à limiter les dépôts supplémentaires de graisse (*73*). Dans la résistance à l'insuline, plutôt que le stockage de la graisse et l'oxydation du glucose, ce serait l'oxydation de la graisse qui tendrait à être favorisée. Ainsi, si un sujet qui prend du poids continue à manger les mêmes quantités d'aliments, viendra un moment où l'oxydation nette de graisses deviendra, grâce à la résistance à l'insuline, égale à l'apport alimentaire en graisse, et le sujet parviendra alors à un équilibre lipidique.

Le corollaire, suggéré par les données des études prospectives (74), est que les individus les plus résistants à l'insuline dans un groupe de sujets ayant un poids normal seront protégés contre une prise de poids future. Toutefois, il ne s'agit là que d'une théorie, qui n'est en aucun cas universellement acceptée (75). En outre, la résistance à l'insuline est nettement inadaptée en termes de risque de maladies cardio-vasculaires et autres maladies chroniques.

Normalement, l'insuline inhibe la mobilisation des graisses présentes dans le tissu adipeux et active la lipoprotéine lipase. Ce sont les deux processus métaboliques qui deviennent résistants à l'insuline en cas d'obésité. Cependant, contrairement à la régulation directe de la sécrétion d'insuline par la concentration de glucose plasmatique, la régulation de la sécrétion d'insuline par les métabolites lipidiques est relativement faible. Cela signifie que l'hypersécrétion d'insuline (due à la résistance à l'insuline) compense beaucoup plus les défaillances du métabolisme du glucose que celles du métabolisme des lipides. La perturbation de la réponse post-prandiale due à l'insuline conduit à la dyslipidémie (section 4.8.2). Des différences dans la résistance à l'insuline de certains organes ou tissus peuvent expliquer une accumulation locale de graisse. Par exemple, on pense qu'il faut que la graisse intra-abdominale soit relativement sensible à l'insuline pour qu'il y ait accumulation centrale de cette graisse.

L'exercice physique améliore la sensibilité à l'insuline en réduisant le poids et en augmentant le potentiel cardio-respiratoire. Toutefois, il améliore également la sensibilité à l'insuline indépendamment de ces facteurs (76).

Hormones agissant sur la fonction de reproduction
En endocrinologie de la reproduction, on observe des associations marquées entre l'excédent de masse grasse, en particulier abdominale, et le dysfonctionnement ovulatoire, l'hyperandrogénie et les carcinomes hormonosensibles (77). Il semble que des modifications des hormones sexuelles circulantes sous-tendent ces anomalies. En effet, les concentrations d'androstènedione et de testostérone sont communément élevées, alors que celle de protéines porteuses des stéroïdes sexuels (SHBG) est abaissée, tandis que dans le plasma le rapport estrone/estradiol est également augmenté en cas d'obésité. Une diminution des SHBG est associée à une clairance accrue de la testostérone et de l'estradiol libres, ce qui entraîne un déséquilibre des hormones sexuelles.

Une obésité modérée est fréquemment associée à un syndrome de Stein-Leventhal (polykystose ovarienne), qui est le trouble endocrinien de la reproduction le plus fréquemment rencontré (78). Chez les femmes obèses atteintes de ce syndrome, l'obésité favorise les anomalies hormonales et les troubles de la menstruation ou les aggrave, alors que la perte de poids les corrige en général (79).

Fonction corticosurrénale
Les sujets obèses ont une concentration plasmatique de cortisol circulant normale, avec un rythme circadien normal, et un cortisol libre urinaire normal. Toutefois, la vitesse de production du cortisol est augmentée en cas d'obésité afin de compenser l'accélération de sa dégradation (80, 81). Le cortisol inhibe l'effet antilipolytique de l'insuline dans les adipocytes humains, un effet qui peut être normalement particulièrement prononcé au niveau de la graisse abdominale parce qu'elle contient une forte densité de récepteurs des glucocorticoïdes. Ce mécanisme pourrait jouer un rôle dans les manifestations de la résistance à l'insuline (82).

Des études ont montré que les sujets présentant une accumulation intra-abdominale de graisse ont une sécrétion accrue de cortisol, probablement parce qu'ils présentent une activité accrue de l'axe hypothalamo-hypophysaire. On a montré que le stress, l'alcool et le tabac stimulaient tous l'activité de cet axe (83).

4.8.2 Troubles métaboliques
Dyslipidémie
Les sujets obèses sont fréquemment caractérisés par un état de dyslipidémie, dans lequel les triglycérides plasmatiques sont augmentés, les concentrations de HDL cholestérol abaissées, et celles des lipoprotéines de basse densité apo-B (LDL-apo-B) augmentées. On observe très souvent ce profil métabolique chez les sujets qui présentent une forte accumulation de graisse intra-abdominale, profil qui a régulièrement été associé à un risque accru de cardiopathie coronarienne (84).

L'excédent de graisse intra-abdominale a également été associé à une augmentation de la proportion des petites particules denses de lipoprotéines de basse densité (LDL). Cette forte proportion de petites particules denses de LDL est peut-être le résultat de troubles métaboliques liés aux fortes concentrations de triglycérides et aux faibles concentrations de HDL qui l'accompagnent. En effet, l'hypertriglycéridémie peut être le résultat combiné d'une augmentation de la production des lipoprotéines riches en triglycérides et d'une diminution de leur dégradation (84, 85). Ce processus entraîne une baisse des concentrations en HDL cholestérol et privilégie l'enrichissement des LDL en triglycérides. Ces LDL riches en triglycérides sont ensuite dégradées par la lipase hépatique pour donner de petites particules denses de LDL. La simple mesure du cholestérol total ou du LDL cholestérol ne permet pas de mettre en évidence une bonne partie de ces particules, parce que ces concentrations se situent fréquemment dans la normale chez les sujets obèses. L'élévation du rapport LDL-apo-B/LDL cholestérol est un meilleur indicateur de la concentration en petites particules denses de LDL.

L'altération de la tolérance aux lipides (c'est-à-dire une lipémie prolongée et/ou exagérée à la suite de l'ingestion de graisse) constitue également aujourd'hui une composante de la résistance à l'insuline et du phénotype à lipoprotéines athérogènes (86).

Le syndrome métabolique et l'obésité
L'association fréquente de l'obésité avec d'autres facteurs de risque de maladie cardio-vasculaire est bien établie. On a donné à ce groupe de facteurs plusieurs noms, notamment syndrome X et syndrome de résistance à l'insuline, mais on préfère parler aujourd'hui de syndrome métabolique. Il n'y a pas de définition internationale de ce syndrome, mais, sur le plan pratique, il se définit par la présence d'au moins deux des symptômes suivants :

— diminution de la tolérance au glucose ;
— augmentation de la tension artérielle ;
— hypertriglycéridémie et HDL cholestérol bas ;
— résistance à l'insuline ;
— obésité androïde.

La résistance à l'insuline et/ou l'hyperinsulinémie pourraient être la ou les causes sous-jacentes reliant ces affections (87). Chaque élément de ce syndrome augmente le risque de maladie cardio-vasculaire, mais, associés, ils interagissent en synergie pour accroître encore ce risque.

Les études épidémiologiques confirment que le syndrome métabolique survient communément dans un très grand nombre de groupes ethniques : populations de race blanche, Afro-américains, Hispano-américains, Indiens et Chinois, Aborigènes d'Australie, Polynésiens et Micronésiens. Toutefois, il semble que les caractéristiques des facteurs de risque observés varient d'une population à l'autre et au sein même d'une population (88).

4.9 Problèmes de santé débilitants associés à l'obésité

Avant que ne se développe une maladie chronique qui engage le pronostic vital, les sujets obèses ou présentant un surpoids viennent en général consulter les médecins de soins primaires pour toute une série d'affections qui diminuent leur qualité de vie, sont souvent d'origine mécanique et provoquées par l'excédent de poids. Bien que souvent considérées comme moins graves, ces affections sont néanmoins débilitantes et parfois douloureuses ; elles peuvent également être coûteuses sur le plan des ressources de santé consommées pour leur traitement et des congés maladie qu'elles entraînent. L'apnée du sommeil peut avoir des conséquences mortelles associées à des arythmies cardiaques. Malheureusement, on dispose de peu de données sur les coûts économiques de ces affections imputables à l'obésité.

4.9.1 *Arthrose et goutte*

L'obésité est associée au développement de l'arthrose et de la goutte et, chez les femmes obèses d'âge mûr ou ménopausées, à des douleurs à la face interne du genou (juxta-articulaires). Les contraintes mécaniques liées à l'excédent de poids que doit porter l'obèse, les changements métaboliques associés à une adiposité accrue et certains éléments diététiques (par exemple forte teneur en graisse des aliments) en rapport avec le développement de l'obésité, sont peut-être les facteurs sous-jacents du rapport existant entre obésité et arthrose. Les données indiquent que les dommages mécaniques en sont habituellement la cause. Le risque accru de goutte associé à l'obésité est peut-être lié à l'hyperuricémie qui l'accompagne, même si la répartition abdominale de la graisse peut également jouer un rôle, en particulier chez la femme (*89–91*).

4.9.2 *Maladies pulmonaires*

L'obésité altère la fonction et l'architecture de l'appareil respiratoire, entraînant des insuffisances physiologiques et physiopathologiques. Le travail de la respiration est accru en cas d'obésité, principalement du fait de l'extrême raideur de la cage thoracique résultant de l'accumulation du tissu adipeux à l'intérieur et autour de l'abdomen, des côtes et du diaphragme (*92*). L'hypoxémie est fréquente, en partie parce que le faible volume expiré fait que la ventilation s'opère à des volumes inférieurs au volume de fermeture (*93, 94*), phénomène qui est exacerbé lorsque la personne est allongée, du fait que la capacité résiduelle fonctionnelle est réduite (*95*).

On rencontre des apnées du sommeil chez plus de 10% des hommes et des femmes ayant un IMC supérieur ou égal à 30 et 65 à 75% des sujets présentant des apnées du sommeil d'origine obstructive sont obèses. Dans une étude, on a retrouvé une apnée du sommeil chez 77% des sujets ayant un IMC supérieur à 40. Cependant, l'apnée du sommeil d'origine obstructive est non seulement liée à l'IMC, mais aussi à l'obésité androïde et au périmètre du cou, probablement du fait du rétrécissement des voies aériennes supérieures en position couchée. Les troubles du sommeil sont associés à une somnolence diurne, à une hypercapnie, à des céphalées matinales, à une hypertension pulmonaire et peuvent se solder par une insuffisance ventriculaire droite (*96–97*).

4.10 Problèmes psychologiques associés à l'obésité

Dans l'étude SOS, on s'est aperçu que la proportion de sujets recevant des pensions pour raisons médicales représentait chez les obèses plus du double de ce qu'elle était chez les témoins. Les problèmes psychologiques rencontrés chez les obèses (les femmes étant plus touchées que les hommes) sont plus graves chez ceux qui sont également atteints de maladies chroniques ou de lésions, par exemple polyarthrite rhumatoïde, cancer ou lésion de la moelle épinière (*98*). On peut donc penser que le véritable coût social et économique des conséquences non mortelles de l'obésité est sérieusement sous-estimé.

Les autres données relatives aux aspects psychosociaux de l'obésité concernent principalement les Etats-Unis d'Amérique et traduisent des différences culturelles qui ne sont peut-être pas applicables à d'autres pays, surtout du fait qu'il semble y avoir des différences ethniques dans l'attitude envers l'obésité. Par exemple, aux Etats-Unis d'Amérique, les femmes noires sont 2 à 3 fois plus souvent obèses que les femmes blanches, or on a montré qu'elles étaient soumises à une moindre pression sociale pour perdre du poids, commençaient à faire des régimes plus tard et étaient sensiblement moins enclines à faire des régimes à chaque étape du développement (*99*). Néanmoins, comme la prévalence de l'obésité augmente dans les pays en développement et comme les populations sont de plus en plus sous l'emprise des valeurs culturelles dominantes des pays industrialisés, il est probable que les problèmes psychosociaux deviendront une caractéristique de plus en plus commune du profil de santé général des obèses.

Il est important de noter que les mécanismes qui conduisent à des troubles psychologiques sont différents de ceux qui sous-tendent la maladie physique. Les problèmes psychosociaux associés à l'obésité ne sont pas les conséquences inévitables de celle-ci, mais sont plutôt liés à des valeurs d'ordre culturel qui font que les gens considèrent la graisse comme «malsaine» et «laide». Stunkard & Sobal (*100*) ont noté que «... l'obésité ne crée pas de fardeau psychologique.

L'obésité est un état physique. Ce sont les gens qui créent le fardeau psychologique.»

4.10.1 *A priori, discrimination et préjugés sociaux*

L'obésité est très mal vue dans de nombreux pays industrialisés, à la fois parce qu'elle est perçue comme étant peu souhaitable sur le plan de l'aspect physique et à cause des failles de caractère qu'elle est censée indiquer. Même des enfants de 6 ans décrivent la silhouette d'un enfant obèse avec des adjectifs tels que «paresseux», «sale», «stupide», «laid», «menteur» et «tricheur» plus souvent que pour d'autres caractéristiques physiques (*101*).

Les obèses doivent faire face à une forme de discrimination. L'analyse de grandes enquêtes a montré que, par rapport à leurs équivalents non obèses, les obèses ont tendance à avoir une scolarité moins longue et moins de chances d'être acceptés dans des écoles prestigieuses ou d'avoir accès à des professions prisées. En outre, au Royaume-Uni et aux Etats-Unis d'Amérique, les jeunes femmes présentant un surpoids ont des revenus nettement inférieurs à ceux des femmes en bonne santé ayant un poids normal ou que des femmes présentant d'autres problèmes de santé chroniques (*102*).

Les attitudes et les stéréotypes négatifs des professionnels de la santé (y compris des médecins, des étudiants en médecine, des nutritionnistes et des infirmières) vis-à-vis de l'obésité revêtent une importance particulière. Le fait d'avoir conscience de ces attitudes négatives peut rendre les obèses peu enclins à rechercher une aide médicale (*103*). Les médecins s'intéresseront peut-être moins à la prise en charge de malades obèses, s'ils pensent que ces derniers n'ont aucune volonté et qu'il est peu probable qu'ils tirent parti des conseils qu'on leur donne. Les généralistes britanniques se sont montrés moins enclins à prescrire des hypolipémiants aux sujets présentant un surpoids (ou aux fumeurs), et ils ont explicitement indiqué que c'était là leur politique (*104*). Si jusqu'ici peu de choses ont été faites pour améliorer les attitudes et les stéréotypes des professionnels de la santé, Wiese et al. (*105*) se sont aperçus qu'une intervention d'ordre pédagogique avait permis d'obtenir une attitude plus positive des étudiants en médecine de première année vis-à-vis des obèses.

4.10.2 *Effets psychologiques*

Dans ce domaine, la recherche a donné des résultats peu concluants. On a montré que les scores obtenus par des obèses et des non obèses dans des tests psychologiques classiques montraient peu de différences, si ce n'est aucune, et l'évaluation de l'estime de soi chez des enfants et des adolescents obèses n'a pas donné des résultats uniformes (106). Toutefois, dire que l'obésité n'a aucune conséquence psychologique est contraire à l'expérience vécue par des sujets présentant un surpoids et à ce que l'on voit dans la littérature, où l'on rapporte constamment de forts à priori culturels ainsi que des attitudes négatives vis-à-vis d'eux. Friedman et Brownell (107) proposent d'expliquer ce «paradoxe» par la façon dont ces études de première génération ont été menées et estiment que de nouvelles études devraient être effectuées pour examiner les facteurs de risque présents au sein de la population obèse.

4.10.3 *Mauvaise image du corps*

De nombreux sujets obèses ont une mauvaise image d'eux-mêmes, c'est-à-dire qu'ils se trouvent laids et pensent que les autres souhaitent les exclure des rapports sociaux. C'est surtout le cas des femmes jeunes appartenant aux classes socio-économiques moyennes et supérieures, dans lesquelles l'obésité est moins fréquente, ainsi que de celles qui sont obèses depuis l'enfance.

4.10.4 *Troubles de l'alimentation*

L'hyperphagie boulimique est un trouble psychique reconnu (108) qui survient avec une fréquence accrue chez les obèses, dont près de 30% recherchent une aide médicale pour la traiter. Ce trouble est plus particulièrement associé à l'obésité sévère, à la fréquence élevée des prises et pertes de poids cycliques et à une morbidité psychiatrique associée prononcée. Il se caractérise principalement par des épisodes de boulimie non contrôlés, survenant habituellement au début de la soirée ou la nuit.

Les obèses boulimiques ont davantage de troubles de l'humeur et des problèmes psychologiques plus graves que les obèses qui ne le sont pas et ils ont davantage tendance à abandonner les programmes d'amaigrissement basés sur des modifications du comportement. Même si les boulimiques reprennent peut-être du poids plus vite que les autres, la perte de poids à court et à long terme semble être analogue dans les deux groupes (109).

Le syndrome de fringale nocturne se caractérise par la consommation d'au moins 25% — bien que actuellement, on penche plutôt pour 50% — de l'apport énergétique total après le repas du soir. Ce syndrome semble être plus fréquent chez les sujets dont l'obésité est pathologique et est en rapport avec des troubles du sommeil tels que l'apnée du sommeil. On pense qu'il est dû à des altérations du rythme circadien, ayant un effet sur l'apport alimentaire et sur l'humeur.

Tableau 4.4
Conséquences pour la santé de l'obésité durant l'enfance

Prévalence forte	Prévalence intermédiaire	Prévalence faible
Croissance plus rapide	Stéatose hépatique	Complications orthopédiques
Problèmes psychosociaux	Anomalie du métabolisme du glucose	Apnée du sommeil
Persistance à l'âge adulte (pour l'obésité d'apparition tardive et l'obésité grave)	Persistance à l'âge adulte (Fonction de l'âge d'apparition et de la gravité)	Polycystose ovarienne Syndrome d'hypertension intracrânienne bénigne
		Calculs biliaires Hypertension
Dyslipidémie		

Le trouble nocturne associé au sommeil est un mode de prise alimentaire nocturne nouvellement défini, caractérisé par la consommation d'aliments à chaque réveil. Il s'agit peut-être d'une variante de la frénésie alimentaire, mais on ignore quel est son rapport avec le syndrome de fringale nocturne.

Rien ne permet de penser avec certitude que ces troubles de l'alimentation soient la cause principale de la prise de poids. Il a même été avancé que l'incidence accrue des troubles de l'alimentation pouvait être associée à la pression psychologique exercée sur les obèses pour qu'ils maigrissent (*110, 111*). Le fait que ces troubles n'existent pas dans des sociétés où l'obésité est considérée comme normale va tout à fait dans le sens d'une origine culturelle. Toutefois, une fois qu'ils sont installés chez les patients, ce sont des pathologies médicales graves qui sont difficiles à guérir.

4.11 Conséquences du surpoids et de l'obésité pour la santé de l'enfant et de l'adolescent

4.11.1 *Prévalence*

Chez l'enfant et l'adolescent, les symptômes liés à l'obésité sont les suivants : problèmes psychosociaux, facteurs de risque de maladies cardio-vasculaires augmentés, anomalies du métabolisme du glucose, troubles hépatiques et gastro-intestinaux, apnée du sommeil et complications orthopédiques (Tableau 4.4).

La conséquence à long terme la plus importante de l'obésité au cours de l'enfance est sa persistance à l'âge adulte, avec tous les risques qui lui sont associés. L'obésité a davantage de chances de perdurer lorsqu'elle apparaît tardivement au cours de l'enfance ou durant l'adolescence et lorsqu'elle est grave (*112, 113*). On a également montré que le surpoids au cours de l'adolescence est associé de manière significative à la mortalité et à la morbidité à long terme (*114*).

4.11.2 *Effets psychosociaux*

La conséquence la plus courante de l'obésité chez l'enfant dans les pays industrialisés est une mauvaise adaptation psychosociale. Les préadolescents associent le profil (ou la silhouette) de quelqu'un qui présente un surpoids à une mauvaise adaptation sociale, de mauvais résultats scolaires et une forme et une santé moins bonnes (*115*), ainsi qu'à des failles de caractère (voir p. 63). Toutefois, rien ne permet de penser que l'obésité ait un effet marqué sur l'estime de soi des jeunes enfants (*106, 116*).

Cependant, chez les adolescents, les études transversales montrent constamment un rapport inverse entre le poids d'une part et l'estime de soi et l'image du corps en général de l'autre (*106*). Une prise de conscience très nette de l'image du corps et de l'aspect physique se développe au cours de l'adolescence, de sorte qu'il n'est peut-être pas surprenant que les messages sociaux négatifs et omniprésents associés à l'obésité dans de nombreuses communautés, aient un impact majeur à cet âge. Le surpoids à l'adolescence peut également être associé à des problèmes sociaux et économiques ultérieurs. Une grande étude prospective effectuée aux Etats-Unis d'Amérique a montré que les femmes ayant présenté un surpoids à l'adolescence et lorsqu'elles étaient jeunes adultes avaient plus souvent un revenu familial inférieur et étaient plus souvent pauvres et moins souvent mariées que les femmes présentant diverses autres formes d'incapacités physiques chroniques à l'adolescence (*102*).

4.11.3 *Facteurs de risque cardio-vasculaire*

La dyslipidémie, l'hypertension et la résistance à l'insuline sont fréquemment retrouvées chez l'enfant obèse (*117, 118*) et la première semble être liée à l'accumulation abdominale de la graisse (*119*). Caprio et ses collaborateurs (*120*) laissent entendre que chez l'enfant la résistance à l'insuline est peut-être également associée à l'obésité abdominale.

Si le DNID est très rare, il représente un tiers de tous les nouveaux cas de diabète observés dans certaines institutions aux Etats-Unis d'Amérique (*121*).

Des concentrations sériques de lipides et de lipoprotéines, une tension artérielle et une insuline plasmatique élevées au cours de l'enfance perdurent chez le jeune adulte, l'obésité durant l'enfance étant un facteur prédictif important des chiffres à l'âge adulte (*122, 123*).

4.11.4 *Complications hépatiques et gastriques*

On a rapporté des complications hépatiques chez l'enfant obèse, en particulier une stéatose hépatique caractérisée par une élévation des transaminases sériques (*124*). Des enzymes hépatiques anormales peuvent être associées à une lithiase biliaire, mais c'est une affection rare chez l'enfant et chez l'adolescent.

Le reflux gastro-œsophagien et les troubles de la vidange gastrique, qui touchent un petit nombre d'enfants obèses, sont peut-être une conséquence de l'élévation de la pression intra-abdominale due à l'augmentation de la masse grasse abdominale.

4.11.5 *Complications orthopédiques*

Il est bien établi que les enfants obèses peuvent souffrir de complications orthopédiques. Les plus graves d'entre elles sont l'épiphysiolyse (*125*) et la maladie de Blount (une déformation osseuse résultant d'une croissance excessive du tibia) (*126, 127*) tandis que dans les anomalies moins graves on peut citer le genu valgum et une prédisposition accrue aux entorses de la cheville.

4.11.6 *Autres complications de l'obésité chez l'enfant*

L'apnée du sommeil obstructive et le syndrome d'hypertension intracrânienne bénigne sont d'autres complications graves rapportées chez les enfants obèses. La première peut provoquer une hypoventilation, voire une mort subite dans les cas graves (*128, 129*). Le syndrome d'hypertension intracrânienne bénigne est une affection rare liée à l'élévation de la pression intracrânienne ; elle exige des soins médicaux immédiats.

Bibliographie

1. **Berrios X et al.** Distribution and prevalence of major risk factors of noncommunicable diseases in selected countries: the WHO Inter-Health Programme [Distribution et prévalence des principaux facteurs de risque de maladies non transmissibles dans divers pays: le Programme INTERSANTE de l'OMS]. *Bulletin de l'Organisation mondiale de la Santé*, 1997, **75**(2):99–108 (résumé en français).

2. **Bray G.** Coherent, preventive and management strategies for obesity. In: Chadwick DJ, Cardew GC. *The origins and consequences of obesity*. Chichester (Royaume-Uni), Wiley, 1996:228–254 (Ciba Foundation Symposium 201).

3. **Stamler J, Wentworth DN, Neaton JD.** Is relationship between serum cholesterol and risk of premature death from coronary heart disease continuous and graded? Findings in 356,222 primary screenees of the Multiple Risk Factor Intervention Trial (MRFIT). *Journal of the American Medical Association*, 1986, **256**:2823–2828.

4. **Stamler J, Neaton JD, Wentworth DN.** Blood pressure (systolic and diastolic) and risk of fatal coronary heart disease. *Hypertension*, 1989, **13**(5 Suppl.):I2–I12.

5. **Manson JE, Willett WC, Stampfer MJ.** Body weight and mortality among women. *New England Journal of Medicine*, 1995, **333**:677–685.

6. **Kumanyika SK.** Special issues regarding obesity in minority populations. *Annals of Internal Medicine*, 1993, **119**:650–654.

7. **Fujimoto WY et al.** Susceptibility to development of central adiposity among populations. *Obesity Research*, 1995, 3(Suppl. 2):179S–186S.

8. **Rebuffe-Strive M, Björntorp P.** Regional adipose tissue metabolism in man. In: Vague J, Björntorp P, Guy-Grand B. *Metabolic complications of human obesities*. Amsterdam (Pays-Bas), Excerpta Medica, 1985:149–159.

9. **Manson JE et al.** Body weight and longevity: a reassessment. *Journal of the American Medical Association*, 1987, **257**:353–358.

10. **Seidell JC et al.** Overweight, underweight, and mortality. A prospective study of 48,287 men and women. *Archives of Internal Medicine*, 1996, **156**:958–963.

11. **Chan JM et al.** Obesity, fat distribution, and weight gain as risk factors for clinical diabetes in men. *Diabetes Care*, 1994, **17**:961–969.

12. **Rissanen A et al.** Risk of disability and mortality due to overweight in a Finnish population. *British Medical Journal*, 1990, **301**:835–837.

13. **Shaper AG.** Obesity and cardiovascular disease. In: Chadwick DJ, Cardew GC. *The origins and consequences of obesity*. Chichester (Royaume-Uni), Wiley, 1996:90–107 (Ciba Foundation Symposium 201).

14. **Lindsted K, Tonstad S, Kuzma JW.** Body mass index and patterns of mortality among Seventh-day Adventist men. *International Journal of Obesity*, 1991, **15**:397–406.

15. **Blackburn GL et al.** Report of the American Institute of Nutrition (AIN) Steering Committee on healthy weight. *Journal of Nutrition*, 1994, **124**:2240–2243.

16. **Gordon T, Doyle JT.** Weight and mortality in men: the Albany Study. *International Journal of Epidemiology*, 1988, **17**:77–81.

17. **Sidney S, Friedman GD, Siegelaub AB.** Thinness and mortality. *American Journal of Public Health*, 1987, **77**:317–322.

18. **Willett WC et al.** New weight guidelines for Americans: justified or injudicious. *American Journal of Clinical Nutrition*, 1991, **53**:1102–1103.

19. **Hubert HB et al.** Obesity as an independent risk factor for cardiovascular disease: a 26-year follow-up of participants in the Framingham Heart Study. *Circulation*, 1983, **67**:968–977.

20. **Manson JE et al.** A prospective study of obesity and risk of coronary heart disease in women. *New England Journal of Medicine*, 1990, **322**:882–889.

21. **Jousilahti P et al.** Body weight, cardiovascular risk factors and coronary mortality. 15 year follow-up of middle-aged men and women in eastern Finland. *Circulation*, 1996, **93**:1372–1379.

22. **Kannel WB, D'Agostino RB, Cobb JL.** Effect of weight on cardiovascular disease. *American Journal of Clinical Nutrition*, 1996, **63**(Suppl. 4):419S–422S.

23. **Han TS et al.** Waist circumference action levels in the identification of cardiovascular risk factors: prevalence study in a random sample. *British Medical Journal*, 1995, **311**:1401–1405.

24. **Willett WC et al.** Weight, weight change, and coronary heart disease in women. Risk within the "normal" weight range. *Journal of the American Medical Association*, 1995, **273**:461–465.

25. **Enas EA, Mehta J.** Malignant coronary artery disease in young Asian Indians: thoughts on pathogenesis, prevention, and therapy. *Clinical Cardiology*, 1995, **18**:131–135.

26. **Stamler R et al.** Weight and blood pressure: Findings in hypertension screening of 1 million Americans. *Journal of the American Medical Association*, 1978, **240**:1607–1610.

27. **Van Itallie TB.** Health implications of overweight and obesity in the United States. *Annals of Internal Medicine*, 1985, **103**:983–988.

28. **Pi-Sunyer FX.** Health implications of obesity. *American Journal of Clinical Nutrition*, 1991, **53**(6 Suppl.):1595S–1603S.

29. **Burton BT et al.** Health implications of obesity: an NIH Consensus Development Conference. *International Journal of Obesity*, 1985, **9**:155–170.

30. **MacMahon S et al.** Blood pressure, stroke and coronary heart disease. Part 1, prolonged differences in blood pressure: prospective observational studies corrected for the regression dilution bias. *Lancet*, 1990, **335**:765–774.

31. **Abbott RD et al.** Body mass index and thromboembolic stroke in nonsmoking men in older middle age. The Honolulu Heart Program. *Stroke*, 1994, **25**:2370–2376.

32. **Sjöström L.** Swedish Obese Subjects, SOS. An intervention study of obesity. In: Ailhaud G et al. *Obesity in Europe 91*. Londres (Royaume-Uni), John Libbey, 1992:299–306.

33. **Larsson B et al.** Abdominal adipose tissue distribution, obesity, and risk of cardiovascular disease and death: 13 year follow up of participants in the study of men born in 1913. *British Medical Journal Clinical Research Edition*, 1984, **288**:1401–1404.

34. **Lapidus L et al.** Distribution of adipose tissue and risk of cardiovascular disease and death: a 12 year follow up of participants in the population study of women in Gothenburg, Sweden. *British Medical Journal*, 1984, **289**:1257–1261.

35. Brenner BM, Garcia DL, Anderson S. Glomeruli and blood pressure. Less of one, more the other? *American Journal of Hypertension*, 1988, **1**:335–347.

36. Pi-Sunyer FX. Medical hazards of obesity. *Annals of Internal Medicine*, 1993, **119**:655–660.

37. Schapira DV et al. Visceral obesity and breast cancer risk. *Cancer*, 1994, **74**:632–639.

38. Le Marchand L, Wilkens LR, Mi MP. Obesity in youth and middle age and risk of colorectal cancer in men. *Cancer Causes and Control*, 1992, **3**:349–354.

39. Wolk A, Lindblad P, Adami HO. Nutrition and renal cell cancer. *Cancer Causes and Control*, 1996, **7**:5–18.

40. Swanson CA et al. Body size and breast cancer risk among women under age 45 years. *American Journal of Epidemiology*, 1996, **143**:698–706.

41. Wing RR et al. Weight gain at the time of menopause. *Archives of Internal Medicine*, 1991, **151**:97–102.

42. Lew EA, Garfinkel L. Variations in mortality by weight among 750,000 men and women. *Journal of Chronic Diseases*, 1979, **32**:563–576.

43. Frisch RE et al. Lower lifetime occurrence of breast cancer and cancers of the reproductive system among former college athletes. *American Journal of Clinical Nutrition*, 1987, **45**:328–335.

44. Albanes D, Blair A, Taylor PR. Physical activity and risk of cancer in the NHANES I population. *American Journal of Public Health*, 1989, **79**:744–750.

45. Hartz AJ et al. Relationship of obesity to diabetes: influence of obesity level and body fat distribution. *Preventive Medicine*, 1983, **12**:351–357.

46. Haffner SM et al. Do upper-body and centralized adiposity measure different aspects of regional body-fat distribution? Relationship to non-insulin-dependent diabetes mellitus, lipids, and lipoproteins. *Diabetes*, 1987, **36**:43–51.

47. van Noord PA et al. The relationship between fat distribution and some chronic diseases in 11,825 women participating in the DOM-project. *International Journal of Epidemiology*, 1990, **19**:546–570.

48. Dowse GK et al. Abdominal obesity and physical inactivity as risk factors for NIDDM and impaired glucose tolerance in Indian, Creole, and Chinese Mauritians. *Diabetes Care*, 1991, **14**:271–282.

49. Shelgikar KM, Hockaday TD, Yajnik CS. Central rather than generalized obesity is related to hyperglycaemia in Asian Indian subjects. *Diabetic Medicine*, 1991, **8**:712–717.

50. Skarfors ET, Selinus KI, Lithell HO. Risk factors for developing non-insulin dependent diabetes: a 10 year follow-up of men in Uppsala. *British Medical Journal*, 1991, **303**:755–760.

51. McKeigue PM et al. Relationship of glucose intolerance and hyperinsulinaemia to body fat pattern in south Asians and Europeans. *Diabetologia*, 1992, **35**:785–791.

52. Schmidt M et al. Associations of waist-hip ratio with diabetes mellitus. Strength and possible modifiers. *Diabetes Care*, 1992, **15**:912–914.

53. Tai TY et al. Association of body build with non-insulin-dependent diabetes mellitus and hypertension among Chinese adults: a 4-year follow-up study. *International Journal of Epidemiology*, 1992, **21**:511–517.

54. Marshall JA et al. Ethnic differences in risk factors associated with the prevalence of non-insulin-dependent diabetes mellitus. The San Luis Valley Diabetes Study. *American Journal of Epidemiology*, 1993, **137**:706–718.

55. Shaten BJ et al. Risk factors for the development of type II diabetes among men enrolled in the usual care group of the Multiple Risk Factor Intervention Trial. *Diabetes Care*, 1993, **16**:1331–1339.

56. Chou P, Liao MJ, Tsai ST. Associated risk factors of diabetes in Kin-Hu, Kinmen. *Diabetes Research and Clinical Practice*, 1994, **26**:229–235.

57. Collins VR et al. Increasing prevalence of NIDDM in the Pacific island population of Western Samoa over a 13-year period. *Diabetes Care*, 1994, **17**:288–296.

58. Ohlson LO et al. The influence of body fat distribution on the incidence of diabetes mellitus. 13.5 years of follow-up of the participants in the study of men born in 1913. *Diabetes*, 1985, **34**:1055–1058.

59. Modan M et al. Effect of past and concurrent body mass index on prevalence of glucose intolerance and type 2 (non-insulin-dependent) diabetes and on insulin response. *Diabetologia*, 1986, **29**:82–89.

60. Lundgren H et al. Adiposity and adipose tissue distribution in relation to incidence of diabetes in women: Results from a prospective population study in Gothenburg, Sweden. *International Journal of Obesity*, 1989, **13**:413–423.

61. Colditz GA et al. Weight as a risk factor for clinical diabetes in women. *American Journal of Epidemiology*, 1990, **132**:501–513.

62. Haffner SM et al. Incidence of type II diabetes in Mexican Americans predicted by fasting insulin and glucose levels, obesity, and body-fat distribution. *Diabetes*, 1990, **39**:283–288.

63. Charles MA et al. Risk factors for NIDDM in white population. Paris prospective study. *Diabetes*, 1991, **40**:796–799.

64. Knowler WC et al. Obesity in the Pima Indians: its magnitude and relationship with diabetes. *American Journal of Clinical Nutrition*, 1991, **53**(6 Suppl.):1543S–1551S.

65. Cassano PA et al. Obesity and body fat distribution in relation to the incidence of non-insulin-dependent diabetes mellitus. A prospective cohort study of men in the normative aging study. *American Journal of Epidemiology*, 1992, **136**:1474–1486.

66. Chan JM et al. Obesity, fat distribution, and weight gain as risk factors for clinical diabetes in men. *Diabetes Care*, 1994, **17**:961–969.

67. Schranz AG. Abnormal glucose tolerance in the Maltese. A population-based longitudinal study of the natural history of NIDDM and IGT in Malta. *Diabetes Research and Clinical Practice*, 1989, **7**:7–16.

68. **Helmrich SP et al.** Physical activity and reduced occurrence of non-insulin-dependent diabetes mellitus. *New England Journal of Medicine*, 1991, **325**:147–152.

69. **O'Dea K.** Marked improvement in carbohydrate and lipid metabolism in diabetic Australian aborigines after temporary reversion to traditional lifestyle. *Diabetes*, 1984, **33**:596–603.

70. **Maclure KM et al.** Weight, diet, and the risk of symptomatic gallstones in middle-aged women. *New England Journal of Medicine*, 1989, **321**:563–569.

71. **Kissebah AH, Peiris AN.** Biology of regional body fat distribution. Relationship to non-insulin-dependent diabetes mellitus. *Diabetes/Metabolism Reviews*, 1989, **5**:83–109.

72. **Seidell J et al.** Visceral fat accumulation in men is positively associated with insulin, glucose and C-peptide levels, but negatively with testosterone levels. *Metabolism: Clinical and Experimental*, 1990, **39**:897–901.

73. **Eckel RH.** Insulin resistance: an adaptation for weight maintenance. *Lancet*, 1992, **340**:1452–1453.

74. **Swinburn BA et al.** Insulin resistance associated with lower rates of weight gain in Pima Indians. *Journal of Clinical Investigation*, 1991, **88**:168–173.

75. **Wing RR.** Insulin sensitivity as a predictor of weight regain. *Obesity Research*, 1997, **5**:24–29.

76. **Mikines KJ.** The influence of physical activity and inactivity on insulin action and secretion in man. *Acta Physiologica Scandinavica Supplement*, 1992, **609**:1–43.

77. **Kirschner MA et al.** Obesity, androgens, oestrogens, and cancer risk. *Cancer Research*, 1982, **42**(8 Suppl.):3201S–3285S.

78. **Dunaif A.** Polycystic ovary syndrome and obesity. In: Björntorp P, Brodoff BN. *Obesity*. Philadelphie, Pennsylvanie (Etats-Unis d'Amérique), Lippincott, 1992:594–605.

79. **Kiddy DS et al.** Improvement in endocrine and ovarian function during dietary treatment of obese women with polycystic ovary syndrome. *Clinical Endocrinology*, 1992, **36**:105–111.

80. **Migeon CJ, Green OC, Eckert JP.** Study of adrenocortical function in obesity. *Metabolism: Clinical and Experimental*, 1963, **12**:718–730.

81. **Galvão-Teles A et al.** Free cortisol in obesity: effect of fasting. *Acta Endocrinologica*, 1976, **81**:321–329.

82. **Cigolini M, Smith U.** Human adipose tissue in culture. VIII. Studies on the insulin-antagonistic effect of glucocorticoids. *Metabolism: Clinical and Experimental*, 1979, **28**:502–510.

83. **Björntorp P.** Endocrine abnormalities of obesity. *Metabolism: Clinical and Experimental*, 1995, **44**:21–23.

84. **Despres JP et al.** Regional distribution of body fat, plasma lipoproteins, and cardiovascular disease. *Arteriosclerosis*, 1990, **10**:497–511.

85. **Despres JP.** Obesity and lipid metabolism: relevance of body fat distribution. *Current Opinion in Lipidology*, 1991, **2**:5–15.

86. **Griffin BA, Zampelas A.** Influence of dietary fatty acids on the atherogenic lipoprotein phenotype. *Nutrition Research Reviews*, 1995, **8**:1–26.

87. **Ferrannini E et al.** Hyperinsulinaemia: the key feature of a cardiovascular and metabolic syndrome. *Diabetologia*, 1991, **34**:416–422.

88. **Hodge AM, Zimmet PZ.** The epidemiology of obesity. *Baillieres Clinical Endocrinology and Metabolism*, 1994, **8**:577–599.

89. **Davis MA et al.** Body fat distribution and osteoarthritis. *American Journal of Epidemiology*, 1990, **132**:701–707.

90. **Roubenoff R et al.** Incidence and risk factors for gout in white men. *Journal of the American Medical Association*, 1991, **266**:3004–3007.

91. **Felson DT et al.** Weight loss reduces the risk for symptomatic knee osteoarthritis in women. The Framingham Study. *Annals of Internal Medicine*, 1992, **116**:535–539.

92. **Naimark A, Cherniack RM.** Compliance of the respiratory system and its components in health and obesity. *Journal of Applied Physiology*, 1960, **15**:377–382.

93. **Holley HS et al.** Regional distribution of pulmonary ventilation and perfusion in obesity. *Journal of Clinical Investigation*, 1967, **46**:475–481.

94. **Don HF et al.** The measurement of gas trapped in the lungs at functional residual capacity and the effects of posture. *Anesthesiology*, 1971, **35**:582–590.

95. **Tucker DH, Sieker HO.** The effects of change in body position on lung volumes and intrapulmonary gas mixing in patients with obesity, heart failure and emphysema. *Journal of Clinical Investigation*, 1960, **39**:787–791.

96. **Vgontzas AN et al.** Sleep apnea and sleep disruption in obese patients. *Archives of Internal Medicine*, 1994, **154**:1705–1711.

97. **Strollo PJ Jr, Rogers RM.** Obstructive sleep apnea. *New England Journal of Medicine*, 1996, **334**:99–104.

98. **Sullivan M et al.** Swedish obese subjects (SOS) — an intervention study of obesity. Baseline evaluation of health and psychosocial functioning in the first 1743 subjects examined. *International Journal of Obesity and Related Metabolic Disorders*, 1993, **17**:503–512.

99. **Striegel-Moore RH et al.** Weight-related attitudes and behaviors of women who diet to lose weight: a comparison of black dieters and white dieters. *Obesity Research*, 1996, **4**:109–116.

100. **Stunkard AJ, Sobal J.** Psychological consequences of obesity. In: Brownell KD, Fairburn CG. *Eating disorders and obesity: a comprehensive handbook*. Londres (Royaume-Uni), Guilford Press, 1995:417–430.

101. **Staffieri JR.** A study of social stereotype of body image in children. *Journal of Personality and Social Psychology*, 1967, **7**:101–104.

102. **Gortmaker SL et al.** Social and economic consequences of overweight in adolescence and young adulthood. *New England Journal of Medicine*, 1993, **329**:1008–1012.

103. **De Jong W, Kreck RE.** The social psychological effects of overweight. In: Herman CP et al. *Physical appearance, stigma and social behaviour. The Ontario Symposium, vol 3*. Hilsdale, Lawrence Erlbaum, 1986:66–87.

104. **Evans JS et al.** General practitioners' tacit and stated policies in the prescription of lipid-lowering agents. *British Journal of General Practice*, 1995, **45**:15–18.

105. **Wiese HJ et al.** Obesity stigma reduction in medical students. *International Journal of Obesity and Related Metabolic Disorders*, 1992, **16**:859–868.

106. **French SA, Story M, Perry CL.** Self-esteem and obesity in children and adolescents: a literature review. *Obesity Research*, 1995, **3**:479–490.

107. **Friedman M, Brownell KD.** Psychological correlates of obesity: moving to the next research generation. *Psychological Bulletin*, 1995, **117**:3–20.

108. *Diagnostic and statistical manual of mental disorders*, 4th ed. Washington, DC, American Psychiatric Association, 1994.

109. **Wing RR, Greeno CG.** Behavioural and psychosocial aspects of obesity and its treatment. *Baillieres Clinical Endocrinology and Metabolism*, 1994, **8**:689–703.

110. **Tiggemann M, Pickering AS.** Role of television in adolescent women's body dissatisfaction and drive for thinness. *International Journal of Eating Disorders*, 1996, **20**:199–203.

111. **Nelson CL, Gidycz CA.** A comparison of body image perception in bulimics, restrainers, and normal women: an extension of previous findings. *Addictive Behaviors*, 1993, **18**:503–509.

112. **Abraham S, Collins G, Nordsieck M.** Relationship of childhood weight status to morbidity in adults. *HSMHA Health Report*, 1971, **86**:273–284.

113. **Guo SS et al.** The predictive value of childhood body mass index values for overweight at age 35 years. *American Journal of Clinical Nutrition*, 1994, **59**:810–819.

114. **Must A et al.** Long-term morbidity and mortality of overweight adolescents. A follow-up of the Harvard Growth Study of 1922 to 1935. *New England Journal of Medicine*, 1992, **327**:1350–1355.

115. **Hill AJ, Silver EK.** Fat, friendless and unhealthy: 9-year old children's perception of body shape stereotypes. *International Journal of Obesity and Related Metabolic Disorders*, 1995, **19**:423–430.

116. **Klesges RC et al.** Relationship between psychosocial functioning and body fat in preschool children: a longitudinal investigation. *Journal of Consulting and Clinical Psychology*, 1992, **60**:793–796.

117. **Lauer RM et al.** Coronary heart disease risk factors in school children: The Muscatine study. *Journal of Pediatrics*, 1975, **86**:697–706.

118. **Steinberger J et al.** Relationship between insulin resistance and abnormal lipid profile in obese adolescents. *Journal of Pediatrics*, 1995, **126**:690–695.

119. Brambilla P et al. Peripheral and abdominal adiposity in childhood obesity. *International Journal of Obesity and Related Metabolic Disorders*, 1994, **18**:795–800.

120. Caprio S et al. Central adiposity and its metabolic correlates in obese adolescent girls. *American Journal of Physiology*, 1995, 269:E118–E126.

121. Pinhas-Hamiel O et al. Increased incidence of non-insulin-dependent diabetes mellitus among adolescents. *Journal of Pediatrics*, 1996, **128**:608–615.

122. Bao W et al. Persistence of multiple cardiovascular risk clustering related to syndrome X from childhood to young adulthood. The Bogalusa Heart Study. *Archives of Internal Medicine*, 1994, **154**:1842–1847.

123. Raitakari OT et al. Clustering and six year cluster-tracking of serum total cholesterol, HDL-cholesterol and diastolic blood pressure in children and young adults. The Cardiovascular Risk in Young Finns Study. *Journal of Clinical Epidemiology*, 1994, **47**:1085–1093.

124. Noguchi H et al. The relationship between serum transaminase activities and fatty liver in children with simple obesity. *Acta Paediatrica Japonica*, 1995, **37**:621–625.

125. Loder RT. The demographics of slipped capital femoral epiphysis. An international multicenter study. *Clinical Orthopaedics and Related Research*, 1996, **322**:8–27.

126. Dietz WH Jr, Gross WL, Kirkpatrick JA Jr. Blount disease (tibia vara): another skeletal disorder associated with childhood obesity. *Journal of Pediatrics*, 1982, **101**:735–737.

127. Henderson RC, Greene WB. Etiology of late-onset tibia vara: is varus alignment a prerequisite? *Journal of Pediatric Orthopedics*, 1994, **14**:143–146.

128. Silvestri JM et al. Polysomnography in obese children with a history of sleep-associated breathing disorders. *Pediatric Pulmonology*, 1993, **16**:124–129.

129. Riley DJ, Santiago TV, Edelman NH. Complications of obesity-hypoventilation syndrome in childhood. *American Journal of Diseases in Children*, 1976, **130**:671–674.

5. La perte de poids : effets positifs et risques pour la santé

5.1 Introduction

Si l'on a étudié très en détail les effets de l'obésité sur la physiologie, la santé et la qualité de vie des sujets obèses, l'impact de la perte de poids est bien moins documenté. Des études à court terme ont démontré qu'une perte de poids modeste améliorait nettement la plupart des conséquences néfastes de l'obésité, mais il existe très peu d'études bien conçues portant sur les bienfaits d'une perte de poids à long terme.

Les effets positifs et les risques pour la santé de la perte de poids et de son maintien à long terme sont examinés ici, en particulier en ce qui concerne la mortalité, l'état de santé général, et les pathologies associées à l'obésité, notamment les maladies chroniques, les troubles endocriniens et métaboliques et la mauvaise adaptation psycho-sociale. On examine également deux dangers distincts de la perte de poids, à savoir les calculs biliaires et la diminution de la densité osseuse, ainsi que les pertes et prises de poids cycliques. Enfin, on donne un bref compte rendu des effets de la perte de poids chez les enfants et les adolescents obèses.

Il convient de noter que :

- Il existe peu d'études bien conçues portant sur les effets de la perte de poids à long terme (>2 ans). Les difficultés associées à ce type d'étude sont celles liées au maintien de la perte de poids à long terme et à la nécessité de distinguer les pertes de poids intentionnelles de celles qui ne le sont pas.

- Une perte de poids intentionnelle entraîne des améliorations nettes au niveau du DNID, de la dyslipidémie, de l'hypertension, du risque cardio-vasculaire et de la fonction ovarienne. Elle diminue également les difficultés respiratoires, l'apnée du sommeil, les douleurs du dos et des articulations, ainsi que l'arthrose et améliore la qualité du sommeil.

- Les seuls dangers réels de la perte de poids sont une augmentation de l'incidence des calculs biliaires (lorsque la perte de poids est rapide) et peut-être une diminution de la densité osseuse.

5.2 Problèmes rencontrés pour évaluer les effets d'une perte de poids durable

Les problèmes et questions qui se posent lors de l'évaluation des avantages que présente une perte de poids durable sont les suivants :

- la difficulté pour les adultes de maintenir une perte de poids pendant longtemps ;
- faut-il tenir compte des prises et des pertes de poids cycliques, et comment les définit-on lorsque l'on évalue les résultats d'une étude ;
- comment distinguer les pertes de poids «non intentionnelles», qui peuvent être dues à une maladie sous-jacente, des pertes de poids «intentionnelles» ;
- comment distinguer les effets bénéfiques de la perte de poids en tant que telle de ceux des modifications opérées dans le régime alimentaire et l'activité physique qui ont été nécessaires pour l'obtenir.

Il est très important de distinguer la perte de poids intentionnelle de celle qui ne l'est pas dans les études sur les rapports entre perte de poids et morbidité ou mortalité. Si la perte de poids n'est pas intentionnelle et est le résultat d'une maladie sous-jacente ou d'une maladie grave, l'association entre perte de poids et morbidité ou mortalité sera artificiellement renforcée. Une erreur résultant d'une mauvaise classification peut également se produire si l'on ne mesure le poids que deux fois, surtout si la perte de poids est temporaire et due à une maladie aiguë sans gravité. C'est pourquoi il est recommandé d'effectuer au minimum trois pesées — et de préférence davantage — pendant la période d'étude.

5.3 Perte de poids et état de santé général

5.3.1 *Perte de poids modeste*

Les données d'un certain nombre d'études ont montré qu'une perte de poids modeste (c'est-à-dire pouvant atteindre 10%) permet de mieux contrôler la glycémie et de faire baisser à la fois la tension artérielle et le taux de cholestérol (*1*). Une perte de poids modeste améliore également la fonction respiratoire en diminuant l'essoufflement, la fréquence des apnées du sommeil, diminue la somnolence diurne et améliore la qualité du sommeil. Toutefois, le degré d'amélioration est souvent fonction de l'ancienneté de l'obésité. Une perte de poids modeste soulagera également les douleurs dues à l'arthrose, selon l'étendue des lésions structurelles, ainsi que les douleurs dorsales et articulaires.

5.3.2 *Perte de poids importante*

Après une gastroplastie en bandes verticales, les grands obèses qui perdent 20 à 30 kg, à raison de 4,5 kg par mois pendant les 6 premiers mois, présentent d'importantes améliorations sur le plan de la santé. Ils montrent une diminution marquée des lipides sanguins au cours des 2 premières années de suivi, et la pathologie de 43% des sujets hypertendus et de 69% des sujets atteints de DNID régresse. En outre, à l'échelle de la population, l'incidence de l'hypertension, de l'hyperlipidémie et du DNID est ramenée à environ un sixième de celle observée chez les sujets obèses qui n'ont pas maigri (*2, 3*).

5.4 Perte de poids et mortalité

Malheureusement, la plupart des études qui s'intéressent à la perte de poids et à la mortalité n'ont pas tenu compte de la perte de poids non intentionnelle ni du tabagisme. Dans une grande étude effectuée aux Etats-Unis d'Amérique chez les femmes blanches présentant un surpoids et dans laquelle ces variables ont été évaluées, la perte de poids intentionnelle a constamment réduit la mortalité chez les femmes présentant une morbidité associée à l'obésité, telle qu'un DNID ou une maladie cardio-vasculaire. Toutefois, chez les femmes ne présentant pas de morbidité associée, rien ne permet de penser qu'une perte de poids intentionnelle soit associée à une réduction de la mortalité. Ainsi, les bénéfices de la perte de poids intentionnelle s'observent surtout chez les sujets dont l'état de santé est le moins bon (*4*).

En Inde, dans un essai contrôlé randomisé portant sur une intervention diététique chez des sujets ayant eu un infarctus, on a montré que l'effet de l'intervention sur la mortalité cardiaque était maximal chez les sujets ayant également perdu près de 10% de leur poids (*5*). Il faudra donc sans aucun doute effectuer d'autres études bien contrôlées à plus long terme afin d'apprécier avec exactitude l'effet bénéfique de la perte de poids sur la mortalité.

5.5 Impact de la perte de poids sur les maladies chroniques et sur les troubles endocriniens et métaboliques

5.5.1 *Maladies cardio-vasculaires et hypertension*

Un certain nombre de facteurs de risque cardio-vasculaire en rapport avec la coagulation sanguine (hémostatiques, rhéologiques et fibrinolytiques) ont été associés au surpoids (*6–8*). En particulier, les facteurs de coagulation VII et X, qui sont directement associés à l'IMC, sont impliqués dans les phénomènes de thrombose (*9*) et dans le risque accru d'infarctus du myocarde (*10*). On a montré que chez des sujets en surpoids la perte de poids permettait de diminuer l'agrégation des hématies et d'améliorer le potentiel fibrinolytique.

Une perte de poids provoque une baisse de la tension artérielle. Des essais de courte durée menés durant quelques semaines montrent qu'une perte de 1% du poids entraîne, en moyenne, une baisse de

1 mm Hg (0,133 kPa) de la tension systolique et de 2 mm Hg (0,267 kPa) de la tension diastolique (*11–14*). Une baisse marquée de la tension artérielle peut se produire avec des régimes très hypocaloriques, mais des restrictions alimentaires modestes sont également bénéfiques. Le fait de prendre des anti-hypertenseurs, de réduire sa consommation d'alcool si elle est forte, et de diminuer l'apport alimentaire en sel (*15, 16*) et en graisses saturées (*17, 18*), permet de réduire encore la tension artérielle indépendamment de la perte de poids. On estime qu'un amaigrissement de 10 kg peut entraîner une baisse de 10 mm Hg (1,33 kPa) de la tension systolique et de 20 mm Hg (2,67 kPa) de la tension diastolique (*19*).

Des essais plus longs, comportant un suivi sur 10 ans de sujets présentant à l'origine une hypertension légère, montrent que le fait de changer d'alimentation et d'arrêter de fumer en augmentant dans le même temps les exercices physiques isotoniques (par ex., la course à pied), permet à la fois de perdre du poids et de faire baisser la tension artérielle. Ces baisses peuvent être maintenues pendant 10 ans, et le recours au traitement médicamenteux est nettement diminué (*12*).

5.5.2 *Diabète sucré et résistance à l'insuline*

Les études portant sur la perte de poids chez des sujets obèses présentant un DNID ont régulièrement montré qu'une diminution de poids de l'ordre de 10 à 20% entraîne une amélioration marquée du contrôle de la glycémie et de la sensibilité à l'insuline. Ces améliorations peuvent être maintenues pendant un à trois ans, même si la personne reprend du poids par la suite. Chez les 75% de sujets en surpoids pour qui un diagnostic de DNID a été récemment posé, une perte de poids de 15 à 20% au cours de la première année suivant le diagnostic semble inverser le risque de mortalité élevé du DNID (*20*). Cependant, tous les sujets atteints de DNID ne répondent pas à la perte de poids par des améliorations métaboliques : la fonte du tissu adipeux abdominal est peut-être plus importante pour améliorer le contrôle du diabète que la perte de poids en tant que telle.

L'hyperglycémie diminue fréquemment dès le début d'un régime basses calories, laissant à penser que la restriction alimentaire a un effet bénéfique indépendamment de la perte de poids. L'entraînement physique améliore également la tolérance au glucoce et la sensibilité à l'insuline, indépendamment de la perte de poids. L'American Diabetes Association (*21*) recommande d'effectuer des exercices d'aérobic modérément intenses pendant 20 à 45 minutes, 3 jours par semaine. Toutefois, si les études épidémiologiques ont souligné l'intérêt d'un exercice physique soutenu, principalement parce qu'il est facile à évaluer, la dépense énergétique totale est peut-être un facteur plus important pour limiter le DNID que des périodes d'activité physique intense (*22*).

5.5.3 *Dyslipidémie*

On peut également s'attendre à ce que les concentrations de lipides sanguins associées à l'obésité, à savoir des triacylglycérides et un cholestérol élevés associés à un HDL cholestérol bas, redeviennent normales à la suite d'une perte de poids modeste. On a estimé que pour chaque kilogramme perdu, le taux de LDL cholestérol diminuait de 1% (*23*).

Un amaigrissement de 10 kg peut entraîner une baisse de 10% du taux de cholestérol total, de 15% du LDL cholestérol, de 30% des triacylglycérides, et une augmentation de 8% du HDL cholestérol (*19*). En outre, on s'est aperçu que les concentrations en triglycérides et en HDL cholestérol sériques montrent une évolution très favorable à la suite d'une perte de poids chez les personnes ayant un rapport tour de taille/tour de hanches élevé (*24*).

5.5.4 *Fonction ovarienne*

Chez les femmes présentant un surpoids et une obésité accompagnés d'hirsutisme et de polykystose ovarienne, une perte de poids d'au moins 5% au cours d'un régime alimentaire permet d'améliorer la sensibilité à l'insuline et la fonction ovarienne (*25*). Chez certaines femmes obèses présentant une aménorrhée, la perte de poids permet de restaurer des règles normales (*26*).

5.6 Perte de poids et adaptation psychosociale

La plupart des études portant sur la qualité de vie des sujets obèses avant et après une perte de poids ont été effectuées chez des sujets ayant subi une intervention chirurgicale contre l'obésité et montrent toutes une amélioration spectaculaire de leur qualité de vie en général. L'étude suédoise SOS (*27*), par exemple, a montré des améliorations importantes au niveau des relations sociales, de l'anxiété, de la dépression et du bien-être psychique, toujours sensibles deux ans après l'intervention. Bien qu'il soit difficile de savoir s'il est possible d'observer des améliorations de ce type avec une perte de poids modeste enregistrée à la suite d'une intervention non chirurgicale, Klem et al. (*28*) ont récemment rapporté que des sujets précédemment obèses ayant perdu du poids grâce à un régime et/ou à la pratique d'exercices physiques ont vu leur qualité de vie s'améliorer nettement. S'il s'agit là de déclarations faites par des sujets qui ont réussi à maintenir une perte de poids d'au moins 13,6 kg pendant plus d'un an, elles viennent confirmer l'intérêt de la perte de poids.

On pense souvent que les régimes ont des effets psychologiques fâcheux, notamment qu'ils entraînent dépression, nervosité et irritabilité. Cependant, des études ont montré que la perte de poids est associée à un recul dans l'échelle d'évaluation de l'état dépressif, en particulier lorsqu'elle est obtenue grâce à une modification du comportement (*29, 30*).

Les études effectuées sur un groupe de sujets présentant une obésité sévère avant et après qu'ils aient perdu du poids à la suite d'une chirurgie gastrique, fournissent un exemple spectaculaire de la façon dont les sujets qui présentent un surpoids extrême perçoivent leur trouble (*31, 32*). Avant l'intervention, tous les patients se sentaient peu attrayants et la grande majorité d'entre eux pensaient que l'on se moquait d'eux en privé au travail. Ils estimaient également qu'ils avaient souffert de discrimination lorsqu'ils avaient postulé à des emplois et que la profession médicale leur avait manqué de respect. Après avoir perdu 50 kg, tous ces patients ont affirmé qu'ils préféreraient devenir sourds, dyslexiques ou diabétiques, ou encore être atteints d'une cardiopathie ou d'une acné grave, plutôt que de retrouver leur poids antérieur. Lorsqu'on leur a donné le choix tout théorique entre avoir un poids normal ou «deux millions de dollars», ils ont tous opté pour la première solution sans la moindre hésitation.

5.7 Dangers de la perte de poids

La perte de poids provoquée par des régimes draconiens peut entraîner des crises de goutte aiguës. Cependant, en ce qui concerne les pertes de poids intentionnelles et contrôlées résultant d'une intervention médicale, il n'y a que deux dangers réels qui soient apparus à la suite de toute une série d'études prospectives :

- *La cholécystopathie.* Les femmes qui perdent entre 4 et 10 kg ont un risque de cholécystopathie clinique augmenté de 44%, qu'une perte de poids supplémentaire accroît encore. Au cours de l'amaigrissement il y a mobilisation accrue du cholestérol présent dans les tissus adipeux, de sorte que le risque de sursaturation de la bile par le cholestérol est plus important que lorsque le poids est stable. Les femmes en préménopause sont particulièrement exposées du fait d'une sécrétion biliaire de cholestérol renforcée due aux estrogènes.

- *Diminution de la densité osseuse.* La densité osseuse est habituellement augmentée chez les sujets obèses et diminuée après une perte de poids. Chez la femme blanche, la perte de poids amorcée à l'âge de 50 ans s'est avérée augmenter le risque de fracture de la hanche (*33*). On ne sait pas toutefois s'il y a restitution de la masse osseuse lors d'une prise de poids faisant suite à un amaigrissement ; Compston et al. (*34*) ont vérifié que c'était bien le cas, contrairement à Avenell et al. (*35*). On sait très peu de chose de l'incidence des variations de poids cycliques sur la densité osseuse.

Il convient également de noter que dans les sociétés dans lesquelles le surpoids et l'obésité sont considérés comme un signe de richesse, une perte de poids peut être interprétée comme le signe d'un désastre financier.

5.8 Variation cyclique du poids

La variation cyclique du poids désigne les amaigrissements et prises de poids successifs qui peuvent se produire du fait de régimes récurrents. Toutefois, il n'y a pas de définition standard de la variation cyclique du poids de sorte que les comparaisons entre études sont difficiles (*36*).

On a pensé que les variations cycliques du poids étaient associées à des issues sanitaires négatives, rendaient les pertes de poids futures plus difficiles et entraînaient une diminution du rapport tissu maigre/tissu adipeux (*37*). Cependant, les données sont contradictoires ; la variabilité du poids a été associée à un risque accru de maladie cardio-vasculaire et de mortalité toutes causes confondues chez les hommes, en particulier chez les fumeurs, mais on n'a observé aucune association entre la variation du poids et le décès chez les hommes les plus lourds (*38*). Récemment, aux Etats-Unis d'Amérique, la National Task Force on the Prevention and Treatment of Obesity (*39*) a conclu que, pour le moment, tout porte à croire que l'augmentation du risque n'est pas suffisante pour l'emporter sur les avantages potentiels d'une perte de poids modérée chez les sujets obèses.

5.9 Effets de la perte de poids chez l'enfant et l'adolescent obèses

Une perte de poids de seulement 3% abaisse sensiblement la tension artérielle chez l'adolescent obèse, baisse qui est plus prononcée si l'on ajoute des exercices physiques au programme d'amaigrissement (*40*). Une perte de poids de près de 16% chez des enfants obèses a entraîné une diminution parallèle des triacylglycérides sériques et de l'insuline plasmatique au cours de la première année, tout en augmentant le HDL cholestérol. Ces modifications sont restées stables au cours de la deuxième année d'étude ; au bout de 5 ans, le poids était encore inférieur de 13% à sa valeur initiale, l'hyperinsulinémie périphérique était abaissée et le HDL cholestérol était resté élevé (*41*).

Les symptômes de stéatose hépatique présentés par les enfants obèses finissent par disparaître lorsqu'ils perdent du poids (*42*).

Bibliographie

1. **Goldstein DJ.** Beneficial health effects of modest weight loss. *International Journal of Obesity*, 1992, **16**:397–415.

2. **Pories WJK et al.** Surgical treatment of obesity and its effect on diabetes: 10 year follow-up. *American Journal of Clinical Nutrition*, 1992, **55**(2 Suppl.):582S–585S.

3. **Sjöström L**, communication personnelle, 1995. Cité dans Bray GA, Coherent preventative and management strategies for obesity. In: Chadwick DJ, Cardew GC. *The origins and consequences of obesity.* Chichester (Royaume-Uni), Wiley, 1996:228–254 (Ciba Foundation Symposium 201).

4. **Williamson DF et al.** Prospective study of intentional weight loss and mortality in never-smoking overweight US white women aged 40–64 years. *American Journal of Epidemiology*, 1995, **141**:1128–1141.

5. **Singh RB et al.** Effect on mortality and reinfarction of adding fruits and vegetables to a prudent diet in the Indian experiment of infarct survival (IEIS). *Journal of the American College of Nutrition*, 1993, **12**:255–261.

6. **Ernst E, Matrai A.** Normalisation of hemorrheologic abnormalities during weight reduction in obese patients. *Nutrition*, 1987, **3**:337–339.

7. **Meade TW et al.** Fibrinolytic activity, clotting factors and long-term incidence of ischaemic heart disease in the Northwick Park Heart Study. *Lancet*, 1993, **342**:1076–1079.

8. Department of Health. *Nutritional aspects of cardiovascular disease. Report on health and social subjects 46.* Londres (Royaume-Uni), Her Majesty's Stationery Office, 1994.

9. **Meade TW, Imeson J, Stirling Y.** Effects of changes in smoking and other characteristics on clotting factors and the risk of ischaemic heart disease. *Lancet*, 1987, **ii**:986–988.

10. **Böttiger LE, Carlson LA.** Risk factors for death for males and females. A study of the death pattern in the Stockholm prospective study. *Acta Medica Scandinavica*, 1982, **211**:437–442.

11. **Reisin E et al.** Effect of weight loss without salt restriction on the reduction in blood pressure in overweight hypertensive patients. *New England Journal of Medicine*, 1978, **298**:1–6.

12. **Stamler J et al.** Prevention and control of hypertension by nutritional–hygienic means. Long-term experience of the Chicago Coronary Prevention Evaluation Program. *Journal of the American Medical Association*, 1980, **243**:1819–1823.

13. **Tuck ML et al.** The effect of weight reduction on blood pressure, plasma renin activity and plasma aldosterone levels in obese patients. *New England Journal of Medicine*, 1981, **304**:930–933.

14. **Rissanen A et al.** Treatment of hypertension in obese patients; efficacy and feasibility of weight and salt reduction programs. *Acta Medica Scandinavica*, 1985, **218**:149–156.

15. **Law MR, Frost CD, Wald NJ.** By how much does dietary salt reduction lower blood pressure? III — Analysis of data from trials of salt reduction. *British Medical Journal*, 1991, **302**:819–824.

16. **Elliott P et al.** Intersalt revisited: further analyses of 24 hour sodium excretion and blood pressure within and across populations. *British Medical Journal*, 1996, **312**:1249–1253.

17. **Ferro-Luzzi A et al.** Changing the Mediterranean diet: effects on blood lipids. *American Journal of Clinical Nutrition*, 1984, **40**:1027–1037.

18. **Puska P et al.** Dietary fat and blood pressure: an intervention study on the effects of a low-fat diet with two levels of polyunsaturated fat. *Preventive Medicine*, 1985, **14**:573–584.

19. *Obesity in Scotland. Integrating prevention with weight management. A national clinical guideline recommended for use in Scotland.* Edimbourg (Ecosse), Scottish Intercollegiate Guidelines Network, 1996.

20. **Lean MEJ et al.** Obesity, weight loss and prognosis in type 2 diabetes. *Diabetic Medicine*, 1990, **7**:228–233.

21. American Diabetes Association Position Statement. Diabetes mellitus and exercise. *Diabetes Care*, 1995, **7**:416–420.

22. **Wareham NJ et al.** Glucose tolerance has a continuous relationship with total energy expenditure. *Diabetologia*, 1996, **39**(Suppl. 1):A8.

23. **Dattilo AM, Kris-Etherton PM.** Effects of weight reduction on blood lipids and lipoproteins: a meta-analysis. *American Journal of Clinical Nutrition*, 1992, **56**:320–328.

24. **Hankey CR et al.** Weight loss improves established indices of ischaemic heart disease risk. *Proceedings of the Nutrition Society*, 1995, **54**(Pt 2):94A.

25. **Kiddy DS et al.** Improvement in endocrine and ovarian function during dietary treatment of obese women with polycystic ovary syndrome. *Clinical Endocrinology*, 1992, **36**:105–111.

26. **Pasquali R et al.** Clinical and hormonal characteristics of obese amenorrheic hyperandrogenic women before and after weight loss. *Journal of Clinical Endocrinology and Metabolism*, 1989, **68**:173–179.

27. **Sjöström L, Narbro K, Sjöström D.** Costs and benefits when treating obesity. *International Journal of Obesity and Related Metabolic Disorders*, 1995, **19**(Suppl. 6):S9–S12.

28. **Klem ML et al.** A descriptive study of individuals successful at long-term weight maintenance of substantial weight loss. *American Journal of Clinical Nutrition*, 1997, **66**:239–246.

29. **Smoller JW, Wadden TA, Stunkard AJ.** Dieting and depression: a critical review. *Journal of Psychosomatic Research*, 1987, **31**:429–440.

30. **Kunesova M et al.** Predictors of the weight loss in morbidly obese women: one year follow up. *International Journal of Obesity and Related Metabolic Disorders*, 1996, **20**(Suppl. 4):59.

31. **Rand CSW, MacGregor AMC.** Morbidly obese patients' perceptions of social discrimination before and after surgery for obesity. *Southern Medical Journal*, 1990, **83**:1390–1395.

32. **Rand CSW, MacGregor AMC.** Successful weight loss following obesity surgery and the perceived liability of morbid obesity. *International Journal of Obesity*, 1991, **15**:577–579.

33. **Langlois JA et al.** Weight change between age 50 years and old age is associated with risk of hip fracture in white women aged 67 years and older. *Archives of Internal Medicine*, 1996, **156**:989–994.

34. **Compston JE et al.** Effect of diet-induced weight loss on total body bone mass. *Clinical Science*, 1992, **82**:429–432.

35. **Avenell A et al.** Bone loss associated with a high fibre weight reduction diet in postmenopausal women. *European Journal of Clinical Nutrition*, 1994, **48**:561–566.

36. **Jeffery RW.** Does weight cycling present a health risk? *American Journal of Clinical Nutrition*, 1996, **63**(3 Suppl.):452S–455S.

37. **Lissner L et al.** Body weight variability in men: metabolic rate, health and longevity. *International Journal of Obesity*, 1990, **14**:373–383.

38. **Blair SN et al.** Body weight change, all-cause mortality and cause-specific mortality in the Multiple Risk Factor Intervention Trial. *Annals of Internal Medicine*, 1993, **119**:749–757.

39. Weight cycling. National Task Force on the Prevention and Treatment of Obesity. *Journal of the American Medical Association*, 1994, **272**:1196–1202.

40. **Rocchini AP et al.** Blood pressure in obese adolescents: effect of weight loss. *Pediatrics*, 1988, **82**:16–23.

41. **Knip M, Nuutinen O.** Long-term effects of weight reduction on serum lipids and plasma insulin in obese children. *American Journal of Clinical Nutrition*, 1993, **57**:490–493.

42. **Vajro P et al.** Persistent hyperaminotransferasemia resolving after weight loss in obese children. *Journal of Pediatrics*, 1994, **125**:239–241.

6. Coûts économiques du surpoids et de l'obésité

6.1 Introduction

Les coûts économiques du surpoids et de l'obésité constituent des problèmes importants pour les prestateurs de soins de santé comme pour les responsables de l'élaboration des politiques. A ce jour, il n'y a eu que quelques tentatives de quantification du poids économique de la morbidité et de la mortalité liées à l'obésité. La situation est très différente de ce qu'elle a été pour le tabagisme et l'alcoolisme, où un grand nombre d'études internationales ont été entreprises afin de déterminer l'ampleur du poids économique qu'ils font peser sur la communauté. En outre, peu d'études ont évalué le coût/efficacité relatif d'autres interventions visant à prévenir ou à traiter l'obésité.

On analyse dans cette section les données limitées dont on dispose concernant les aspects économiques du surpoids et de l'obésité. L'utilisation et les limites des études portant sur le coût des maladies liées à l'obésité y sont résumées et les étapes fondamentales nécessaires pour entreprendre une telle étude y sont ensuite indiquées. Un bref aperçu des quelques études effectuées dans les différents pays qui ont fourni des estimations du coût économique de l'obésité suit ; on y souligne les résultats importants ainsi que les limites des méthodes employées, puis on y analyse le coût/efficacité d'autres interventions visant à prévenir ou à traiter l'obésité. Enfin, on y étudie l'incidence de ce que l'on connaît actuellement des aspects économiques de l'obésité sur la prise de décision en matière de politique publique et on y évoque les priorités de la recherche future dans ce domaine.

Il convient de noter les points importants qui suivent :

- Les coûts économiques sont calculés à partir de trois éléments :
  — «les coûts directs», c'est-à-dire les coûts, pour l'individu et le prestateur de services, du traitement de l'obésité ;
  — le «coût d'opportunité» pour l'individu, c'est-à-dire la perte sur le plan social et personnel associée à l'obésité, qui résulte en général d'un décès prématuré ou d'une morbidité qui lui est imputable ;
  — les «coûts indirects», habituellement mesurés par la perte de production due à l'absentéisme et à un décès prématuré.
- On estime en général l'impact économique des pathologies liées à l'obésité à partir d'études du coût de la maladie. Ces dernières sont utiles pour élaborer une politique de santé publique, mais il faut connaître leurs limites : les coûts invisibles et bon nombre des coûts directs de la prise en charge et de la prévention de la maladie, en

particulier ceux engagés en dehors du système de santé officiel, ont tendance à ne pas être pris en compte. Un certain nombre d'études se sont par conséquent concentrées sur l'impact de l'obésité sur des problèmes sociaux et économiques plus larges, notamment sur la fréquence des arrêts maladie de longue durée.
- Les coûts économiques de l'obésité ont été évalués dans plusieurs pays développés et représentent une fourchette de 2 à 7% des coûts de soins de santé totaux. Il s'agit là d'estimations prudentes basées sur des critères variables, mais qui indiquent nettement que l'obésité représente l'un des postes de dépenses les plus importants dans les budgets de santé nationaux.
- Bien qu'il n'y ait eu aucune étude sur l'impact économique de l'obésité dans les pays en développement, le poids économique grandissant des maladies non transmissibles chez l'adulte y a déjà été reconnu par un certain nombre d'organismes internationaux, dont l'OMS et la Banque mondiale. Dans ces pays, les coûts réels du traitement sont supérieurs à ceux enregistrés dans les pays développés du fait de la charge supplémentaire associée à l'utilisation des rares devises pour payer les importations de matériel et de médicaments coûteux, et de la nécessité d'offrir une formation spécialisée au personnel. Etant donné la charge de morbidité que représentent déjà les troubles carentiels et les maladies infectieuses endémiques, la prévention de l'obésité est non seulement capitale, mais constitue aussi la seule approche sensée pour planifier les politiques de santé publique dans les pays en développement.
- Les données préliminaires laissent à penser qu'une grande partie des coûts économiques de l'obésité pourraient être évités grâce à une prévention ou à des stratégies d'intervention efficaces.

6.2 Etudes du coût de la maladie

Le «coût de la maladie» est une technique employée pour estimer les répercussions financières d'une maladie dans une communauté. Le coût économique de l'obésité comprend :

- *Les coûts directs* : le coût pour la *communauté* résultant du détournement des ressources pour le diagnostic et le traitement des pathologies directement liées à l'obésité, ainsi que le coût du traitement de l'obésité en soi (comprenant le coût de la fourniture des services de soins de santé aux malades et à leur famille et le coût des prestateurs de services).

- *Les coûts invisibles* : le coût pour chaque *personne* de l'incidence de l'obésité sur la qualité de vie en général et sur la santé en particulier.

- *Les coûts indirects :* les avantages sociaux et économiques perdus pour les *autres membres de la société* du fait d'une diminution des biens et des services produits, c'est-à-dire l'incidence de la mauvaise qualité de vie de l'obèse sur le potentiel de production disponible pour le reste de la société. Ces coûts sont en général mesurés par la perte de production due à l'absentéisme et aux décès prématurés.

La plupart des études portant sur le coût de la maladie sont axées sur la mesure des coûts directs et indirects, tandis que l'on porte moins d'attention à la tâche plus difficile qui consiste à quantifier les coûts invisibles.

6.2.1 *Utilité des études du coût de la maladie*

Les études du coût de la maladie sont utiles pour élaborer les politiques publiques parce qu'elles permettent :

- De décrire et d'analyser la façon dont les ressources sont actuellement affectées à différents types de dépenses, de services et de maladies.

- Dans le cas d'une maladie donnée, de mettre en évidence les améliorations possibles de l'état de santé auxquelles on peut parvenir en appliquant des programmes de prévention efficaces, ou d'identifier un facteur de risque d'une maladie. Le fait de connaître l'incidence et la prévalence de la maladie, l'utilisation des services de santé qui s'ensuit et les coûts que cela représente, peut permettre de calculer les économies que l'on pourrait réaliser dans une communauté grâce à des programmes de prévention efficaces, économies qui seront peut-être (ou non) supérieures au coût de la prévention.

- D'aider les planificateurs de la santé à établir des comparaisons entre le poids économique relatif de différentes maladies, de manière à fixer les priorités en matière de prévention en les rapprochant des données relatives aux coûts et à l'efficacité des stratégies de prévention.

- De fournir des données sur le volet «coût» du rapport coût/efficacité pour une évaluation économique ultérieure.

- De faire mesurer aux responsables de l'élaboration des politiques et aux politiciens l'ampleur du problème de santé sur le plan financier.

6.2.2 *Limites des études du coût de la maladie*

La principale critique apportée aux études du coût de la maladie est qu'elles peuvent être utilisées de façon abusive. Une telle étude peut indiquer qu'une maladie est coûteuse à traiter. Elle peut également suggérer qu'une maladie a un coût social élevé par rapport à d'autres ou par rapport à des problèmes sociaux, laissant entendre que la société serait relativement plus riche sans elle. Même si c'est manifestement le cas, cela ne signifie pas qu'il faille accorder une priorité plus grande au traitement de cette maladie. Le traitement (ou la prévention) peut être relativement inefficace ou coûteux, de sorte que l'établissement des priorités doit être basé sur le coût/efficacité relatif des interventions et non sur le seul coût de la maladie. Davey et Leeder expliquent très bien cette critique (1) :

> *«... Plutôt que de répondre à la question, «Où dois-je mettre le dollar-santé suivant pour parvenir au meilleur gain possible en matière de santé?» les études du coût de la maladie ne fournissent des informations que sur le poids de la maladie. Elles se concentrent sur le coût et ne disent rien de l'efficacité du traitement ni de l'utilisation optimale des ressources.»*

Certains économistes ont avancé que si les études du coût de la maladie n'indiquent pas à quoi les ressources doivent être affectées dans le court terme, elles indiquent en revanche quelles sont les améliorations potentielles sur le plan de la santé et les économies de ressources les plus importantes que l'on pourrait réaliser s'il existait des interventions efficaces.

Une autre critique a trait à l'accent que mettent les études du coût de la maladie sur les coûts directs des soins de santé et les coûts indirects de perte de production, en accordant moins d'importance au poids de la maladie, au décès prématuré et à la diminution de la qualité de vie. Ces derniers coûts invisibles étant moins faciles à mesurer en termes monétaires, on a tendance à les passer sous silence. Les maladies associées à des coûts de soins de santé élevés, mais à une morbidité et à une mortalité relativement faibles (par exemple, les maladies dentaires) peuvent par conséquent être considérées comme faisant peser une charge bien plus importante que d'autres, associées à des coûts élevés en termes de décès prématuré et de diminution de la qualité de vie, mais à des coûts de soins de santé réduits (par exemple, le suicide des jeunes).

La définition des soins de santé incorporée dans les études du coût de la maladie a tendance à être trop restrictive et ne tient pas compte de beaucoup des coûts directs de la prise en charge et de la prévention de la maladie, surtout de ceux encourus en dehors du système de soins de santé officiel. C'est particulièrement vrai de l'obésité, puisque la catégorie de coûts directs la plus élevée est très certainement constituée par les dépenses personnelles qu'engagent les sujets en surpoids et les obèses pour suivre des programmes d'amaigrissement. L'incidence de l'éventail restreint de coûts directs figurant dans les études est susceptible de varier en fonction du type de maladie et des facteurs de risque.

6.2.3 *Etapes d'une étude du coût de la maladie*

Une étude du coût de la maladie appliquée à une pathologie associée à l'obésité, dans laquelle, conformément aux critères de l'OMS, le surpoids est défini par un IMC compris entre 25 et 29,9 et l'obésité par un IMC ≥30, suppose les étapes fondamentales suivantes:

— identifier les maladies en rapport avec le surpoids et l'obésité ;
— quantifier le rapport entre l'obésité et la morbidité et la mortalité qui lui sont associées à l'aide de critères standard (c'est-à-dire du risque attribuable dans la population (RAP); pour de plus amples informations sur cette fraction, voir plus bas) ;
— recenser les catégories de coût économique pertinentes qu'il faut estimer ;
— quantifier les coûts totaux associés aux pathologies en rapport avec l'alimentation ;
— se servir des risques attribuables dans la population pour déterminer la part des coûts totaux qui est directement imputable au surpoids et à l'obésité ;
— entreprendre une analyse de sensibilité des principaux paramètres (ou hypothèses) épidémiologiques et économiques de manière à fournir un éventail d'estimations du coût.

Risque attribuable dans la population
Le risque attribuable dans la population (RAP) est la variable d'épidémiologie statistique nécessaire pour quantifier la relation directe entre un facteur de risque donné et une maladie (et donc pour quantifier les coûts économiques qui lui sont associés). Il s'agit sur l'ensemble des événements (par exemple, décès ou morbidité) survenus dans une population de la proportion de ceux qui auraient pu être prévenus si l'on avait pu éliminer un facteur de risque particulier (ici l'obésité).

Le RAP rend compte de l'impact général de la morbidité et de la mortalité associées à un facteur donné (par exemple l'obésité) dans la population en question. Il peut être interprété du point de vue de l'étiologie (issues attribuées à un facteur de risque particulier) ou du point de vue de la prévention (nombre maximum d'événements qui auraient pu être évités). Beaucoup d'épidémiologistes se servent du concept de «proportion évitable», qui est une généralisation pratique de celui de fraction étiologique du risque.

Lorsqu'il n'y a qu'une catégorie d'exposition (par exemple obèse ou non obèse), le risque attribuable dans la population se calcule à l'aide de la formule suivante :

$$\text{RAP} = \frac{p(\text{RR}-1)}{1 + p(\text{RR}-1)}$$

dans laquelle p = prévalence du facteur de risque (par exemple l'obésité) dans une population
RR = risque relatif
= incidence de la maladie chez un sujet obèse (I_e) divisée par l'incidence de la maladie chez un sujet non obèse (I_o) = I_e/I_o

Le RAP peut être exprimé sous forme de fraction ou de pourcentage. Ainsi une valeur de 0,73 signifie que 73% de l'incidence de la maladie auraient pu être éliminés en supprimant le facteur de risque (ou à l'inverse, que le facteur de risque est responsable de 73% de l'incidence de la maladie).

Un certain nombre d'études épidémiologiques ont évalué le risque relatif de certaines maladies associées à la surcharge pondérale. La plupart se sont servi de l'IMC comme facteur de risque ; seules quelques études ont quantifié le risque en fonction de la répartition de la masse grasse dans l'organisme (par ex. en utilisant le périmètre abdominal). Ces études ont montré une association positive entre l'IMC et la survenue d'une cardiopathie coronarienne (*2–4*), d'une hypertension (*5*), d'un accident vasculaire cérébral (*6*), d'un DNID (*2*), d'une cholécystopathie (*7*), d'une apnée du sommeil (*8*) et d'un certain nombre de cancers, notamment du cancer du sein (*9, 10*) et du cancer du côlon (*11*). En outre, d'autres études ont montré une association entre la surcharge pondérale et les complications obstétricales (*12*), l'évolution de l'arthrose (*13*) et la polyarthrite rhumatoïde (*14*).

Un examen systématique exhaustif (par exemple, une méta-analyse) devient nécessaire si l'on veut mieux comprendre les rapports établis dans ces études entre surcharge pondérale et maladie. Une fois qu'on disposera de ces données, les estimations du risque relatif peuvent être combinées avec les données de la prévalence du surpoids et de l'obésité dans chaque pays afin de déterminer les RAP à utiliser dans les études du coût de la maladie.

6.2.4 *L'année de vie corrigée de l'incapacité*

Pour évaluer les conséquences économiques de l'obésité et du surpoids autrement que par une étude du coût de la maladie, on peut utiliser l'année de vie corrigée de l'incapacité (DALY) (*15*). Ce calcul fournit des estimations du poids d'une maladie quelconque (décès et incapacités) et rend possibles les comparaisons entre populations vivant dans des contextes géographiques et sociaux différents. La proportion de maladies chroniques imputables au surpoids et à l'obésité et les coûts de leur prise en charge sont très variables d'une population à l'autre et d'une classe sociale à l'autre au sein d'une même population. Le recours à une mesure associant la perte en terme d'espérance de vie et la morbidité prolongée dans les estimations nationales, régionales et mondiales des effets économiques du surpoids et de l'obésité est par conséquent souhaitable.

L'obésité et le surpoids, de la même façon que le tabagisme, jouent un rôle important dans plusieurs maladies non transmissibles. Ainsi, le total des DALY perdues du fait de l'obésité et du surpoids représenterait la fraction de risque attribuable du total des DALY perdues à cause de maladies non transmissibles associées à la surcharge pondérale. Un certain nombre d'estimations de la fraction de risque attribuable associée au tabagisme ont été réalisées, facilitant ainsi les comparaisons nationales et régionales. Des efforts doivent donc être consentis pour obtenir des estimations analogues de la fraction de risque attribuable associée à l'obésité et au surpoids.

6.3 Estimations internationales du coût de l'obésité

6.3.1 *Etudes dans les pays développés*

Aujourd'hui, seules quelques études ont estimé le poids économique des maladies liées à l'obésité. Certaines des données disponibles pour les pays développés sont analysées ci-après et résumées dans le Tableau 6.1. Le champ d'application et la méthodologie des diverses études montrent des variations considérables eu égard aux maladies dont on a établi le coût, à la définition de l'obésité, aux catégories de

Tableau 6.1
Coûts économiques de l'obésité[a]

Pays	Année	Etude	IMC	Coûts directs estimés	Coûts de santé nationaux
Australie	1989–1990	NHMRC (*16*)	>30	A $464 millions	>2%
Etats-Unis d'Amérique	1994	Wolf & Colditz (*19*)	>29	US $45,8 milliards	6,8%
France	1992	Lévy et al. (*17*)	≥27	FF 12 milliards	2%
Pays-Bas	1981–1989	Seidell & Deerenberg (*18*)	>25	NLG 1 milliard	4%

[a] Telle que définie par le seuil d'IMC.

coût employées et aux hypothèses épidémiologiques établissant un lien entre obésité et maladie. Cela rend difficile la comparaison des coûts entre pays et l'extrapolation des résultats d'un pays à un autre. Les données limitées dont on dispose laissent à penser que, comme on l'a mentionné précédemment, quelque 2 à 7% des dépenses de santé totales d'un pays peuvent être directement imputées au surpoids et/ou à l'obésité.

Australie
Le National Health and Medical Research Council (NHMRC) a reproduit l'étude de Colditz de 1992 (*20*), en utilisant les mêmes pathologies liées à l'obésité et les mêmes estimations du risque relatif, mais en appliquant les estimations australiennes concernant la prévalence de l'obésité (basée sur un IMC >30). Il a ainsi estimé à A $464 millions (1989–1990) le coût direct de l'obésité, les coûts indirects se montant à A $272 millions de plus. L'hypertension et la cardiopathie coronarienne représentaient à elles deux près de 60% des coûts économiques totaux de l'obésité. Pour l'hypertension, l'essentiel des coûts était représenté par les services médicaux et les produits pharmaceutiques, tandis que, pour la cardiopathie coronarienne, les coûts hospitaliers et les coûts indirects associés à la mortalité prématurée étaient les plus importants (*16*).

Dans le cadre de l'estimation du coût total de l'obésité, le NHMRC a également estimé les coûts des traitements prodigués par le système de santé officiel australien. Ceux-ci représentaient près de 10% du coût économique total de l'obésité.

L'estimation fournie par le NHMRC doit être considérée comme minimale pour les mêmes raisons que celle de l'étude de Colditz aux Etats-Unis d'Amérique. Il est intéressant de noter que, alors que les coûts des traitements prodigués par les services de santé représentaient moins de A $80 millions, une enquête menée en 1992 par le Consumer Advocacy and Financial Counselling Association of Victoria (*21*) a estimé qu'en Australie, chaque année 300 000 consommateurs se soumettaient à un programme d'amaigrissement dans divers centres de régime et que le chiffre d'affaires de cette industrie dépassait A $500 millions par an. Cela montre qu'une proportion importante du coût économique de l'obésité est supportée en dehors des services de santé officiels.

Etats-Unis d'Amérique
Aux Etats-Unis d'Amérique, la première étude nationale sur le coût économique de l'obésité a été celle de Colditz (*20*). Les maladies figurant dans l'estimation du coût ont été les suivantes : DNID,

maladies cardio-vasculaires, hypertension, cholécystopathie, cancer du côlon et cancer du sein chez la femme ménopausée. L'obésité y a été définie par un IMC supérieur à 29. Les coûts totaux imputables à l'obésité en 1986, comprenant les coûts directs et les coûts indirects, ont été estimé à US $39 300 millions, soit 5,5% des dépenses maladie générales des Etats-Unis d'Amérique cette année-là. Les RAP utilisés pour chaque maladie ont été les suivants : DNID 0,57, maladies cardio-vasculaires 0,19, hypertension 0,26, cancer du sein 0,06 et cancer du côlon 0,02. Toutefois, les estimations du risque relatif employées par Colditz sont actuellement révisées par un certain nombre de groupes afin d'aligner les RAP et les estimations du coût économique sur les critères approuvés de classification du surpoids et de l'obésité.

L'estimation originale de Colditz doit être considérée comme étant minimale, car les estimations relatives à de nombreuses maladies liées à l'obésité et plusieurs catégories de coûts économiques importants en étaient exclues. Colditz fait remarquer que, si l'on avait ajouté les troubles musculo-squelettiques à son estimation, celle-ci serait passée à US $56 300 millions, soit 7,8% des dépenses maladie des Etats-Unis d'Amérique en 1986.

En 1994, Wolf & Colditz (*19*) ont publié une estimation révisée du coût économique de l'obésité aux Etats-Unis d'Amérique, en élargissant l'éventail des maladies associées à l'obésité incluses dans l'analyse et en mettant à jour leurs calculs. Ils ont estimé que le coût total de l'obésité en 1990 avait été de US $68 800 millions, dont US $45 800 millions représentaient les coûts directs des pathologies associées à l'obésité. Les US $23 300 millions restants constituaient une estimation des coûts indirects de l'obésité, à savoir la perte de productivité (environ US $4000 millions, soit 25 591 480 jours ouvrés par an) et la mortalité prématurée due aux pathologies associées à l'obésité (environ US $19 000 millions). Ces chiffres doivent encore être considérés comme des estimations minimales.

Finlande

En 1987, lors de l'enquête nationale sur la santé et la sécurité sociale (*22*), on a évalué l'impact de l'obésité sur plusieurs indicateurs de l'utilisation des soins de santé chez 10 000 Finlandais adultes. Les coûts des médicaments, des consultations médicales et des séjours hospitaliers augmentaient avec l'IMC. La surutilisation des soins de santé était principalement due à une augmentation des besoins en médicaments, dont le coût augmentait d'environ 12% lorsque l'IMC passait de 25 à 40. A partir de ces données, il a été estimé que si tous les Finlandais présentaient un poids normal, les économies réalisées chaque année seraient du même ordre que si tous les fumeurs s'arrêtaient définitivement de fumer en Finlande.

France
En 1992, Lévy et al. (*17*), afin d'estimer le coût direct des maladies liées à l'obésité en France, ont recensé les coûts directs des soins de santé individuels, des soins hospitaliers, des consultations médicales et des médicaments dispensés pour des maladies ayant un rapport bien établi avec l'obésité. Il s'agissait du DNID, de l'hypertension, de l'hyperlipidémie, de la cardiopathie coronarienne, de l'accident vasculaire cérébral, des thrombo-embolies veineuses, de l'arthrose du genou, de la cholécystopathie et de certains cancers. La proportion de ces maladies imputable à l'obésité (définie par un IMC ≥ 27) allait d'environ 3% pour le cancer du sein à près de 25% pour l'hypertension et l'accident vasculaire cérébral. On a estimé à près de 12 milliards de francs les coûts directs de l'obésité, soit approximativement 2% des dépenses de santé totales en 1992. Le coût de l'hypertension représentait 53% des coûts directs totaux de l'obésité.

Pays-Bas
On a estimé le coût de la surutilisation des services médicaux et autres coûts associés à l'obésité aux Pays-Bas à l'aide des données recueillies auprès des 58 000 participants aux enquêtes sanitaires par entrevue effectuées entre 1981 et 1989 (*18*). Les coûts des soins de santé comprenaient les consultations chez des généralistes et des spécialistes, les admissions à l'hôpital et l'utilisation des médicaments prescrits. Les obèses (IMC ≥ 30) et les sujets en surpoids (IMC entre 25 et 30) étaient davantage susceptibles d'avoir consulté un généraliste. Les coûts totaux des consultations chez les généralistes imputables à l'obésité/au surpoids représentaient 3 à 4% des dépenses totales du pays en consultations de généralistes. Concernant les hospitalisations, la fraction imputable à l'obésité était de 3% et celle imputable au surpoids de 2%. Cependant, la surutilisation des médicaments par les obèses et les sujets en surpoids était très frappante : par rapport aux non-obèses, les sujets obèses utilisaient 5 fois plus de diurétiques et 2,5 fois plus de médicaments contre les maladies cardio-vasculaires. On a estimé d'après ces données que les coûts directs du surpoids et de l'obésité représentaient environ 4% des dépenses de santé totales des Pays-Bas, ce qui est du même ordre que les coûts des soins de santé imputables à l'ensemble des cancers.

Si cette étude n'a pas couvert toutes les catégories de coût possibles de l'obésité, elle était la première à inclure l'impact du surpoids, qui représentait à lui seul près de 48% des coûts totaux de l'excédent de poids.

6.3.2 *Etudes des conséquences économiques plus générales*

D'autres méthodes que les études de coût de la maladie ont été employées pour déterminer l'impact économique des pathologies liées à l'obésité, par exemple des études sur le rôle de l'obésité dans la progression dans l'échelle sociale (voir plus bas) ou dans le paiement d'une pension ou d'une indemnité d'invalidité.

Il est important de noter que les coûts indirects de la maladie concernent la perte de productivité liée à l'absentéisme, au renouvellement du personnel et à la productivité réduite résultant de la morbidité associée à l'obésité, ainsi que la perte de revenu imputable à un décès prématuré causé par une maladie liée à l'obésité. Une erreur fréquente chez les professionnels de la santé consiste à penser que l'assurance-maladie, l'assurance-chômage et les autres prestations sociales doivent figurer dans les coûts indirects de la maladie. Les économistes n'incluent pas ces prestations dans les études de coût de la maladie, car elles sont considérées comme un transfert de fonds des contribuables aux bénéficiaires. Chez les économistes de la santé, il y a un débat permanent sur le fait de savoir s'il faut inclure les coûts indirects dans une étude et sur la façon de mesurer ces derniers de manière fiable.

Progression dans l'échelle sociale
Des études transversales effectuées dans de nombreuses sociétés d'abondance montrent un rapport inverse entre le degré d'instruction et la prévalence de l'obésité. Toutefois, outre certaines indications selon lesquelles un niveau socio-économique faible conduit à l'obésité, il semble également que l'inverse puisse être vrai. Les sujets obèses peuvent également être pénalisés économiquement, par exemple en payant des primes d'assurance-vie plus importantes.

Une étude effectuée chez les appelés danois a montré qu'après ajustement sur la classe sociale des parents, le niveau d'instruction et l'intelligence, il y avait moins d'obèses qui parvenaient à atteindre une classe sociale relativement élevée que de non-obèses *(23)*. De la même façon, une étude prospective effectuée chez des jeunes femmes aux Etats-Unis d'Amérique a montré que celles qui étaient obèses avaient moins de chances de se marier, étaient scolarisées moins longtemps et avaient un revenu plus faible que celles qui ne l'étaient pas *(24)*. Ces résultats sont confirmés par ceux d'un certain nombre d'autres études prospectives montrant que les jeunes adultes obèses ne parviennent pas au même niveau social que leurs équivalents non obèses. S'il faut interpréter ces données avec prudence, il a été avancé qu'une discrimination sociétale limitait peut-être le potentiel socio-économique des obèses.

Fréquence des arrêts-maladie de longue durée
Dans l'étude SOS effectuée en Suède (*25*), la fréquence des arrêts-maladie de longue durée (supérieurs à 6 mois) était respectivement 1,4 et 2,4 fois plus élevée chez les hommes et les femmes obèses que dans la population générale suédoise. De la même façon, la fréquence des pensions d'invalidité prématurées était augmentée d'un facteur 1,5 à 2,8 chez les participants à l'étude. On a estimé que la perte de productivité totale due à l'obésité représentait environ 7% du coût total de la perte de productivité due aux arrêts-maladie et aux pensions d'invalidité en Suède.

Incapacité professionnelle prématurée
Dans une grande étude prospective finlandaise (*26*), l'obésité a été associée à un risque deux fois plus important d'incapacité professionnelle prématurée chez les hommes et à un risque multiplié par 1,5 chez les femmes. La plupart des pensions attribuées prématurément imputables à l'obésité étaient dues à des pathologies cardio-vasculaires et musculo-squelettiques. Un quart de l'ensemble des pensions d'invalidité attribuées aux femmes pour ces maladies n'étaient imputables qu'au surpoids et à l'obésité.

6.3.3 Etudes dans les pays en développement

Si aucune étude comparable de l'impact économique de l'obésité n'a été effectuée dans les pays en développement, l'OMS et la Banque mondiale ont récemment attiré l'attention sur la charge croissante associée aux maladies non transmissibles de l'adulte qui apparaissent rapidement dans ces pays (*15, 27*), où elles ont désormais remplacé les maladies infectieuses en tant que première cause de décès. Dans les pays en développement, près de 50% des décès étaient dus à des maladies non transmissibles en 1990, mais on pense que d'ici 2020 cette proportion va passer à près de 77%. En 1990, quelque 42% des décès étaient attribués aux maladies infectieuses et génésiques, tandis que d'ici 2020, cette proportion devrait chuter jusqu'à environ 12%. En revanche, dans les pays développés, en 1990 87% des décès étaient dus à des maladies non transmissibles et d'ici 2020 cette proportion n'augmentera que légèrement — jusqu'à 90%.

Dans les pays en développement, les besoins en traitement des populations urbaines en expansion rapide et des classes moyennes de plus en plus aisées submergent déjà de nombreux services médicaux. En outre, comme on l'a mentionné précédemment, les coûts réels des traitements associés aux maladies non transmissibles dans ces pays dépassent ceux des pays développés ; la nécessité d'utiliser les rares devises pour payer les importations de matériel et de médicaments coûteux et pour former du personnel spécialisé crée une charge supplémentaire.

Dans des études récentes de la Banque mondiale, effectuées par exemple au Chili (*28*), la charge de morbidité a été exprimée en nombres de DALY perdues. Les maladies non transmissibles représentent respectivement 5 et 9 fois plus de décès prématurés que les maladies transmissibles chez l'homme et chez la femme, et des taux d'incapacité 10 et 5 fois plus élevés. Il y a 15 fois plus de DALY perdues chez l'homme et 20 fois plus chez la femme du fait des maladies non transmissibles que du fait des maladies infectieuses. Jusqu'ici, la charge de morbidité imputable à la prise de poids excessive et à l'obésité n'a pas été calculée, mais les cancers sont responsables d'une charge de morbidité importante, tout comme le DNID et les maladies cardio-vasculaires. Il faut donc appliquer dans les pays en développement les nouvelles méthodes économiques pour déterminer la proportion de ces maladies imputables à la prise de poids excessive, de façon à pouvoir évaluer l'impact de l'un des principaux facteurs de maladies non transmissibles.

6.3.4 *Conclusions*

Des études internationales sur les coûts économiques de l'obésité ont montré qu'ils représentent 2–7% des coûts de santé totaux, le pourcentage variant en fonction du nombre de maladies et des catégories de coûts inclus dans l'analyse. Ces chiffres sont principalement basés sur des données transversales et doivent être considérés comme une estimation minimale du coût réel des maladies liées à l'obésité pour un certain nombre de raisons :

- Dans la plupart des études, le calcul du coût n'a été fait que pour un nombre limité de maladies liées à l'obésité.

- Dans la plupart des études, on a exclu de l'analyse certaines catégories de coût direct importantes.

- Dans la majorité des cas, seuls les coûts économiques associés à l'obésité (IMC ≥30) figurent dans l'analyse. L'inclusion des coûts associés au surpoids (IMC compris entre 25 et 29,9) augmenterait sensiblement le coût présumé parce qu'en général dans une communauté, le nombre de sujets présentant une surcharge pondérale représente 3 à 4 fois celui des obèses ; le coût économique des médicaments, par exemple, a été majoré de 65% lorsqu'on a inclus la catégorie surpoids (*18*).

Bien qu'il n'y ait eu aucune étude comparable de l'impact économique de l'obésité dans les pays en développement, les coûts réels des traitements associés aux maladies non transmissibles dans ces pays dépassent très probablement ceux relevés dans les pays développés.

6.4 Coûts et retombées économiques du traitement de l'obésité

6.4.1 *Analyse des essais de lutte contre l'obésité*

Malheureusement, on dispose de très peu d'informations sur les retombées économiques du traitement, mais on peut procéder à certaines extrapolations à partir des données préliminaires de l'étude d'intervention à grande échelle SOS, portant sur 1743 hommes et femmes obèses en Suède (*25*).

Au bout de 2 ans de suivi, Sjöström et ses collègues ont observé un certain nombre d'effets bénéfiques chez les sujets ayant subi une intervention chirurgicale et qui avaient chacun perdu entre 30 et 40 kg. Leur qualité de vie en a été grandement améliorée et plusieurs facteurs de risque cardio-vasculaires sensiblement réduits. La prévalence du DNID — 13% chez les témoins et 16% dans le groupe d'intervention avant traitement — a chuté de 68% dans le groupe d'intervention et de seulement 16% chez les témoins. En d'autres termes, les deux tiers des cas de DNID ont été «guéris» par l'intervention contre l'obésité. En outre, l'incidence du DNID n'a été que de 0,5% dans le groupe traité, contre 7% chez les témoins. Le risque d'hypertension, d'hypertriglycéridémie et d'abaissement du HDL cholestérol a été divisé par 4 ou 5. Au cours des 2 ans de suivi, l'incidence du DNID a été très faible dans le groupe d'intervention, mais 30 fois plus élevée chez les témoins. On ne dispose pas encore des données concernant les événements cibles d'autres maladies.

Pour tenter d'évaluer les conséquences économiques de cette étude contrôlée, les résultats du traitement et les coûts qui y sont associés peuvent être comparés à l'estimation des coûts que représentent les sujets obèses non traités. Si l'on prend par exemple le DNID, la division par 14 du risque dans le groupe traité laisse à penser qu'il a été prévenu dans une large mesure. En outre, les deux tiers des patients ayant un DNID installé ont été «guéris». Le fait d'appliquer ces résultats au coût estimé du DNID lié à l'obésité permettrait de diminuer les coûts totaux de l'obésité d'environ 3% en France, tandis qu'aux Etats-Unis d'Amérique ils pourraient être minorés de près de 20%. Il n'est pas facile de procéder à des calculs similaires en ce qui concerne le changement des facteurs de risque cardio-vasculaire, mais une grande proportion des sujets obèses qui normalement devraient être traités contre l'hypertension et l'hyperlipidémie n'auraient pas besoin d'un tel traitement. En France, cela permettrait de réduire les coûts de 25%.

Très peu d'informations ont été publiées jusqu'ici sur l'impact potentiel du traitement de l'obésité de l'essai SOS sur les congés-maladie et les pensions, qui représentent l'autre composante majeure du coût de l'obésité. Il est difficile à évaluer parce que les patients traités n'ont pas été suivis pendant suffisamment longtemps, mais les données initiales indiquaient que le nombre de jours ouvrés perdus avait augmenté plus rapidement chez les témoins que dans le groupe d'intervention (25). En outre, les améliorations très nettes de la qualité de vie des sujets traités constituent non seulement un résultat important en lui-même, mais laissent également à penser qu'on peut s'attendre avec un suivi plus long à d'autres effets bénéfiques importants qui permettront de réduire les coûts de santé.

Toutefois, il est important d'inclure dans les coûts ceux de l'intervention elle-même (chirurgie) et de l'examen de suivi. On ne connaît pas le coût réel de l'intervention chirurgicale, mais les chiffres du suivi indiquent que malgré l'intervention chirurgicale, la fréquence des consultations chez le médecin a été la même chez les témoins et chez les sujets opérés dès la deuxième année ayant suivi l'intervention.

L'étude SOS est la seule étude contrôlée à grande échelle et à long terme qui existe sur les effets du traitement radical de l'obésité avec amaigrissement important. Les résultats de cette étude donneront des informations précieuses sur les conséquences médicales et économiques à court terme d'une intervention efficace contre l'obésité. Ses résultats préliminaires sont très encourageants.

6.4.2 *Economies potentielles associées à une réduction de la prévalence de l'obésité*

Un petit nombre d'études ont fourni des estimations de l'impact potentiel sur les coûts de santé d'une réduction de la prévalence de l'obésité dans la population.

Dans une étude effectuée aux Etats-Unis d'Amérique (29), des sujets obèses atteints de DNID ont été soumis à un programme d'amaigrissement de 12 semaines et à un régime de 800 kcal (1 kcal = 4,18 kJ). Ils ont perdu en moyenne 15,3 kg en 12 semaines, mais, lors du suivi effectué au bout d'un an, ils avaient repris 9,0 kg. Les auteurs ont estimé que l'économie moyenne en coût de prescription par sujet sur un an avait été de US $442,80. Si cette étude a montré une économie importante au niveau des prescriptions, la taille de l'échantillon était petite et l'apport énergétique associé au programme d'amaigrissement très faible. Il ne serait donc pas avisé de supposer que ces résultats pourraient être reproduits dans des conditions différentes.

En complément de l'étude sur le coût de l'obésité évoquée précédemment dans cette section (voir p. 92), le NHMRC a procédé à l'estimation de l'économie annuelle que pourrait réaliser le système de soins de santé australien s'il y avait une baisse de 20% de la prévalence de l'obésité d'ici l'an 2000 (année de départ, 1989), comme le spécifiaient les National Health Goals and Targets (30). La méthode employée dans cette étude a consisté à recalculer le RAP à partir de la prévalence cible de l'obésité (et en partant du principe que les estimations du risque relatif restent constantes) pour chacune des maladies associées à l'obésité. On a ensuite multiplié le coût estimé pour 1989–1990 de chacune de ces maladies par la variation du RAP afin d'estimer l'économie annuelle potentielle. Le NHMRC a estimé qu'on pourrait réaliser une économie annuelle de A $59 millions dans les dépenses de santé et gagner 2300 années de vie si la prévalence cible de l'obésité était atteinte.

Si le calcul du NHMRC montre les économies qu'on pourrait réaliser si la prévalence cible de l'obésité était atteinte, il ne donne aucune information sur les dépenses publiques et privées qui seraient nécessaires pour financer les programmes visant à atteindre cette cible. Par conséquent, cette analyse n'aide en rien les décideurs à savoir si le fait d'investir les rares ressources de la communauté dans la prévention ou le traitement du surpoids et de l'obésité constitue une bonne utilisation de ces ressources. Une telle décision doit être fondée sur une évaluation des coûts et des résultats (efficacité) d'autres interventions de prévention et de traitement du surpoids et de l'obésité.

6.4.3 *Coût/efficacité de la prévention et du traitement de l'obésité*

Peu d'études ont abordé l'évaluation économique de la prévention et du traitement du surpoids et de l'obésité et parmi celles qui l'ont fait, la plupart se sont intéressées au traitement plutôt qu'à la prévention primaire. On a mené un nombre limité d'études sur le coût/efficacité du traitement de l'hypertension avec ou sans médicaments, dans lesquelles on a mesuré la perte de poids. En outre, un certain nombre d'études ont été axées sur les avantages que présentent sur le plan financier les programmes d'exercice physique sur le lieu de travail (notamment l'intérêt d'une perte de poids) pour réduire l'absentéisme des employés, mais les méthodes employées dans ces études ont été critiquées (*31, 32*). Les auteurs ont parfois procédé à des généralisations abusives et employé des estimations optimistes des effets bénéfiques que présentait pour la santé une modification des facteurs de risque. Dans d'autres études, les catégories de coût des programmes en question n'ont pas été correctement précisées et l'on a employé des méthodes plutôt douteuses pour déterminer et mesurer ces coûts. Dans certains cas, les résultats semblent biaisés en faveur de la promotion de la santé au travail considérée comme un bon investissement.

Les résultats de deux études sur le coût/efficacité d'autres interventions pour lutter contre le surpoids sont évoqués ci-après.

Coût/efficacité de la prise en charge de l'obésité dans le cadre de la prévention du DNID

Dans une étude récente effectuée par Segal et al. (*33*), on a essayé de modéliser le coût/efficacité potentiel d'une série d'interventions visant à prévenir et à traiter le DNID en Australie. Ces interventions étaient réalisées selon une approche en population, faisant appel aux médias et axée sur les changements de mode de vie (notamment régime alimentaire et exercice physique) ; un programme de modification du comportement pour les sujets atteints d'obésité grave ; un programme de groupe ciblant les hommes présentant un surpoids (basé sur un programme déjà en place appelé GutBusters) ; la chirurgie gastrique pour les obésités pathologiques ; et un programme de modification du comportement destiné aux femmes présentant un DNID gestationnel.

On a estimé à la fois le coût et les résultats des diverses interventions. Les coûts nets (ou économies) ont été calculés en ajoutant les coûts du programme aux économies potentielles réalisées dans les dépenses de santé futures grâce à la prévention des cas de DNID. Les résultats ont été exprimés en années de DNID évitées et en vies épargnées. Les coûts ont été basés sur les comptes rendus trouvés dans la littérature, les discussions avec des prestateurs de service et les données publiées relatives aux coûts des services de santé. On a utilisé les données épidémiologiques rapportées dans la littérature pour évaluer l'efficacité des divers programmes de prévention du DNID. On a ensuite calculé un éventail d'estimations à partir des différentes hypothèses relatives au succès du programme, à son coût et à d'autres variables importantes.

Les interventions qui se sont avérées avoir le meilleur rapport coût/efficacité ont été le programme GutBusters (un programme de séances de groupe de 6 semaines réservé aux hommes proposé dans le commerce) et le programme axé sur le changement de mode de vie relayé par les médias. On a estimé que ces deux programmes conduiraient à des économies futures résultant de la baisse de

Tableau 6.2
Récapitulation du rapport coût-efficacité estimé d'une série d'interventions axées sur la prévention du DNID[a]

Intervention[a]	Coût net par année de DNID évitée (A $)	Coût net par année de vie épargnée (A $)
Chirurgie pour obésité grave :		
ensemble des IG[b]	1 200	4 600
10% IG, 90% normale[c]	3 500	12 300
Modification du régime/comportement pour les obésités graves:		
ensemble des IG	Economie	Economie
10% IG, 90% normale	1 600	2 600
Programme de groupe pour les hommes présentant un surpoids :		
ensemble des IG	Economie	Economie
10% IG, 90% normale	Economie	Economie
Programme de régime/comportemental destiné aux femmes ayant eu un DNID gestationnel :		
ensemble des IG	800	1 200
30% IG, 70% normale	2 100	2 400
Programme médias	Economie	Economie

[a] D'après la référence 33, avec l'aimable autorisation de l'éditeur
[b] « IG » fait référence aux programmes ciblés sur les sujets présentant une intolérance au glucose.
[c] « Normale » fait référence à une tolérance au glucose normale.

l'incidence du DNID et que ces économies seraient supérieures aux coûts des programmes. Le Tableau 6.2 récapitule les principaux résultats de cette étude.

Si les résultats présentés dans le Tableau 6.2 sont dans une large mesure subordonnés à l'hypothèse d'un succès à long terme des divers programmes de perte de poids, le large éventail des estimations de coût/efficacité indique qu'ils sont fiables. En effet, si l'analyse incorpore l'effet estimé de la perte de poids sur la mortalité toutes causes confondues, et pas seulement sur celle associée au DNID, l'impact probable d'un programme de prévention efficace sur d'autres facteurs de risque (comme le cholestérol ou la tension artérielle) n'a pas été pris en compte.

En outre, les économies de santé auxquelles on s'attend à l'avenir ne concernent que le DNID et ne tiennent aucun compte des économies possibles au niveau de la prise en charge d'autres maladies associées à l'obésité. C'est pourquoi ces résultats pourraient bien être des estimations minimales.

Les auteurs de l'étude concluent que la prévention du DNID, par le biais d'interventions appropriées, peut donc représenter une très bonne utilisation des ressources communautaires. Ces programmes permettent d'obtenir une amélioration sensible de l'état de santé à moindre coût, voire de réaliser une économie nette dans l'utilisation des ressources de santé.

Coût-efficacité des programmes d'amaigrissement proposés dans le commerce

Spielman et al. (34) ont analysé le coût des programmes d'amaigrissement proposés dans le commerce dans la grande agglomération de Boston. Ils en ont examiné 11 et ont estimé pour chacun le prix payé de sa poche par chaque participant (sur une période de 12 semaines) pour perdre 1 kg. Les régimes alimentaires ont été divisés en trois groupes :

1. Les régimes très basses calories supervisés médicalement qui fournissent moins de 800 kcal par jour.[1]
2. Les régimes avec un apport énergétique réduit mais équilibrés sur le plan des éléments nutritifs, le sujet consommant 800 à 1200 kcal par jour[1] (50% de glucides, 15 à 20% de protéines, <30% de lipides).
3. Les groupes de soutien qui offrent ou non des conseils diététiques personnalisés et servent de programmes d'entraide animés par un personnel bénévole.

Ils se sont aperçus que le coût d'une cure d'amaigrissement de 12 semaines proposée dans le commerce était extrêmement variable, allant de US $2 120 pour les régimes hypocaloriques les plus onéreux à US $108 pour les régimes avec apport énergétique réduit les moins chers. Les données sont résumées dans le Tableau 6.3.

Cette analyse à court terme laisse à penser que les groupes de soutien et les régimes à apport énergétique réduit moins coûteux représentent les interventions ayant le meilleur rapport coût/efficacité. Les diététiciens n'ont obtenu un meilleur rapport qualité-prix que de façon marginale par rapport à ces régimes avec apport énergétique réduit, en particulier une fois soustraite la réduction attendue dans les dépenses habituelles de supermarché. Toutefois, on peut critiquer cette étude pour un certain nombre de motifs :

---

[1] 1 kcal = 4,18 kJ.

Tableau 6.3
Coût en US $ par kilogramme de poids perdu (12 semaines)[a]

Type de programme	Poids initial	
	80 kg	136 kg
Programmes de réduction des apports énergétiques avec équilibre des éléments nutritifs :		
Jenny Craig	23,00	13,50
Nutri-System	19,00	12,00
diététicien agréé	15,00	9,00
Weight Watchers	2,50	1,50
Régimes très basses calories :		
Health Management Resources (HMR)	17,50	10,00
Medifast	14,00	8,00
Groupes de soutien :		
Taking Off Pounds Sensibly (TOPS)	0,07	0,04

[a] D'après la référence 34, avec l'aimable autorisation de l'éditeur.

- On n'y a pas mesuré la perte de poids obtenue dans un échantillon de participants à ces programmes. Les auteurs ont utilisé à la place la perte de poids «attendue» d'après la littérature, en supposant que l'observance était excellente pendant toute la durée du programme. La perte de poids peut ainsi être sensiblement surestimée et dans la pratique il y aurait sans doute des différences importantes dans l'amaigrissement obtenu par les différents programmes. Il n'y est pas tenu compte non plus des taux d'abandon potentiels.

- Cette étude a été basée sur un programme de 12 semaines, n'a pas tenu compte des coûts et des répercussions des programmes de maintien du poids et n'a pas pu tenir compte non plus de l'impact à plus long terme des différents programmes en concurrence.

- Les «coûts» financiers mesurés se sont limités aux frais d'inscription, au coût de tous les compléments alimentaires achetés dans le cadre du régime (par exemple, protéines liquides pour les régimes très basses calories ou aliments préparés pour les régimes à apport énergétique réduit), à la surveillance médicale et/ou aux programmes associés de modification du comportement. On n'a pas tenu compte des coûts (ou des économies) additionnels associés à l'achat de la nourriture quotidienne, des boissons hypocaloriques, etc. Ainsi, pour un régime donné, le coût des aliments préparés auquel s'ajoutent les aliments de base achetés au supermarché doit être comparé aux dépenses alimentaires habituelles.

- On n'a pas non plus tenu compte des coûts liés au «temps» passé à suivre ces programmes. Ces coûts peuvent être importants et différents d'un régime à l'autre.

Si l'on avait tenu compte de tous les coûts et mesuré l'efficacité de l'intervention, ces différents régimes pourraient bien avoir eu des coûts différents.

Coûts et retombées économiques du traitement de l'obésité dans les pays en développement

Aucune analyse des coûts économiques du traitement de l'obésité dans les pays en développement n'a été réalisée. Toutefois, d'autres analyses du coût des interventions sanitaires montrent que la prévention a un meilleur rapport coût/efficacité que le traitement une fois la maladie diagnostiquée. Dans le Tableau 6.4, on compare les coûts de plusieurs séries d'interventions de santé publique (notamment en matière d'éducation, d'information, de surveillance et de contrôle) à ceux de certains services cliniques de soins primaires dans des pays en développement où le traitement des traumatismes et des infections constitue l'essentiel des besoins. Les pays en développement à faible revenu n'ont pas les ressources nécessaires pour fournir autre chose que des services de santé publique et de soins cliniques essentiels. Dans les pays en développement à revenu intermédiaire, le coût élevé des services cliniques non essentiels (voir Tableau 6.4) signifie que le coût des maladies chroniques est plus important que celui de n'importe quelle autre forme de soins de santé. Ainsi, il semblerait qu'il soit plus rentable d'utiliser l'argent affecté à la lutte contre l'obésité et d'autres maladies non transmissibles pour la prévention plutôt que pour des traitements coûteux administrés à des stades avancés de la maladie.

Les mesures de santé publique visant à prévenir l'obésité présentent l'avantage supplémentaire de passer par la création, au sein d'une communauté, de structures physiques et sociales nouvelles ou améliorées, dont beaucoup ont des effets positifs à long terme pour les générations présentes et à venir. Toutefois, les systèmes de traitement vont probablement nécessiter des dépenses récurrentes au fur et à mesure que de nouveaux cas d'obésité apparaîtront et exigeront des traitements à long terme ou répétés. A l'heure actuelle, dans les pays en développement, la plupart des sujets qui présentent un surpoids ne sont pas traités et l'on pense que la demande d'aide médicale et diététique va rapidement augmenter. En outre, les ressources limitées vont alors être détournées pour payer des régimes amaigrissants et autres aides à la perte de poids.

Tableau 6.4
Répartition des dépenses publiques de santé dans les pays en développement, 1990[a]

Type de service	Répartition dans les pays en développement (US $ par personne par an)[b]		Contenu des interventions en rapport avec la santé	Coût par DALY (US $)
	Réelle	Proposée		
Ensemble d'interventions de santé publique	1	5	Vaccinations ; programmes de santé scolaire ; lutte contre le tabac et l'alcool ; informations en matière de santé, de nutrition et de planification familiale ; lutte antivectorielle ; prévention des MST ; surveillance et suivi.	25
Services cliniques essentiels	4–6[c]	10	Traitement de la tuberculose, des MST ; infections et traumatismes mineurs ; prise en charge de l'enfant malade ; soins prénatals et lors de l'accouchement ; planification familiale ; évaluation, conseils et soulagement des douleurs légères.	25–75
Services cliniques non essentiels[d]	13–15	6	Tous les autres services, notamment le traitement à faible coût du cancer, des maladies cardio-vasculaires, d'autres maladies chroniques, des traumatismes majeurs et des troubles neurologiques et psychiatriques.	>1000
Total	21	21		

[a] Source : références bibliographiques *35* et *36*.
[b] Ces estimations concernent l'ensemble des pays en développement, c'est-à-dire la moyenne des coûts enregistrés dans les pays à faible revenu (revenu annuel, US $350 par habitant) et dans les pays à revenu intermédiaire (revenu annuel, US $2500 par habitant). Les chiffres indiqués doivent être considérés comme étant approximatifs.
[c] D'après les estimations des rapports de la Banque mondiale pour le secteur de la santé, on évalue à 20 à 30% de l'ensemble des dépenses publiques de santé le montant actuel des dépenses pour les services cliniques essentiels.
[d] Calculés à partir du coût total de l'ensemble des interventions de santé moins le coût de l'ensemble des interventions de santé publique et des services cliniques essentiels.

Dans les pays en développement où des épidémies de maladies non transmissibles apparaissent ou montrent une accélération, une proportion importante des décès qui leur sont imputables se produisent au milieu des années productives de l'individu, à des âges bien inférieurs à ceux observés dans les pays développés. La charge de morbidité imputable à la surcharge pondérale dans les sociétés en transition risque d'être considérable du fait du nombre absolu de personnes à risque, de l'importante diminution de l'espérance de vie qu'elle entraîne et du fait que ce problème touche notamment des personnes jouant un rôle important dans le développement économique.

Bibliographie

1. Davey PJ, Leeder SR. The cost of cost-of-illness studies. *Medical Journal of Australia*, 1993, **158**:583–584.

2. Perry IJ et al. Prospective study of risk factors for development of non-insulin-dependent diabetes in middle-aged British men. *British Medical Journal*, 1995, **310**:560–564.

3. Rimm EB et al. Body size and fat distribution as predictors of coronary heart disease among middle-aged and older US men. *American Journal of Epidemiology*, 1995, **141**:1117–1127.

4. Walker M. Weight change and risk of heart attack in middle-aged British men. *International Journal of Epidemiology*, 1995, **24**:694–703.

5. MacMahon SO et al. Blood pressure, stroke, and coronary heart disease. Part I, Prolonged differences in blood pressure: prospective observational studies corrected for the regression dilution bias. *Lancet*, 1990, **335**:765–774.

6. Abbott RD et al. Body mass index and thromboembolic stroke in nonsmoking men in older middle age. The Honolulu Heart Program. *Stroke*, 1994, **25**:2370–2376.

7. La Vecchia C et al. Risk factors for gallstone disease requiring surgery. *International Journal of Epidemiology*, 1991, **20**:209–215.

8. Carlson JT et al. High prevalence of hypertension in sleep apnea patients independent of obesity. *American Journal of Respiratory and Critical Care Medicine*, 1994, **150**:72–77.

9. Zhang S et al. Better breast cancer survival for postmenopausal women who are less overweight and eat less fat. The Iowa Women's Health Study. *Cancer*, 1995, **76**:275–283.

10. Yong LC et al. Prospective study of relative weight and risk of breast cancer: the Breast Cancer Detection Demonstration Project follow-up study, 1979 to 1987–89. *American Journal of Epidemiology*, 1996, **143**:985–995.

11. Giovannucci E et al. Physical activity, obesity and risk for colon cancer and adenoma in men. *Annals of Internal Medicine*, 1995, **122**:327–334.

12. **Siega-Riz AM, Adair LS, Hobel CJ.** Institute of Medicine maternal weight gain recommendations and pregnancy outcome in a predominantly Hispanic population. *Obstetrics and Gynecology*, 1994, **84**:565–573.

13. **Spector TD, Hart DJ, Doyle DV.** Incidence and progression of osteoarthritis in women with unilateral knee disease in the general population: the effect of obesity. *Annals of the Rheumatic Diseases*, 1994, **53**:565–568.

14. **Voigt LF et al.** Smoking, obesity, alcohol consumption, and the risk of rheumatoid arthritis. *Epidemiology*, 1994, **5**:525–532.

15. **Murray CJL, Lopez AD.** *The global burden of disease.* Boston, Massachusetts (Etats-Unis d'Amérique), Harvard University Press, 1996.

16. **National Health and Medical Research Council.** Economic issues in the prevention and treatment of overweight and obesity. In: *Acting on Australia's weight: a strategic plan for the prevention of overweight and obesity.* Canberra (Australie), Australian Government Publishing Service, 1997:85–95.

17. **Lévy E et al.** The economic cost of obesity: the French situation. *International Journal of Obesity and Related Metabolic Disorders*, 1995, **19**:788–792.

18. **Seidell J, Deerenberg I.** Obesity in Europe — prevalence and consequences for the use of medical care. *PharmacoEconomics*, 1994, **5**(Suppl. 1):38–44.

19. **Wolf AM, Colditz GA.** The costs of obesity: the U.S. perspective. *PharmacoEconomics*, 1994, **5**:34–37.

20. **Colditz GA.** Economic costs of obesity. *American Journal of Clinical Nutrition*, 1992, **55**(2 Suppl.):503S–507S.

21. *Tipping the scales.* Melbourne, The Consumer Advocacy and Financial Counselling Association of Australia, 1992.

22. **Häkkinen U.** The production of health and the demand for health care in Finland. *Social Science and Medicine*, 1991, **33**:225–237.

23. **Sonne-Holm S, Sorensen TI.** Prospective study of attainment of social class of severely obese subjects in relation to parental social class, intelligence and education. *British Medical Journal*, 1986, **292**:586–589.

24. **Gortmaker SL et al.** Social and economic consequences of overweight in adolescence and young adulthood. *New England Journal of Medicine*, 1993, **329**:1008–1012.

25. **Sjöström L, Narbro K, Sjöström D.** Costs and benefits when treating obesity. *International Journal of Obesity and Related Metabolic Disorders*, 1995, **19**(Suppl. 6):S9–S12.

26. **Rissanen A et al.** Risk of disability and mortality due to overweight in a Finnish population. *British Medical Journal*, 1990, **301**:835–837.

27. *Rapport sur la Santé dans le Monde 1997. Vaincre la souffrance. Enrichir l'humanité.* Genève, Organisation mondiale de la Santé, 1997.

28. *Chile: the adult health policy challenge.* Washington, DC, Banque mondiale, 1995 (World Bank Country Study Series).

29. Collins RW, Anderson JW. Medication cost savings associated with weight loss for obese non-insulin-dependent diabetic men and women. *Preventive Medicine*, 1995, **24**:369–374.

30. *National health strategy: pathways to better health*. Canberra (Australie), Department of Health, Housing and Community Services, Mars 1993 (Issues Paper no. 7).

31. Shephard RJ. Current perspectives on the economics of fitness and sport with particular reference to worksite programs. *Sports Medicine*, 1989, **7**:286–309.

32. Shephard RJ. A critical analysis of work-site fitness programs and their postulated economic benefits. *Medicine and Science in Sports and Exercise*, 1992, **24**:354–370.

33. Segal L, Dalton A, Richardson J. *The cost-effectiveness of primary prevention for non-insulin-dependent diabetes mellitus*. Melbourne (Australie), Health Economics Unit, Faculty of Business and Economics, Monash University, 1997 (Centre for Health Program Evaluation, Research Report 8).

34. Spielman AB et al. The cost of losing: an analysis of commercial weight-loss programs in a metropolitan area. *Journal of the American College of Nutrition*, 1992, **11**:36–41.

35. Banque mondiale. *Rapport sur le développement dans le monde 1993. Investir dans la santé*. Washington, DC, Banque mondiale, 1993.

36. *Food, nutrition and the prevention of cancer: a global perspective*. Washington, DC, World Cancer Research Fund/American Institute for Cancer Research, 1997.

PARTIE III

Comment s'installent le surpoids et l'obésité

7. Facteurs jouant un rôle dans l'apparition du surpoids et de l'obésité

7.1 Introduction

Pour parler simplement, l'obésité est la conséquence d'un déséquilibre énergétique — l'apport dépassant la dépense pendant une très longue période. De nombreux facteurs complexes et très divers peuvent donner naissance à un bilan énergétique positif, mais l'on pense que c'est l'interaction entre un certain nombre de ces facteurs et non l'influence de l'un ou l'autre facteur particulier, qui en est responsable. Contrairement à ce que pensent généralement le grand public et une partie de la communauté médicale et scientifique, il est manifeste que l'obésité n'est pas simplement le résultat d'une gourmandise excessive ou d'une absence d'activité physique.

Dans les sections qui suivent sont examinés les divers facteurs influant sur l'apport et la dépense énergétiques et considérés comme importants pour la prise de poids et l'apparition de l'obésité. On trouvera à la section 7.2 un aperçu des principes fondamentaux qui régissent l'équilibre énergétique, la régulation physiologique du poids corporel et la dynamique de la prise de poids. Dans la section 7.3, on examine le rôle des facteurs diététiques et de l'activité physique dans la prise de poids. Dans la section 7.4, on évoque la multitude de forces environnementales et sociétales qui ont un effet néfaste sur l'alimentation et l'activité physique et qui peuvent ainsi submerger les processus régulateurs normaux contrôlant l'équilibre énergétique à long terme. Enfin, dans la section 7.5, on analyse les divers facteurs génétiques, physiologiques ou médicaux qui peuvent déterminer la sensibilité d'un individu à ces forces et qui l'exposent ainsi à un risque accru de prise de poids et d'obésité.

Il convient de prendre note de ce qui suit :

- L'obésité peut résulter d'un déséquilibre énergétique mineur conduisant à une prise de poids progressive mais persistante sur une période très longue. Une fois l'obésité installée, les processus physiologiques ont tendance à maintenir le nouveau poids.

- Le poids est principalement régulé par une série de processus physiologiques, mais il est également influencé par des facteurs sociétaux et cognitifs externes.

- Concernant l'obésité les tendances épidémiologiques récentes indiquent que le problème posé par l'obésité dans le monde a pour cause principale des changements comportementaux et environnementaux. La progression rapide de l'obésité s'est faite dans un laps de temps trop court pour qu'il y ait eu des modifications génétiques importantes dans les populations.

- On pense que la proportion croissante de graisses dans le régime alimentaire et la valeur énergétique accrue de ce dernier auxquelles s'ajoutent une diminution de l'activité physique et une augmentation des comportements sédentaires sont les principaux facteurs de l'augmentation du poids moyen des populations. S'occuper de ces questions semble être le moyen le plus efficace de combattre la progression du surpoids et de l'obésité dans la communauté.

- Le problème mondial de l'obésité peut être considéré comme une conséquence des problèmes sociaux, économiques et culturels considérables auxquels sont confrontés aujourd'hui les pays en développement et les pays nouvellement industrialisés, ainsi que les minorités ethniques et les populations défavorisées des pays développés. La progression constante des taux d'obésité, de DNID, d'hypertension, de dyslipidémie et de maladies cardio-vasculaires, couplés au tabagisme et à l'alcoolisme, sont fréquemment le résultat du processus de modernisation/d'acculturation.

- Les études épidémiologiques, génétiques et moléculaires réalisées dans de nombreuses populations du monde laissent à penser qu'il existe des gens davantage prédisposés que d'autres à la prise de poids et à l'obésité. Des facteurs génétiques, biologiques et personnels tels que le fait d'arrêter de fumer, le sexe et l'âge interagissent pour déterminer la sensibilité d'une personne à la prise de poids.

- Certains groupes ethniques semblent être particulièrement prédisposés à l'obésité lorsqu'ils sont exposés au mode de vie des sociétés d'abondance, même si la sensibilité aux maladies associées à l'obésité n'est pas la même dans tous ces groupes.

7.2 Equilibre énergétique et régulation physiologique du poids

On trouvera à la Figure 7.1 les principales influences qui s'exercent sur l'équilibre énergétique et la prise de poids.

7.2.1 *Principes fondamentaux régissant le bilan énergétique*

Le principe fondamental qui régit le bilan énergétique est le suivant :

Modifications
des réserves = apport énergétique − dépense énergétique
énergétiques

Le bilan énergétique est positif lorsque l'apport énergétique est plus important que la dépense ; il favorise une augmentation des réserves

Figure 7.1
Influences s'exerçant sur le bilan énergétique et la prise de poids (régulation énergétique)

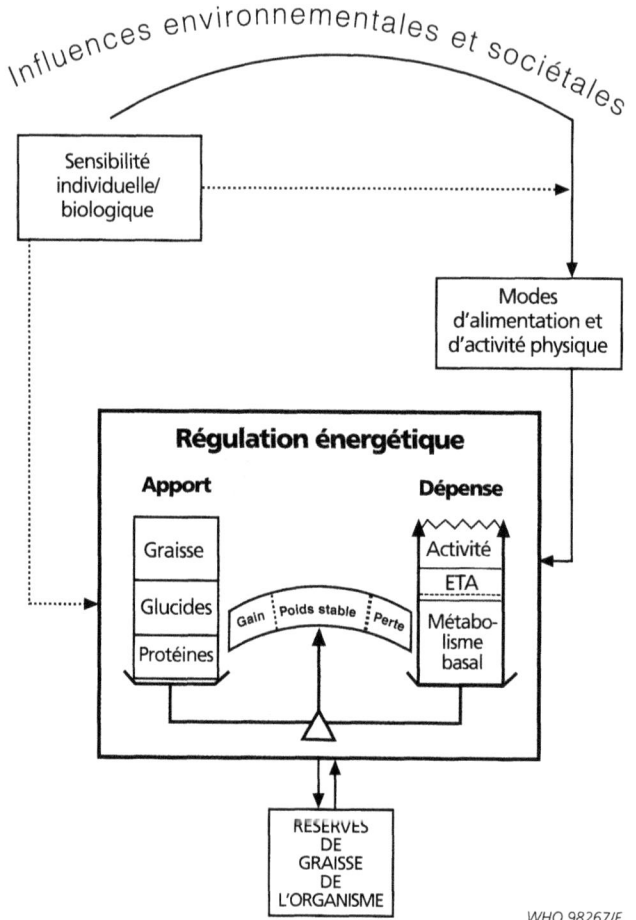

Ce diagramme montre les principes fondamentaux de l'équilibre et de la régulation énergétiques. Il y a bilan énergétique positif lorsque l'apport énergétique est supérieur à la dépense et favorise la prise de poids. A l'inverse, un bilan énergétique négatif favorise la diminution des réserves de graisse de l'organisme et la perte de poids. Le poids est régulé par une série de processus physiologiques qui ont la capacité de le maintenir dans des limites relativement étroites (poids stable). On pense que l'organisme se défend plus vigoureusement contre la dénutrition et la perte de poids qu'il ne le fait contre la surconsommation et la prise de poids. Toutefois, des forces sociétales et environnementales importantes influent sur l'apport et la dépense énergétiques et peuvent submerger les processus physiologiques mentionnés précédemment. La sensibilité des individus à ces forces est fonction de facteurs génétiques et biologiques tels que le sexe, l'âge et l'activité hormonale, sur lesquels on a peu ou pas d'action. On estime que les facteurs diététiques et l'activité physique sont les facteurs intermédiaires modifiables à travers lesquels les forces favorisant la prise de poids s'exercent.

ETA = Effet thermique des aliments.

Tableau 7.1
Teneur énergétique des macronutriments

Macronutriments	valeur énergétique	
	(kcal/g)	(kJ/g)
Graisses	9	37
Alcool	7	29
Protéines	4	17
Glucides	4	16

énergétiques et la prise de poids. A l'inverse, le bilan énergétique est négatif lorsque l'apport est inférieur à la dépense, favorisant une diminution des réserves énergétiques et donc une perte de poids.

Normalement, le bilan énergétique oscille d'un repas à l'autre, d'un jour à l'autre et d'une semaine à l'autre sans aucune modification durable des réserves de l'organisme ou du poids. Chez tout individu, de nombreux mécanismes physiologiques agissent pour réaliser un équilibre entre l'apport énergétique total et la dépense énergétique totale et conserver un poids stable dans le long terme. Ainsi, ce n'est que lorsqu'il y a eu un bilan énergétique positif pendant une période prolongée que l'obésité est susceptible d'apparaître.

Apport énergétique
L'apport énergétique total représente l'ensemble de l'énergie consommée sous forme d'aliments et de boissons pouvant être métabolisés par l'organisme. Le Tableau 7.1 montre la teneur énergétique des macronutriments présents dans les aliments et boissons. Les graisses fournissent la plus forte énergie par unité de poids et les glucides et les protéines la plus faible. Les fibres subissent une dégradation bactérienne dans le gros intestin libérant des acides gras volatils qui sont ensuite absorbés et utilisés sous forme d'énergie. La teneur énergétique des fibres est de l'ordre de 6,3 kJ/g (1,5 kcal/g) (*1*).

Dépense énergétique
Le second volet de l'équation qui permet le calcul du bilan énergétique, à savoir la dépense énergétique totale, renferme les trois principaux éléments suivants :

— le métabolisme de base ;
— la thermogenèse post-prandiale (production thermique induite par les repas) ;
— l'activité physique.

La mesure dans laquelle chaque élément contribue à la dépense énergétique totale varie en fonction de la régularité et de l'intensité de l'activité physique. Chez l'adulte sédentaire, le métabolisme basal représente près de 60% de la dépense énergétique totale, la réponse thermogène environ 10% et l'activité physique les 30% restants. Chez ceux qui exercent un travail manuel difficile, la dépense énergétique totale augmente et la proportion de la dépense due à l'activité physique peut atteindre 50%. La thermogenèse post-prandiale semble rester constante à 10%, laissant au métabolisme basal 40% de la dépense énergétique totale. Si ce dernier peut présenter des variations intrinsèques d'un individu à l'autre pour un même poids, de l'ordre de ± 25%, il est strictement contrôlé chez chaque personne (2). Chez un individu, la variable clef de la dépense énergétique est donc le degré d'activité physique.

7.2.2 Régulation physiologique du poids corporel

Des facteurs sociétaux et cognitifs peuvent dans une certaine mesure jouer un rôle dans le contrôle du poids, mais ce sont toutes sortes de processus physiologiques qui sont principalement responsables de la régulation du poids de l'organisme. Dans les sociétés traditionnelles, où les gens ont tendance à avoir davantage d'activité physique, et à condition que l'approvisionnement ne soit pas limité, peu d'adultes présentent une insuffisance ou une surcharge pondérale, et ce malgré l'interaction des cycles saisonniers du travail, les festivités, les sensibilités individuelles à l'obésité pour des raisons génétiques ou physiologiques, et toute la gamme des activités physiques qui peuvent exister dans une société. Ces mécanismes physiologiques représentent un processus biologique fondamentalement important que l'on peut observer dans l'ensemble du règne animal. On pense que l'organisme se défend mieux contre la dénutrition et la perte de poids qu'il ne le fait contre la surconsommation et la prise de poids (3).

Les mécanismes physiologiques responsables de la régulation du poids ne sont pas complètement élucidés. Cependant, tout porte à croire qu'il existe une série de mécanismes qui agissent comme des signaux au niveau de l'intestin, du tissu adipeux et du cerveau et peut-être dans d'autres tissus, mécanismes qui détectent l'arrivée d'éléments nutritifs, leur distribution et leur métabolisme et/ou leur stockage. Ces mécanismes sont coordonnés dans le cerveau et entraînent des modifications au niveau de l'alimentation, de l'activité physique et du métabolisme, de façon à conserver les réserves énergétiques de l'organisme. La découverte récente de la leptine, une hormone sécrétée par les adipocytes en fonction de leurs réserves en triglycérides et qui se fixe à des récepteurs situés dans l'hypothalamus, fournit des indications intéressantes sur les éventuels systèmes de signaux régulateurs qui entrent en jeu pour maintenir l'équilibre

Figure 7.2
Processus physiologiques en jeu dans la régulation du poids corporel

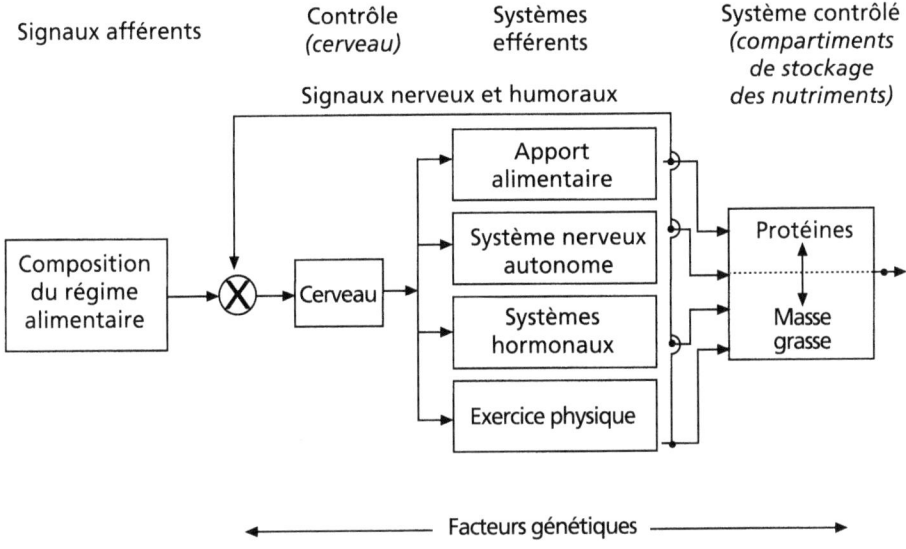

Ce diagramme montre l'interaction entre les différents mécanismes de régulation énergétique et pondérale chez l'homme. Le cerveau intègre toute une série de signaux afférents (nutritifs, métaboliques, hormonaux et nerveux) et répond en modifiant l'apport alimentaire, l'activité du système nerveux autonome, les réponses hormonales ou l'activité physique spontanée. Les différents éléments déterminent alors directement ou indirectement la proportion d'énergie alimentaire qui va être déposée sous forme de protéines plutôt que de graisse.

énergétique. Toutefois, il reste encore beaucoup à apprendre sur ces systèmes, dont certains sont illustrés dans la Figure 7.2.

7.2.3 *Dynamique de la prise de poids*

Malgré la régulation physiologique importante qui s'exerce sur le poids comme on l'a vu plus haut, un bilan énergétique positif peut conduire à une prise de poids s'il perdure. Un bilan énergétique positif chronique débute par un apport énergétique supérieur aux besoins à la suite d'une augmentation de l'apport énergétique total, d'une diminution de la dépense énergétique totale, ou d'une combinaison des deux. Actuellement, on dispose de peu d'informations sur les fluctuations du bilan énergétique qui conduisent à la prise de poids et à l'obésité. Il est possible que des écarts importants par rapport à l'équilibre, répétés à intervalles réguliers puissent favoriser la prise de poids, mais on pense qu'un léger écart régulier sur une longue période est également capable de se solder par une prise de poids importante.

La Figure 7.3 montre qu'on peut distinguer dans le processus de prise de poids les trois phases suivantes :

Figure 7.3
Effet d'un apport énergétique supérieur aux besoins sur la dépense énergétique, le bilan énergétique et le poids corporel[a]

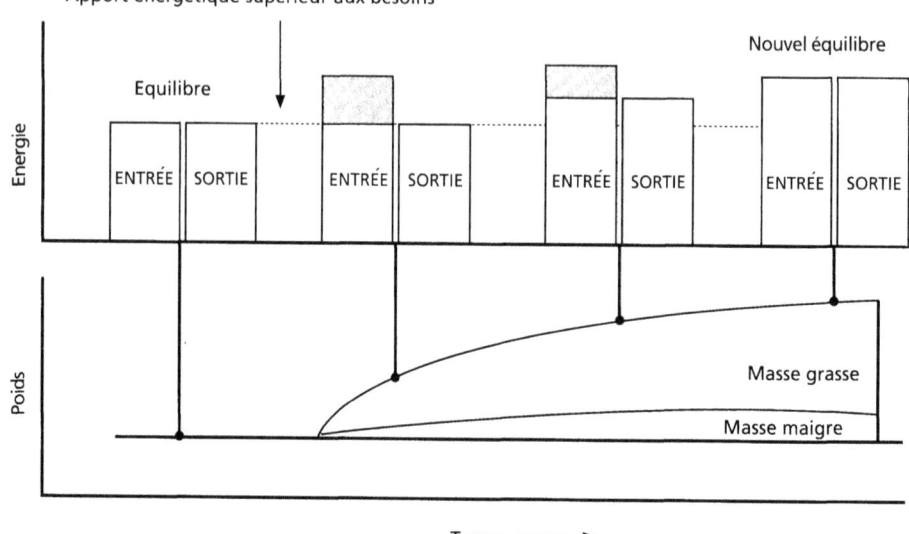

Un apport énergétique constamment supérieur aux besoins conduira à une prise de poids progressive. Toutefois, l'importance du déséquilibre énergétique diminue progressivement au fur et à mesure de la prise de poids, du fait d'une augmentation du métabolisme associée à une masse maigre plus importante et à un tissu adipeux plus développé. Un nouvel équilibre à un poids plus élevé finit par s'installer, équilibre qui est à nouveau préservé par des mécanismes physiologiques. Ainsi, il est plus difficile de perdre le poids qui a été pris que de se retrouver dans un second cycle d'augmentation du poids s'il y a, par exemple, une baisse d'activité physique qui coïncide avec une nouvelle période de bilan énergétique positif prolongé.

[a] D'après Schutz Y. Macronutrients and energy balance in obesity. *Metabolism*, 1995, 4(9 Suppl. 3):7–11, avec l'aimable autorisation de l'auteur (*4*).

- La *phase pré-obèse statique*, lorsque le sujet présente depuis longtemps un bilan énergétique et un poids constants.

- La *phase dynamique*, au cours de laquelle le sujet prend du poids par suite d'un apport énergétique supérieur à la dépense pendant une période prolongée.

- La *phase obèse statique*, lorsque le bilan énergétique est rétabli mais pour un poids désormais plus important qu'au cours de la phase pré-obèse statique.

La phase dynamique peut durer plusieurs années et comporte souvent des fluctuations considérables du poids (prises et pertes de poids cycliques) dues aux efforts que fait consciemment l'individu pour retrouver un poids inférieur. Toutefois, en l'absence d'intervention, l'écart entre apport et dépense énergétique est progressivement gommé à cause d'une augmentation du métabolisme basal due à une masse maigre plus importante (y compris dans les tissus adipeux développés) et à une dépense physique supplémentaire imposée par le surpoids (5). On peut également observer une augmentation du métabolisme au repos en cas d'hyperphagie (6).

Une fois la phase obèse statique installée, il semble que des mécanismes de défense de ce nouveau poids se mettent en place. La meilleure illustration en est la réponse des sujets obèses à la sous-alimentation ; ils montrent un ralentissement du métabolisme lorsque l'organisme détecte la perte énergétique (7) et une augmentation inconsciente et physiologiquement dictée de l'apport énergétique (8).

7.2.4 *Répercussions en santé publique*

Etant donné l'épidémie mondiale d'obésité qui sévit, l'objectif devrait être :

— de recenser les facteurs environnementaux, notamment les changements sociétaux, qui ont submergé les processus régulateurs physiologiques mentionnés ci-dessus ;
— de déterminer si certains individus sont plus sensibles à ces influences pour des raisons médicales, comportementales ou génétiques.

7.3 Facteurs diététiques et activité physique

Les facteurs diététiques et l'activité physique ont une forte influence sur le bilan énergétique et peuvent être considérés comme les principaux facteurs modifiables à travers lesquels beaucoup des forces extérieures favorisant la prise de poids s'exercent (Figure 7.1). En particulier, des régimes alimentaires riches en graisse et énergétiques et des modes de vie sédentaires sont les deux caractéristiques les plus étroitement associées à l'augmentation de la prévalence de l'obésité partout dans le monde.

7.3.1 *Facteurs diététiques*

Composition des macronutriments
Les expériences effectuées chez les animaux au laboratoire et les études cliniques réalisées chez l'homme ont montré à maintes reprises que les facteurs diététiques, en particulier l'importance de l'apport lipidique et énergétique, sont fortement et positivement associés à la surcharge pondérale. En revanche, les études en population sur le régime alimentaire et l'obésité ont donné des résultats

contradictoires. Ces contradictions ont été attribuées à un certain nombre de facteurs notamment à des failles dans la conception des études, à des défauts méthodologiques, à des facteurs de confusion et à des erreurs de mesure aléatoires et/ou systématiques dans les données, surtout dans les données diététiques (9). Ainsi, dans les études en population où l'on prête une attention particulière aux déterminants de l'obésité, on observe une association positive entre les facteurs diététiques et l'obésité, identique à celle retrouvée dans les modèles animaux et les études cliniques réalisées chez l'homme (10).

Apport énergétique. La graisse alimentaire a une valeur énergétique supérieure à celle des autres macronutriments (voir Tableau 7.1, p. 115 et Tableau 7.2, p. 123). On pense qu'elle est en grande partie responsable de l'effet d'hyperphagie, ou *surconsommation passive* comme on l'appelle souvent, que montrent de nombreux sujets exposés à des aliments riches en graisse (3). L'effet stimulateur des aliments gras sur l'apport énergétique peut également être dû à la sensation agréable que procure au niveau buccal les aliments riches en graisse (11).

L'organisme compense dans une certaine mesure la surconsommation énergétique due aux aliments riches en graisse, mais l'on pense que les signaux de contrôle de l'appétit déclenchés par l'ingestion de graisse sont trop faibles, ou trop différés, pour éviter que ne soit consommé rapidement un repas riche en graisse. Des prises épisodiques de ces aliments sont par conséquent particulièrement susceptibles de submerger ces signaux et le contrôle de l'apport alimentaire dépend alors de processus régulateurs à long terme, qui semblent moins en mesure de répondre à la suralimentation qu'à la dénutrition avec perte de poids. Les fibres, en revanche, limitent l'apport énergétique en abaissant la valeur énergétique des aliments et en laissant le temps aux signaux de contrôle de l'appétit d'apparaître avant que de grandes quantités de calories aient été consommées (3).

Rien ne permet de penser que des apports importants de sucre submergent les signaux de contrôle de l'appétit de la même manière que les graisses. Toutefois, il semblerait d'après des essais à court terme, que les régimes alimentaires pauvres en graisses et riches en glucides complexes ayant une faible valeur énergétique consommés à volonté, permettent de perdre du poids. Ce n'est pas le cas avec les régimes énergétiques, que la valeur énergétique ait été accrue en modifiant la teneur en graisse, ou qu'elle l'ait été en modifiant la teneur en sucre (12). Des études approfondies sont nécessaires avant de pouvoir tirer des conclusions de ces travaux.

Stockage de l'énergie et équilibre des macronutriments. La composition du régime alimentaire en macronutriments influe également sur la mesure dans laquelle l'énergie en excès va être stockée, en fonction de la capacité qu'ont ces macronutriments à être stockés dans l'organisme, ceux ayant une faible capacité de stockage étant de préférence oxydés lorsque les apports dépassent les besoins :

- *Alcool* : n'a aucune capacité de stockage dans l'organisme ; de sorte que tout l'alcool ingéré est immédiatement oxydé. Cette réponse mobilise l'ensemble des voies métaboliques oxydatives et réduit la vitesse à laquelle les autres aliments sont oxydés.

- *Protéines* : ont une capacité de stockage limitée dans l'organisme, qui n'est accessible que par l'intermédiaire d'une perte de la masse maigre. Le métabolisme des acides aminés est strictement régulé pour faire en sorte que tout excès soit oxydé.

- *Glucides* : Il existe une petite capacité de stockage sous forme de glycogène. L'apport et l'oxydation des glucides sont strictement «autorégulés», des changements rapides et importants survenant au niveau de l'oxydation des glucides en réponse à des modifications de l'apport en glucides. Les glucides en excès peuvent également être convertis en graisse, mais c'est une voie métabolique qui n'est pas beaucoup utilisée chez l'homme, à moins qu'on ne consomme en excès un régime alimentaire riche en glucides et pauvre en graisses. Toutefois, lorsque les glucides sont oxydés, l'oxydation des acides gras est réduite, de sorte que la graisse alimentaire est stockée et la graisse endogène conservée. En cas de surconsommation de glucides, près de 60 à 80 % de l'énergie en excès peut être ainsi stockée (*13*).

- *Lipides* : La capacité de stockage des graisses dans l'organisme est pratiquement illimitée et l'excès de graisses alimentaires n'accroît pas de façon marquée leur oxydation. Ces lipides en excès sont facilement stockés dans les dépôts des tissus adipeux, et ce très efficacement (à 96 %).

Ainsi, l'ensemble des données laissent à penser que l'équilibre glucidique et protéinique est bien régulé, mais pas l'équilibre lipidique. Il apparaît que les changements de poids enregistrés à la suite des diverses tentatives pour perdre du poids sont principalement dus à des perturbations de l'équilibre lipidique, puisque ce sont elles qui représentent la majeure partie du déséquilibre enregistré au niveau de l'énergie totale (*13–19*).

Cependant, il faut qu'à long terme l'équilibre lipidique soit régulé pour pouvoir parvenir à un équilibre tant énergétique que des macronutriments. Le fait de parvenir à nouveau à l'équilibre lipidique à la suite d'une perturbation du bilan énergétique semble exiger une modification de la masse grasse de l'organisme. Il est possible que ce soit parce que l'oxydation des lipides est directement fonction de la masse grasse (20), mais on ignore de quelle façon la masse grasse et l'oxydation lipidique totale sont reliées. A titre d'exemple, une augmentation des graisses alimentaires sans que soit rapidement modifiée l'oxydation des lipides donnera un bilan lipidique positif et entraînera donc une augmentation de la masse grasse. Au fur et à mesure que la masse grasse augmente, l'oxydation lipidique augmente également. La masse grasse va augmenter jusqu'au moment où l'oxydation lipidique correspondra à l'apport en graisses et la masse grasse sera alors stabilisée à un nouveau niveau, plus élevé.

Sapidité des aliments et plaisir qu'ils procurent. La sapidité des aliments joue un rôle important sur le comportement (3). Elle tend à favoriser la consommation et constitue l'un des moteurs les plus puissants pour faire pencher la balance en faveur d'un bilan énergétique positif plutôt que négatif. Elle augmente à la fois la vitesse à laquelle les aliments sont consommés et la sensation de faim au cours des repas et entre ceux-ci. La présence de graisse dans les aliments est particulièrement agréable et est associée au plaisir gustatif. L'industrie agroalimentaire a largement tiré parti de ce phénomène en élaborant des aliments de plus en plus goûteux. En outre, le plaisir que procurent les aliments peut être considéré comme une récompense par ceux qui les consomment et déterminer un comportement favorisant la surconsommation.

Le sucré est l'un des goûts les plus puissants, les plus facilement reconnus et qui procurent le plus de plaisir de sorte que de nombreux aliments sont sucrés de manière à accroître leur sapidité et leur consommation. La consommation des sucres entraîne cependant une suppression ultérieure d'une quantité de l'apport énergétique grossièrement équivalente à la quantité fournie par les sucres (21). Malgré tout, on s'attend à ce que les aliments sucrés riches en graisse prédisposent à une consommation énergétique excessive puisque le fait qu'ils soient sucrés et d'une texture agréable renforce leur attrait et que les graisses n'ont qu'un effet suppresseur faible sur l'appétit et la consommation. On a observé que les femmes obèses montraient une préférence pour les mélanges sucre-graisse, qui pourrait bien être à l'origine d'une consommation énergétique excessive (22).

Aperçu du rôle des macronutriments dans la régulation du poids. Le Tableau 7.2 résume les principales caractéristiques des macronutriments. Les lipides semblent être ceux qui dans l'organisme menacent

Tableau 7.2
Caractéristiques des macronutriments

Caractéristique	Protéines	Glucides	Lipides
Capacité à rassasier	Elevée	Intermédiaire	Faible
Capacité à supprimer la faim	Elevée	Elevée	Faible
Contribution à l'apport énergétique quotidien	Faible	Elevée	Elevée
Valeur énergétique	Faible	Faible	Elevée
Capacité de stockage dans l'organisme	Faible	Faible	Elevée
Voie métabolique permettant de transférer des apports excessifs dans un autre compartiment	Oui	Oui	Non
Autorégulation (capacité à stimuler sa propre oxydation après ingestion)	Excellente	Excellente	Mauvaise

les systèmes régulateurs du poids puisqu'ils sont très mal régulés, au niveau aussi bien de la consommation que de l'oxydation. Il n'y a pas actuellement de consensus concernant le rôle de l'apport en sucre sur la régulation du poids, mais on s'inquiète de ce que la surconsommation d'aliments riches en sucre et en graisse puisse poser des problèmes, du moins dans certains sous-groupes de la population. Enfin, si des apports protéiniques importants semblent permettre de contrôler les apports énergétiques et favoriser une bonne régulation du poids, ils ont été associés (en particulier les protéines animales) à un certain nombre de conséquences indésirables pour la santé.

Modes d'alimentation
Habitudes alimentaires quotidiennes. Les recherches sur les habitudes alimentaires et la santé ont principalement été axées sur les fluctuations des concentrations de glucose et de lipides sanguins au cours de la journée, en particulier dans le contexte du contrôle du DNID. Il semble bien que du point de vue du contrôle de la glycémie et de l'hypertriglycéridémie, il vaille mieux grignoter que se gaver dans le cadre d'un régime isocalorique (*23*). Cependant, dans au moins une étude contrôlée, le mode d'alimentation n'a semblé avoir aucun effet sur le métabolisme ni sur l'équilibre énergétiques (*24*).

Dans la vie de tous les jours, le mode d'alimentation montre des variations considérables d'une population et d'une culture à l'autre. Le fait de grignoter régulièrement (des aliments riches en graisse) a été associé à une augmentation de l'apport alimentaire global dans les sociétés d'abondance, mais il s'agit là d'une conclusion qui reste controversée (*25*). D'autres données de ces mêmes sociétés laissent à penser que la restriction alimentaire et le fait de vouloir maigrir conduisent à sauter le petit déjeuner, ce qui peut entraîner une surconsommation au cours de la journée (26). Certaines personnes montrent en outre des prises alimentaires au cours de la nuit, peut-être dans le cadre d'un syndrome de fringale nocturne (27) associé à l'obésité, bien qu'on ignore quel est le mécanisme sous-jacent à cette association. Récemment, dans une étude effectuée chez des obèses cherchant à perdre du poids, on s'est aperçu que le pronostic en la matière était meilleur chez les femmes qui prenaient plusieurs petits repas dans la journée que chez celles qui prenaient les repas moins nombreux mais plus consistants.[1]

Troubles de l'alimentation. Les troubles de l'alimentation, en particulier ceux qui résultent d'un apport énergétique supérieur aux besoins, ont été incriminés dans le développement de l'obésité. Cependant, on ne sait pas si l'obésité est un résultat direct ou une cause sous-jacente de ces troubles. Pour une analyse plus détaillée des troubles de l'alimentation, notamment de l'hyperphagie boulimique et du syndrome de fringale nocturne, se reporter à la section 4.10.4.

7.3.2 *Activité physique*

Les données transversales révèlent souvent un rapport inverse entre IMC et activité physique (28–31), indiquant que les sujets obèses ou présentant un surpoids sont moins actifs que leurs homologues minces. Toutefois, ces corrélations ne mettent pas en évidence une relation de cause à effet et il est difficile de savoir avec certitude si les sujets obèses sont moins actifs du fait de leur obésité, ou si c'est leur faible degré d'activité qui a provoqué l'obésité. Quoi qu'il en soit, les résultats d'autres types d'études laissent à penser que des degrés d'activité faibles ou en diminution sont les premiers responsables de l'obésité ; par exemple, il n'y a pas d'obésité chez les athlètes de haut niveau, alors que ceux qui abandonnent le sport enregistrent fréquemment prise de poids et adiposité (32–35). En outre, la tendance séculaire à l'augmentation de la prévalence de l'obésité que l'on observe semble s'accompagner en parallèle d'une diminution de l'activité physique et d'une augmentation des comportements sédentaires. Prentice & Jebb (36) en fournissent un des meilleurs exemples, en utilisant des indicateurs bruts de l'inactivité, tels que le temps passé devant la télévision ou le nombre de voitures par foyer. Ces études laissent toutes à penser que la baisse de l'activité physique et/ou l'augmentation des comportements sédentaires jouent un rôle important dans la prise de poids et l'apparition de l'obésité. Des

---

[1] Astrup A. ed. *Food and eating habits*, 1996. Document de travail préparé par le sous-groupe Aliments et habitudes alimentaires du Groupe spécial international sur l'obésité.

données prospectives viennent encore renforcer cette conclusion. Dietz & Gortmaker (*37*), par exemple, ont montré que chez les jeunes enfants le temps passé devant la télévision est un facteur prédictif de l'IMC quelques années plus tard, tandis que Rissanen et al. (*34*) ont montré qu'un faible degré d'activité physique pendant les périodes de loisir est, chez l'adulte, un facteur prédictif d'une prise de poids importante (≥5 kg) dans les 5 ans qui suivent. Le fait de disposer de davantage de données prospectives permettra de préciser cette relation de cause à effet, mais il semble raisonnable de lier l'inactivité physique à une prise de poids future.

L'activité physique joue un rôle important dans la régulation physiologique du poids. En particulier, elle agit sur la dépense énergétique totale, le bilan lipidique et les apports alimentaires. On trouvera dans l'encadré 7.1 les différentes composantes de «l'activité physique» et une définition de «l'inactivité physique». Dans l'encadré 7.2, on introduit le concept de degré d'activité physique.

Part de l'activité physique dans la dépense énergétique totale

L'augmentation de la dépense énergétique caractérise intrinsèquement l'activité et l'exercice physiques. Les besoins en énergie augmentent dès le début de l'activité physique et cette augmentation des besoins dure tout au long de l'activité. La quantité totale d'énergie dépensée dépend des caractéristiques de l'activité physique (mode, intensité, durée et fréquence) et du sujet qui effectue l'exercice (corpulence, degré d'accoutumance et forme physique). Ces rapports ont été abondamment analysés dans la littérature (*43*) et où l'on trouve de nombreux tableaux donnant des valeurs approximatives du coût énergétique de diverses activités physiques.

Si l'exercice est vigoureux, la consommation d'oxygène reste au-dessus des niveaux de repos pendant un certain temps après la fin de l'exercice. Cette réponse métabolique est appelée «remboursement de la dette d'oxygène» et est due à la nécessité de restaurer les réserves énergétiques, en particulier les concentrations de glycogène dans le foie et les muscles. Cependant, par rapport au coût énergétique de l'exercice lui-même, la contribution du remboursement de la dette d'oxygène est probablement modeste. Dans une étude récente, on a estimé qu'au bout de 2 heures d'exercice d'intensité modérée, il représentait 200 kJ/jour de plus (48 kcal/jour) lorsqu'on faisait la moyenne sur 24 heures (*44*).

Si cela représente peu de chose par rapport à la dépense énergétique quotidienne totale, cela permet de maintenir l'équilibre énergétique lorsque l'exercice est pratiqué régulièrement.

> **Encadré 7.1**
> **Activité physique**
>
> L'activité physique est un terme global se référant à « tout mouvement des muscles squelettiques provoquant une importante augmentation de la dépense par rapport à la dépense énergétique au repos ». Elle a trois composantes principales (*38*) :
>
> - *le travail professionnel* : activités entreprises dans le cadre du travail.
> - *les tâches ménagères et autres corvées* : activités entreprises dans le cadre de la vie de tous les jours.
> - *l'activité physique de loisir* : activité entreprise pendant le temps libre. C'est une activité choisie en fonction des besoins et des intérêts personnels. Elle comprend l'exercice et le sport.
>   - *l'exercice* : sous-ensemble planifié et structuré d'activité physique de loisir, en général entreprise dans le but d'améliorer ou d'entretenir la bonne forme physique.
>   - *sport* : diversement défini dans le monde, mais suppose en général une forme d'activité physique dans laquelle il y a compétition. Peut également englober l'exercice en général et une activité donnée.
>
> La durée consacrée à chacune de ces trois composantes varie considérablement d'un sujet à l'autre et d'une population à l'autre.
>
> **Inactivité physique (sédentarité)**
>
> L'inactivité physique, ou comportement sédentaire, peut être définie comme «un état dans lequel les mouvements sont réduits au minimum et la dépense énergétique à peu près égale au métabolisme énergétique au repos (MER)» (*39*). Toutefois :
>
> - l'inactivité physique représente davantage qu'une absence d'activité ; elle comprend également la participation à des comportements physiquement passifs tel le fait de regarder la télévision, de lire, de travailler sur un ordinateur, de téléphoner à des amis, de conduire une voiture, de méditer ou de manger (*40*).
> - L'inactivité physique peut favoriser la prise de poids autrement qu'en réduisant la dépense énergétique. Par exemple, des études récentes effectuées chez des adolescents (*41*) et des adultes (*42*) ont mis en évidence un rapport net entre l'inactivité et d'autres pratiques néfastes pour la santé, telles que la consommation d'aliments moins bons pour la santé et un apport accru en graisse.

En plus du coût énergétique immédiat de l'activité physique et de la période de récupération (c'est-à-dire du remboursement de la dette d'oxygène), un exercice régulier peut agir sur plusieurs autres composantes de la dépense énergétique, notamment sur le métabolisme énergétique au repos (MER). S'il s'agit là d'un domaine de recherche

> **Encadré 7.2**
> **Degré d'activité physique**
>
> Le degré d'activité physique exprime la dépense énergétique quotidienne en multiple du métabolisme basal, permettant ainsi un ajustement approximatif en fonction de la corpulence des sujets. Les degrés d'activité physique constituent un mode d'expression de la dépense énergétique universellement accepté et permettent de véhiculer un concept facile à comprendre.
>
> Les sujets dont le métier suppose un exercice physique régulier vont très probablement avoir des degrés d'activité physique d'au moins 1,75. Ceux dont le mode de vie n'implique qu'une activité professionnelle et de loisir légère auront un degré d'activité physique compris entre 1,55 et 1,60. Les gens qui n'ont aucune activité d'aucune sorte auront un degré d'activité de l'ordre de 1,4.
>
> Pour éviter l'obésité, les populations doivent rester physiquement actives toute leur vie, avec un degré d'activité physique d'au moins 1,75. Ainsi :
>
> | *Mode de vie* | *Degré d'activité physique* |
> |---|---|
> | Sédentaire | 1,4 |
> | Activité limitée | 1,55–1,60 |
> | Physiquement actif | ≥1,75 |
>
> On trouvera ci-dessous les différentes manières par lesquelles on peut faire passer un degré d'activité physique de 1,55–1,60 à 1,75 ou davantage en ayant une activité modérée pendant une heure de plus chaque jour. Pour des activités plus énergiques, il faut moins d'une heure par jour pour amener le degré d'activité physique général moyen à 1,75.
>
> | *Durée* | *Taux d'activité*[a] | *Activité* |
> |---|---|---|
> | 1 heure | 4–5 | Marche soutenue (6 km/h) ; canoë kayak (5 km/h) ; bicyclette (12 km/h), jardinage ; baseball ; volleyball |
> | 45 minutes | 6–7 | Randonnée, bicyclette (15 km/h) ; patinage (14 km/h) ; ski nautique ; danse ; raquettes |
> | 30 minutes | 10–12 | Toute activité énergique, par exemple football ; hockey ; course à pied (13 km/h) ; rugby ; handball ; basketball (compétition) |
>
> [a] Taux d'activité = multiple du métabolisme basal.

encore sujet à controverse, plusieurs études récentes ont mis en évidence une association entre degré d'activité et MER (*45*). L'augmentation du métabolisme énergétique au repos disparaissant au bout de plusieurs jours d'inactivité, il est donc préférable de faire de l'exercice de façon régulière et prolongée (46). En outre, les exercices de résistance telle la musculation peuvent permettre d'entretenir ou d'augmenter la masse musculaire, favorisant ainsi une élévation du MER ou empêchant un ralentissement du métabolisme en présence d'une perte de poids (47).

Dépense énergétique dans le monde
Une croyance très répandue veut que la vie quotidienne dans les pays moins développés exige un effort physique beaucoup plus important ; par exemple, dans un pays en développement une femme consacre chaque jour de sa vie 30 à 150 minutes simplement à son approvisionnement en eau (48) et marche jusqu'à 1 heure 30 en effectuant ses tâches ménagères. Toutefois, il est difficile d'avoir des évaluations exactes de la dépense énergétique dans les conditions de vie normale; lorsqu'on a comparé les pays développés et les pays en développement, peu de différences ont été trouvées (49). Cet écart apparent s'expliquerait par le fait que les adultes dans les pays moins développés compensent en étant inactifs chaque fois qu'ils le peuvent ; en Ethiopie par exemple, l'énergie dépensée dans le cadre de l'activité physique diminue après la moisson (50). Deuxièmement, la limitation de l'activité physique pour économiser l'énergie représente la première ligne de défense contre l'agression énergétique provoquée par un apport alimentaire insuffisant. Ce type de réponse comportementale est illustré par les femmes rwandaises mal nourries, qui passent davantage de temps à des activités peu coûteuses sur le plan énergétique que leurs homologues mieux nourries (51). Toutefois, dans l'ensemble, il est raisonnable de conclure que les gens des pays moins développés, qui passent une partie considérable de leur temps à rechercher de la nourriture pour le repas suivant et à effectuer des tâches quotidiennes, dépensent davantage d'énergie au travail et ont une activité physique plus importante pour une corpulence donnée, que ceux des pays plus développés.

Effet de l'activité physique sur l'équilibre des graisses et du substrat
Activité physique régulière et équilibre du substrat. L'une des adaptations les plus importantes à l'exercice physique régulier est la capacité accrue à utiliser les graisses plutôt que les glucides lors d'une activité physique modérée. Ces différences deviennent considérables lorsque l'exercice est maintenu pendant une période plus longue ; des sujets physiquement entraînés métabolisent davantage de graisse à des niveaux de dépense énergétique donnés que des sujets non entraînés. On a montré, par exemple, que la vitesse d'oxydation des graisses dans un groupe de sujets non entraînés augmentait d'environ

20% après un programme d'entraînement physique de 12 semaines (*52*).

Il est particulièrement intéressant d'observer qu'un exercice physique modéré régulier permet à des volontaires vivant normalement de consommer à volonté un régime alimentaire renfermant 40% de graisse sans stocker de graisse excédentaire, tandis que les mêmes sujets, lorsqu'ils sont sédentaires, présentent un bilan énergétique et lipidique positif et donc un risque accru de présenter une surcharge pondérale et une obésité avec le temps. Cependant, si on leur offre un régime renfermant 20% de graisse, ils restent en équilibre même s'ils sont sédentaires (*53*). Si ces études physiologiques doivent être interprétées avec prudence, elles ont des répercussions profondes parce qu'elles laissent à penser qu'une interaction fondamentale entre le degré d'activité physique et la proportion de graisse alimentaire est ce qui détermine si l'équilibre énergétique peut être maintenu. On ignore quelle est la quantité précise de graisse alimentaire qui submerge la capacité de l'organisme à accroître l'oxydation des lipides en réponse à l'augmentation de l'exercice physique, et dans quelle mesure cette quantité de graisse alimentaire varie d'un sujet à l'autre. Toutefois, on pense que les gens qui maintiennent une activité physique modérée ou importante leur vie durant peuvent tolérer des régimes alimentaires riches en graisse (par exemple 35 à 40%), tandis que des apports lipidiques inférieurs (20–25%) peuvent être nécessaires pour réduire au minimum le déséquilibre énergétique et la prise de poids chez des sujets et dans des sociétés sédentaires. Ainsi, puisque la plupart des gens sont sédentaires dans les pays développés, il est raisonnable de supposer que l'équilibre lipidique est obtenu avec des apports en graisse inférieurs ou égaux à 30%. Dans les pays en développement, la quantité de graisse alimentaire compatible avec l'équilibre peut être plus élevée du fait de l'importance de l'énergie dépensée pour le travail et les tâches quotidiennes.

Intensité de l'exercice et équilibre du substrat. Les réponses métaboliques à une activité physique de faible et de forte intensité sont très différentes. La mesure dans laquelle les graisses et les glucides participent au métabolisme énergétique dépend du degré d'intensité de l'activité ; les graisses sont oxydées de préférence au cours des activités de faible intensité tandis que des glucides sont le combustible principal à forte intensité. Théoriquement, on atteint le degré relatif maximal d'oxydation des graisses chez l'adulte lorsque l'activité est modérée et se situe à 50–60% du maximum. De plus, les calculs théoriques laissent à penser que plusieurs périodes d'efforts intenses constituent un meilleur stimulus pour l'oxydation des graisses que l'énergie équivalente dépensée au cours d'activités prolongées moins intenses (54). Il est important de garder en mémoire que le nombre de grammes de graisse oxydés au cours d'une activité augmente avec l'intensité et la durée de cette activité, en dépit du fait que la proportion de graisse dans le mélange combustible oxydé pour la contraction musculaire puisse diminuer à des intensités plus fortes. Il convient également de ne pas oublier que les graisses sont oxydées non seulement durant l'activité, mais aussi au cours de la période de récupération.

Impact de l'activité physique sur la prise alimentaire et les préférences alimentaires

Prise alimentaire. On pense généralement que l'exercice stimule l'appétit et entraîne une augmentation de l'apport alimentaire, qui peut même dépasser la dépense énergétique suscitée par les activités l'ayant précédé. En réalité, les études chez l'homme ne montrent rien de tel ; s'il y a une élévation de l'apport alimentaire, elle a tendance à compenser exactement la dépense énergétique chez les sujets minces, de sorte que l'équilibre énergétique est rétabli à long terme (54, 55). Toutefois, Woo et al. (56) ont montré que les femmes obèses ne compensent pas une dépense énergétique supérieure due à l'exercice par une prise alimentaire accrue et qu'elles obtiennent ainsi un bilan énergétique nettement négatif en faisant de l'exercice. Cela laisse à penser que les sujets qui ont stocké de l'énergie en excès peuvent tout particulièrement tirer profit de l'exercice physique.

A court terme, un exercice intense peut supprimer la sensation de faim, tout comme peut-être le ferait un exercice de faible intensité et de longue durée (54). Toutefois, c'est un effet qui ne dure pas longtemps, de sorte que l'anorexie momentanée induite par l'exercice s'évalue peut être mieux par le retard qu'elle provoque dans la prise alimentaire que par la quantité d'aliments consommés (57).

Préférence alimentaire. On ne sait toujours pas si l'exercice joue un rôle dans le type d'aliments et le mélange de macronutriments choisis par des sujets menant une vie normale. Dans un petit nombre d'études longitudinales, on a observé que l'apport en aliments riches en glucides augmentait avec le degré d'activité physique (58) et, dans une étude d'intervention récente sur le régime alimentaire, on a mis en évidence une relation positive marquée entre le degré d'activité physique et l'apport en glucides (59). Cependant, on ne sait pas si des conseils diététiques relatifs à l'alimentation optimale des sportifs ou aux besoins physiologiques peuvent aider à amorcer une telle évolution diététique (54).

Davantage d'informations sont nécessaires pour pouvoir évaluer l'intérêt d'un apport accru en aliments riches en glucides dans la population générale, chez laquelle le degré d'activité physique change relativement peu.

Degré d'activité physique permettant de prévenir une prise de poids excessive

L'analyse de plus de 40 études sur l'activité physique menées au plan national dans le monde entier, montre qu'il existe un rapport important entre l'IMC moyen de l'homme adulte et son degré d'activité physique, la probabilité de présenter un surpoids étant sensiblement réduite avec des degrés d'activité physique supérieurs ou égaux à 1,8 (pour de plus amples informations concernant les degrés d'activité physique voir encadré 7.2, p. 127). Chez la femme, le rapport, bien que statistiquement non significatif, est analogue, mais son activité physique tend à être inférieure (degré d'activité physique moyen : 1,6) (*49*).

Par conséquent, il a été avancé que les gens devraient rester physiquement actifs toute leur vie et maintenir un degré d'activité d'au moins 1,75 pour éviter toute prise de poids excessive. Les personnes sédentaires qui vivent ou travaillent dans les grandes villes ont habituellement un degré d'activité physique qui ne dépasse pas 1,55–1,60 et dans les sociétés industrialisées le degré d'activité physique montre une tendance à la baisse.

Les gens qui se servent beaucoup et de plus en plus des moyens de transport motorisés, de l'automatisation au travail et qui ont des passe-temps sédentaires, auront du mal à atteindre des degrés d'activité supérieurs ou égaux à 1,75 simplement en augmentant leur activité pendant leur «temps libre». Ferro-Luzzi & Martino (*49*) illustrent cette situation en calculant que, pour un homme adulte moyen pesant 70 kg, faire passer le degré d'activité physique de 1,58 à 1,70 suppose un exercice quotidien énergique de 20 minutes en moyenne, tel que la course à pied ou un entraînement sportif avec un taux d'activité de 11 (un degré d'activité qui ne peut être atteint que par une personne en bonne forme physique), ou alors une heure de marche de plus par jour. Faire passer un degré d'activité de 1,58 à 1,76 exige environ 1 heure 40 de marche supplémentaire (à 4 km/h) par jour (Figure 7.4). Comme cela *s'ajoute* aux 24 minutes de «loisir actif» (12 minutes de sport et 12 minutes de marche) déjà nécessaires pour avoir un degré d'activité de 1,58, il s'ensuit que les populations urbaines sédentaires ne pourront atteindre un degré d'activité d'au moins 1,75 que si elles sont aidées par des politiques nationales énergiques visant à encourager l'activité physique. Ces politiques devront, par exemple, favoriser l'activité chez l'enfant lorsqu'il joue ou qu'il est à l'école et créer des environnements dans lesquels la

Figure 7.4
Activités de loisir nécessaires pour obtenir un degré d'activité moyen global de 1,76[a]

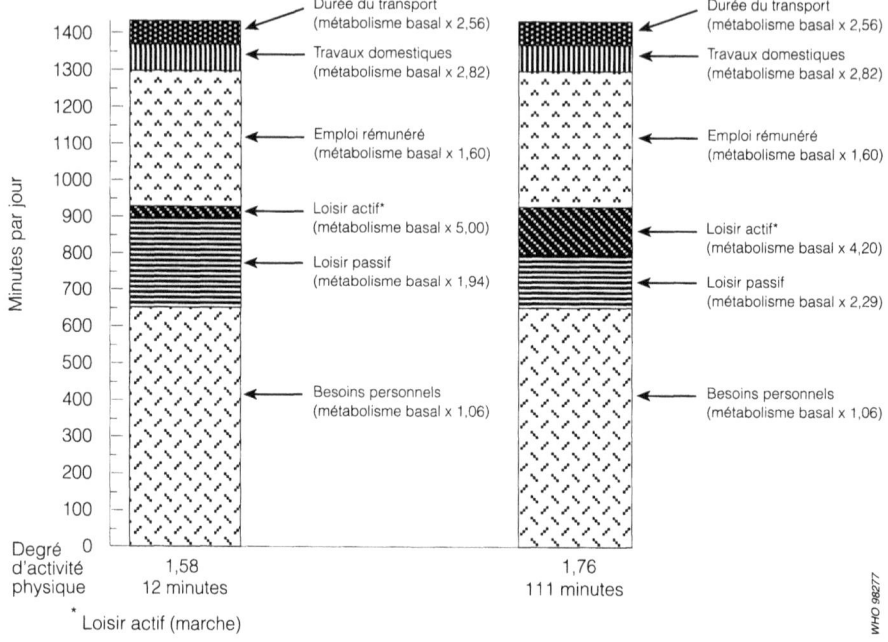

* Loisir actif (marche)

Ce modèle relatif à la nature, à la durée et au moment où sont effectuées les activités de loisir nécessaires pour obtenir un degré d'activité physique moyen global de 1,76, est basé sur le profil d'activité de l'homme italien adulte moyen, âgé de 30 à 60 ans (1). On suppose qu'il pèse 70 kg et qu'il a un métabolisme basal de 1690 kcal/jour. Il est sédentaire, a une profession à faible activité (métabolisme basal × 1,60 (61)) et ne passe que 24 minutes par jour à des loisirs actifs (comportant 12 minutes de sport et 12 minutes de marche) au cours desquels le métabolisme basal global est multiplié par 5. Les 252 minutes qui restent sont consacrées à des loisirs passifs (métabolisme basal × 1,94). Le fait d'augmenter la durée de sa marche quotidienne (vitesse 4 km/h, métabolisme basal × 4,0) en la faisant passer à 111 minutes fait passer son degré d'activité physique quotidien à 1,76. Les 99 minutes de marche supplémentaires ont été prises sur les 252 minutes de loisir passif ; plus précisément, on a supposé que cet homme remplacerait le temps passé devant la télévision (90 minutes) et 9 minutes de lecture par de la marche.

[a] D'après la référence bibliographique 49, avec l'aimable autorisation de l'éditeur. Copyright John Wiley & Sons Ltd.

marche et la bicyclette deviendront le mode de déplacement le plus fréquent pour aller au travail et parcourir de petites distances.

7.4 Influences environnementales et sociétales

Comme on l'a mentionné précédemment, l'augmentation rapide des taux d'obésité ces dernières années s'est produite en trop peu de temps pour qu'il y ait eu des changements génétiques importants dans les populations. Cela laisse à penser que la principale cause de cette augmentation doit être recherchée dans les changements environnementaux et sociétaux qui touchent désormais une proportion importante de la population mondiale.

Dans cette section, on évoque les facteurs environnementaux et sociétaux qui, de par leurs effets sur la prise alimentaire et l'activité physique, ont submergé les mécanismes physiologiques régulateurs responsables de la stabilité du poids à long terme. On y évoque également brièvement les changements sociétaux qui jouent un rôle sur l'alimentation et l'activité physique.

7.4.1 *Structures sociétales en mutation*

La tendance à l'industrialisation et à une économie basée sur des échanges commerciaux dans un marché mondial a, dans la plupart des pays en développement, apporté un certain nombre d'améliorations dans le niveau de vie et les services offerts à la population. Cependant, il a eu également diverses conséquences négatives ayant conduit, directement et indirectement, à l'émergence de modes d'alimentation et d'activité nuisibles qui favorisent le développement de l'obésité. L'évolution des structures sociétales résultant de cette transition économique a donné naissance à de nouveaux problèmes associés au chômage, à la surpopulation et à l'éclatement de la cellule familiale et communautaire. La perte par les populations autochtones des terres traditionnelles ensuite utilisées pour la production à l'exportation, a souvent entraîné des bouleversements sociaux *(62)*.

Le système alimentaire qui est apparu aujourd'hui est basé sur une approche industrielle de l'agriculture et de la production alimentaire, fait que la plupart des aliments sont disponibles en toute saison et fournit des produits hautement transformés. Si l'on a pu ainsi améliorer la disponibilité en aliments, cela n'a pas nécessairement permis de résoudre le problème de la dénutrition dans beaucoup des pays les plus pauvres, pas plus que cela n'a permis d'améliorer la qualité nutritionnelle de l'alimentation dans les pays riches *(63)*. En effet, certains aspects de l'industrialisation de la production alimentaire ont favorisé la consommation d'un régime riche en protéines et en graisses (en particulier en graisses saturées) et pauvre en glucides complexes.

La diminution de la dépense énergétique enregistrée avec la modernisation et autres changements sociétaux est associée à un mode de vie plus sédentaire dans lequel les transports motorisés, l'équipement mécanisé et les dispositifs permettant d'économiser de la main-d'œuvre à domicile ou sur le lieu de travail, ont libéré les gens des tâches physiques difficiles (Tableau 7.3). L'activité physique en rapport avec le travail a diminué au cours des dernières décennies dans les pays industrialisés, tandis que la durée des loisirs dominés par le temps passé devant la télévision et autres passe-temps sédentaires, a augmenté (*49*). Au Royaume-Uni par exemple, la distance moyenne parcourue par les enfants anglais de 14 ans et moins a diminué de 20% entre 1985 et 1992 et la distance moyenne parcourue à bicyclette de 26%, tandis qu'augmentait de 40% la distance moyenne parcourue en voiture (*64*). Les dangers de la circulation routière et les craintes liées à la sécurité personnelle des enfants ont également influé sur le déclin des jeux dans les lieux publics.

Certains des grands changements des structures sociétales dont on pense qu'ils sous-tendent les modifications indésirables observées dans les modes d'alimentation et d'activité physique incriminés dans l'augmentation rapide de l'obésité dans le monde, sont étudiés ci-dessous.

Modernisation

La plupart des adultes qui ont encore un mode de vie traditionnel semblent ne prendre que peu de poids ou pas du tout avec l'âge. Des études anthropométriques ont fait état de l'absence de l'obésité dans les quelques populations de chasseurs-cueilleurs qui subsistent dans le monde, puisque la dépense énergétique est chez eux généralement élevée et l'approvisionnement alimentaire rare pendant certaines périodes de l'année (*70*). Cependant, pour la majeure partie de la population mondiale, le processus de «modernisation» a profondément modifié l'environnement et les modes de vie au cours des 50 à 60 dernières années.

La nourriture est désormais plus abondante et la demande énergétique totale de la vie moderne a nettement chuté. Ces changements ont été par la suite associés à une augmentation spectaculaire des taux d'obésité. En effet, Trowell & Burkitt, qui ont effectué 15 études de cas sur le changement épidémiologique dans les sociétés en cours de modernisation, rapportent que l'obésité est la première des maladies dites «de civilisation» à apparaître (*71*).

Si les premières études ont conclu que l'obésité apparaissait en général d'abord chez les femmes, puis chez les hommes d'âge mûr, en particulier dans les groupes les plus riches, au cours de la dernière décennie, il est apparu clairement que l'obésité s'observe de plus en plus dans des classes d'âge beaucoup plus jeunes, par exemple chez les enfants et les adolescents. Les données relatives aux tendances ou les données longitudinales indiquent généralement que

Tableau 7.3
Exemples de modes d'activités économisant de l'énergie dans les sociétés modernes

Transport	L'augmentation spectaculaire du taux de possession d'automobile signifie que beaucoup de gens se déplacent désormais sur de courtes distances en voiture plutôt qu'à pied ou à bicyclette.
Domicile	L'approvisionnement facile en combustible rend inutile le ramassage et la préparation de combustible pour l'éclairage et le chauffage ; le chauffage central a diminué la dépense d'énergie permettant d'assurer la thermorégulation. La dépense énergétique est également réduite du fait de l'utilisation de matériel de cuisson et d'aliments/ingrédients prêts à l'emploi pour la préparation des repas. Les machines à laver et les aspirateurs rendent le nettoyage plus facile et plus rapide.
Lieu de travail	La mécanisation, la robotique, l'informatisation et les systèmes de contrôle ont sensiblement réduit le besoin d'activité même modérée, et seule une très faible proportion de la population exerce désormais des travaux manuels physiquement éprouvants.
Lieux publics	Les ascenseurs, les escaliers roulants et portes automatiques sont tous conçus pour réaliser une économie importante de temps et d'énergie.
Activités sédentaires	Le fait de regarder la télévision est une cause importante d'inactivité, surtout chez les obèses (*65*). Des données des Etats-Unis d'Amérique montrent qu'il est fortement lié à l'incidence des nouveaux cas d'obésité et à l'impossibilité pour les enfants obèses de perdre du poids (*37*). Ces résultats correspondent à ceux des recherches récentes montrant qu'on observe une diminution notable de l'obésité lorsque dans le cadre d'une intervention portant sur l'alimentation et l'activité on a réduit le temps passé devant la télévision (*66*). A l'heure actuelle, en moyenne, une personne regarde la télévision plus de 26 heures par semaine au Royaume-Uni, contre 13 heures dans les années 60 (*67*) ; aux Etats-Unis d'Amérique, les enfants peuvent passer plus de temps devant la télévision qu'à l'école (*68*). Des données concernant d'autres pays et d'autres activités sédentaires, comme l'utilisation des ordinateurs, sont nécessaires.
Résidence urbaine	Dans les régions urbaines des pays riches, les enfants, les femmes et les personnes âgées sont peu enclins à sortir seuls ou la nuit par crainte de l'insécurité. Il est également difficile pour les enfants de jouer dans les rues dans les zones résidentielles, à cause de la circulation de contournement des axes principaux engorgés (*69*). Pour avoir des loisirs actifs, les enfants et les adultes utilisent donc en général la voiture pour se rendre dans des centres sportifs ou à la campagne à l'occasion de sorties «spéciales», plutôt que de faire de l'exercice régulièrement dans le cadre de leur vie quotidienne. Des recherches approfondies sont nécessaires dans ce domaine afin de déterminer l'importance relative de ces facteurs, et s'ils ont ou non des répercussions sur l'obésité.

l'augmentation régulière des taux d'obésité est plus fréquente dans les zones urbaines (*72*). Toutefois, dans un rapport récent sur les Iles Samoa, on a constaté une augmentation spectaculaire de la prévalence de l'obésité, de 297% chez l'homme et de 115% chez la femme, dans une communauté rurale (*73*). Cette progression était nettement visible, même chez les 25–34 ans, dans les deux sexes.

Syndrome du nouveau monde. L'obésité peut être considérée comme la première vague d'un groupe précis de maladies non transmissibles observées désormais dans les pays développés comme dans les pays en développement. C'est ce qu'on a appelé le «syndrome du nouveau monde» (*74*) qui constitue déjà une énorme charge sur le plan socio-économique et de la santé publique dans les pays les plus pauvres. Des taux élevés d'obésité, de DNID, d'hypertension, de dyslipidémie et de maladies cardio-vasculaires, couplés au tabagisme et à l'alcoolisme, sont étroitement associés au processus de modernisation/d'acculturation et à une richesse croissante. Le syndrome du nouveau monde est responsable d'un taux de morbidité et de mortalité disproportionné dans les pays nouvellement industrialisés, notamment en Europe de l'Est, ainsi que dans les minorités ethniques et les couches sociales défavorisées des pays développés (*74*). Ainsi, si les professionnels de la santé considèrent l'obésité d'un point de vue médical, il faut également la regarder comme un symptôme d'un problème social mondial bien plus vaste.

Restructuration économique et transition vers des économies de marché
Le monde passe par une période de transition économique rapide. Les économies basées sur quelques matières premières ne sont plus viables et il faut souvent des investissements considérables pour moderniser les industries et les infrastructures existantes de façon à être compétitifs sur le marché mondial.

Pour beaucoup de pays, la transition économique a signifié des prêts considérables auprès de banques internationales et des investissements par de grandes multinationales à des conditions plus favorables pour elles que pour le pays hôte. Le paiement des intérêts de ces prêts associé à l'élévation des taux d'intérêts ont mis hors d'état de fonctionner les services sanitaires, éducatifs et sociaux, et les économies locales ont été restructurées de façon à s'appuyer sur des industries basées sur le travail à bon marché (*63*). Ainsi, de nombreux pays en développement sont de plus en plus tributaires d'aliments non traditionnels importés, ont des taux de chômage très élevés et doivent également faire face à un exode rural massif, les gens allant vers les zones urbaines pour y trouver un emploi qui devient de plus en plus sédentaire (*75, 76*).

Urbanisation croissante
Dans les pays moins développés, les citadins sont généralement plus grands, plus lourds et ont un IMC supérieur à celui des gens qui vivent dans les zones rurales (72). Cette association entre la résidence urbaine et l'obésité est particulièrement préoccupante du fait qu'un nombre croissant de gens vivent dans les zones urbaines. L'Europe et l'Amérique du Nord ne sont plus les seules grandes régions urbaines du globe. Depuis la deuxième guerre mondiale, la proportion de gens vivant dans les zones urbaines des pays moins développés est passée de 16,7% en 1950 à 37% en 1994 et devrait passer à 57% en 2025 (77). En outre, on a observé une évolution vers une concentration de l'accroissement de la population dans quelques grandes villes de plus de 5 millions d'habitants, souvent appelées agglomérations urbaines, ainsi qu'un déplacement de la pauvreté vers les zones urbaines, en particulier les zones de squats et de taudis.

La résidence urbaine est associée à toute une série de facteurs qui modifient le régime alimentaire, l'activité physique et la constitution corporelle. Il s'agit de changements au niveau des modes de transport, de l'accès aux établissements scolaires et sanitaires modernes et de leur utilisation, des communications, de la commercialisation et de la disponibilité des aliments, ainsi que de grandes différences dans les profils professionnels, entre autres. Dans la plupart des pays, les citadins consomment moins de glucides et plus de protéines et de graisses, en particulier de graisses saturées (78).

Evolution du rôle des femmes
Dans les sociétés industrialisées, un nombre croissant de femmes entrent sur le marché du travail, ou reprennent un emploi à plein temps ou à temps partiel dans les quelques années suivant la naissance des enfants. Elles ont toujours tendance à s'occuper de la santé et du bien-être de la famille, mais de moins en moins des tâches domestiques plus longues et plus fatigantes que sont le ménage et la préparation des repas.

Le fait d'aller travailler a donné aux femmes un rôle économique plus grand, surtout sur les achats domestiques, et a favorisé la demande d'aliments prêts à être consommés et d'appareils permettant d'économiser le travail, tel le four à micro-ondes. Les gens qui occupent un emploi rémunéré ont tendance à passer moins de temps à faire des courses, de la cuisine et autres tâches ménagères, de sorte que la demande pour des produits alimentaires «prêts à être consommés» s'est accrue. Les gens n'ont peut-être plus le temps, l'énergie, la motivation, ni le savoir-faire, pour préparer des aliments à partir des ingrédients de base. Aux Etats-Unis d'Amérique, la part du budget alimentaire consacrée à des repas pris hors du domicile a progressé de près de 40% entre 1980 et 1990 (*79*).

Changements survenus dans les structures sociales
Les changements survenus dans les structures sociales ont également conduit à accroître la proportion des emplois dans le secteur des services, dans les bureaux et autres professions qui exigent considérablement moins de dépense énergétique que les travaux manuels physiquement pénibles des sociétés plus traditionnelles.

Mondialisation du marché
Les aliments et les produits alimentaires sont désormais des articles que l'on produit, dont on fait commerce et que l'on vend pour réaliser des bénéfices dans un marché qui n'opère plus essentiellement à l'échelon local mais de plus en plus à l'échelle mondiale. Les aliments sont moins souvent considérés comme une question de vie ou de mort, ou comme ayant une signification religieuse ou culturelle. Les fabricants et les détaillants cherchent à réduire au minimum les incertitudes et les coûts, et à maximiser leurs profits. La compétition est intense, à la fois à l'intérieur et en dehors des régions où ces fabricants et ces détaillants opèrent (*80*).

Des grandes sociétés se sont développées afin de contrôler des parts toujours plus importantes du marché de l'agriculture, de la fabrication et de la vente, et les entreprises à vocation agricole et commerciale plus petites voient leurs parts de marché se rétrécir de jour en jour (*81*). Les effets conjugués de la crise de l'endettement des pays en développement, de la chute du communisme en Europe de l'Est et dans l'ancienne Union soviétique et de la prépondérance des idéologies prônant la liberté du marché, favorisent la mondialisation et le développement d'économies de marché partout dans le monde, attirant même les paysans financièrement indépendants les plus isolés dans un marché mondial (*63*). La concentration des réserves alimentaires dans les mains de quelques multinationales réduit leur réactivité vis-à-vis de la pression exercée par les consommateurs ou les pouvoirs publics et accroît leur influence sur les politiques publiques (*82*).

7.4.2 *Variations enregistrées selon les sociétés*
Situation socio-économique et obésité
En général, on mesure la situation socio-économique par un indice composite combinant le revenu, le niveau d'instruction, la profession et dans certains pays en développement, le lieu de résidence (urbain/rural). Toutefois, chacune de ses composantes peut avoir des effets

indépendants, voire opposés, sur les habitudes alimentaires et l'activité physique de sorte qu'il est souvent très difficile de procéder à des généralisations concernant les rapports existants entre situation socio-économique et obésité.

Malgré ces difficultés, les études ont montré de façon répétée qu'une situation socio-économique élevée présente une corrélation négative avec l'obésité dans les pays développés, en particulier chez les femmes, mais positive dans les populations des pays en développement (*83, 84*). D'autres données laissent à penser qu'au fur et à mesure que les pays les moins développés atteignent des niveaux de richesse plus élevés, la corrélation entre situation socio-économique et obésité est lentement remplacée par la corrélation négative observée dans les pays développés (*78*).

Pays en développement. Dans les pays en développement, les taux d'obésité plus faibles observés dans les couches de population ayant une situation socio-économique inférieure sont associés au fait que les gens ont du mal à se procurer suffisamment de nourriture, mais exercent encore des travaux manuels exigeant des efforts modérés à intenses et ont peu accès aux transports publics. D'où le fait que les adultes minces sont considérés comme étant pauvres, le surpoids et l'obésité étant un signe de richesse.

Toutefois, au fur et à mesure que le revenu par habitant augmente, la nature du régime alimentaire a tendance à changer dans les sociétés traditionnelles et ce de manière généralisée et bien documentée (*85*). En particulier, les apports en graisses et en protéines animales augmentent, ceux en graisses et en protéines végétales diminuent, ceux en glucides totaux, et en particulier en glucides complexes, diminuent également et ceux en sucre augmentent.

L'augmentation du revenu peut être associée à une augmentation de la consommation d'aliments riches en graisses hors du domicile, comme aux Philippines, ou à une consommation accrue de viande, comme en Chine. Toutefois, la tendance générale va dans le sens d'un apport plus important en matières grasses totales et d'une prévalence accrue de l'obésité (*78*).

Pays développés. Comme on l'a mentionné précédemment, les pays développés ont tendance à montrer un rapport inverse entre l'obésité et la situation socio-économique et entre l'obésité et le revenu, en particulier chez les femmes. Dans les pays industrialisés, le manque de nourriture est désormais très rare dans les grands groupes de populations et la proportion d'adultes ayant une activité physique à domicile a sensiblement chuté avec la modernisation. Ainsi les groupes ayant une situation socio-économique moins favorable ne sont pas forcément plus actifs physiquement ni moins bien nourris (sur le plan énergétique) que ceux ayant une meilleure situation. En réalité, les études laissent à penser que les familles qui appartiennent aux groupes dont la situation est moins bonne ont une activité physique bien moindre que ceux dont la situation est meilleure ; par exemple, leurs taux d'obésité ont progressé parallèlement à leur accession à la propriété d'automobiles et ils regardent beaucoup plus la télévision au quotidien (36).

Les études indiquent que l'évolution du revenu a peu d'incidence sur l'alimentation dans les pays où les revenus sont déjà assez élevés par rapport aux besoins alimentaires de base ; les hausses de revenus passent plutôt dans l'achat d'aliments dont la préparation et le conditionnement sont plus élaborés ou qui sont de meilleure qualité, que dans l'augmentation de leur volume. Toutefois, dans les groupes les plus pauvres, la demande en matière d'aliments tient davantage compte du prix et du revenu, et beaucoup de gens se battent pour obtenir suffisamment d'aliments de bonne qualité pour ce qui est considéré comme un régime sain (86). Le régime alimentaire des foyers dont la situation socio-économique est défavorable a tendance à être très énergétique, et se caractérise par des apports en graisses importants ; les légumes, les fruits et les céréales complètes, plus onéreux, sont consommés avec davantage de parcimonie.

Niveau d'instruction et connaissances en matière de santé
Le niveau d'instruction semble montrer un rapport inverse avec le poids dans les pays industrialisés. Des enquêtes effectuées aux Etats-Unis d'Amérique, en France et au Royaume-Uni et montrent toutes que la proportion d'hommes et de femmes obèses est plus importante chez les personnes ayant un niveau d'instruction peu élevé (87, 88). Ce rapport inverse observé entre le niveau d'instruction et le poids peut être partiellement attribué au fait que les sujets ayant un niveau d'instruction plus élevé sont davantage susceptibles de suivre des recommandations diététiques et de changer de comportement pour éviter des risques que ceux qui ont peu d'instruction (89). Aux Etats-Unis d'Amérique, une tendance est apparue dans les segments de la population les plus instruits en faveur de l'adoption et du respect des directives diététiques et autres «modes de vie sains» (78). Malheureusement, on sait peu de chose des rapports qui existent entre le niveau d'instruction et l'obésité dans les pays en développement, si ce n'est que les citadins adultes ont un niveau d'instruction supérieur à celui des adultes des zones rurales.

Les avantages présentés par le fait d'avoir des connaissances en matière de nutrition semblent être limités. Les enquêtes indiquent que même si certaines personnes savent ce qu'est un régime alimentaire sain, dans la pratique elles préfèrent en consommer un relativement peu sain (*90*). Les taux d'obésité continuent à progresser, malgré la fréquence accrue des régimes chez les obèses, ce qui laisse à penser que les connaissances en matière de nutrition et les tentatives fréquentes pour maigrir ne suffisent pas pour obtenir un bon contrôle du poids.[1] Toutefois, sans ces nombreuses tentatives pour lutter contre le surpoids, la prévalence de l'obésité dans les pays industrialisés pourrait être bien plus élevée.

7.4.3 *Influences culturelles*

Dans toute étude internationale sur l'obésité il est également indispensable de ne pas perdre de vue qu'au moins deux tiers de la population mondiale sont constitués de gens d'origine africaine, chinoise ou indienne, vivant dans les pays en développement. Chez eux, les facteurs de risque et les causes de l'obésité sont souvent différents de ce qu'ils sont chez les sujets d'origine européenne.

Les aspects culturels agissent sur les modes d'alimentation et sur l'activité physique, même si les «caractéristiques culturelles» qui en sont responsables ne sont pas bien définies ni mesurées avec exactitude à l'heure actuelle. Les comportements et croyances culturels s'acquièrent durant l'enfance, sont souvent profondément enracinés et rarement remis en cause par les adultes, qui les transmettent à leur progéniture. Cependant, les attitudes et les croyances peuvent évoluer avec le temps, comme le montrent dans les pays industrialisés les attentes en matière de poids et de silhouette, qui semblent revêtir une importance particulière et déterminer le comportement des gens. Les différences importantes enregistrées dans la prévalence de l'obésité d'une population relativement riche à l'autre, indiquent que les valeurs culturelles et les traditions peuvent servir de catalyseurs ou tempérer les effets de la richesse sur les taux d'obésité.

Influences culturelles s'exerçant sur la consommation, le choix et la préparation des aliments
Les facteurs culturels figurent parmi les principaux déterminants du choix des aliments. Ils sont le fait de pressions exercées par le groupe social, de conventions sociales, de pratiques religieuses, des qualités

---

[1] Westenhoefer J. In : *Social and cultural issues of obesity*, 1996. Document de travail préparé par le sous-groupe social et culturel du Groupe spécial international sur l'obésité.

attribuées aux différents aliments, de l'influence d'autres membres du foyer et de modes de vie particuliers. L'effet de ces facteurs culturels s'observe, par exemple, chez les enfants qui se soumettent à la pression de leurs camarades en choisissant des aliments riches en graisse et dans les dîners d'affaires organisés dans des restaurants coûteux par les cadres supérieurs.

Les explications culturelles de l'obésité sont basées sur ce que l'on pense traditionnellement être des comportements «acquis». Par exemple, il n'est pas rare pour des parents américains blancs d'encourager leurs enfants à manger certains aliments en leur en offrant d'autres comme récompense. Récemment, la recherche a montré que ce mode de récompense culturellement sanctionné conduit en fait les enfants à ne pas aimer les «bons aliments» et à préférer les «mauvais» (*91*). Dans certaines cultures, des repas riches en graisse sont offerts à l'occasion de réceptions ou de festivités familiales.

Peu d'aliments sont propres à des cuisines particulières, même si certains d'entre eux peuvent être considérés comme consommables dans une culture mais pas dans une autre. L'être humain s'intéresse aux aliments pour des motifs beaucoup plus importants que leur seule valeur nutritive et ils servent aussi bien à exprimer des rapports entre les gens qu'à célébrer des fêtes religieuses, des mariages et autres événements sociaux importants.

Attitudes vis-à-vis de la santé, de la forme et de l'activité. Dans de nombreuses cultures et communautés dans lesquelles l'économie de l'énergie a de tout temps été un souci de premier ordre, surtout au cours des périodes de pénurie alimentaire, l'idée de se livrer à une activité physique dans le cadre des loisirs est difficile à comprendre. La meilleure disponibilité des aliments a peu fait pour changer ce type d'attitude vis-à-vis de l'exercice physique, qui souvent persiste d'une génération à l'autre même si la raison pour laquelle on l'avait adoptée à l'origine est oubliée depuis longtemps.

En revanche, les gens des pays nordiques, entre autres, attachent énormément d'importance à la bonne forme physique et à la vitalité et ont donc une attitude positive vis-à-vis de l'exercice physique ; dans ces pays, une partie considérable des loisirs est consacrée à des activités sportives plutôt qu'à d'autres plus sédentaires.

Schéma corporel. Tout au long de l'histoire de l'humanité, un poids élevé et une forte corpulence ont été considérés comme des signes de santé et de prospérité. C'est encore le cas dans bon nombre de cultures, surtout lorsque les circonstances font qu'il est facile de rester mince, ou lorsque la minceur chez les bébés est associée à un risque accru de maladies infectieuses. Les femmes qui ont de l'embonpoint sont souvent considérées comme attrayantes en Afrique, par exemple, où certaines communautés traditionnelles ont des «huttes d'engraissement» réservées à l'élite des adolescentes pubères et destinées à faire en sorte qu'elles abordent leur vie de femme avec un surplus de graisse périphérique (*84*). Dans les communautés portoricaines, la prise de poids après le mariage est considérée comme un signe que le mari subvient correctement aux besoins de la famille et que la femme est bonne épouse, bonne cuisinière et bonne mère. La perte de poids est socialement déconseillée et on y observe une forme d'acceptation fataliste très répandue de l'opinion selon laquelle il est impossible pour un obèse de réussir à perdre du poids (*92*).

Dans beaucoup de pays industrialisés, les trois dernières décennies ont vu un changement d'attitude marqué vis-à-vis du schéma corporel et du poids. Chez la femme, la minceur symbolise désormais la compétence, le succès, la maîtrise et l'attirance sexuelle, tandis que l'obésité représente la paresse, l'hédonisme et l'absence de volonté.[1] Ces idéaux de minceur existent dans des environnements où il est facile de grossir et tendent à conduire à des régimes inappropriés, à l'impossibilité d'atteindre des objectifs de poids irréalistes et à des prises et des pertes de poids cycliques. Les recherches récentes laissent à penser que du fait que de nombreuses cultures traditionnelles adoptent les valeurs et les idéaux de la culture politiquement ou économiquement dominante des pays industrialisés, elles vont elles aussi probablement observer une augmentation des troubles de l'alimentation et des régimes amaigrissants mauvais pour la santé (*93, 94*). Aux Etats-Unis d'Amérique, on observe des préoccupations liées au surpoids dans toutes sortes de groupes ethniques (*95*), même si la méthode privilégiée de lutte contre le poids «nuisible pour la santé» n'est pas toujours la même ; par comparaison avec les adolescentes blanches, les Hispano-Américaines utilisent davantage les diurétiques, les Asiatiques présentent davantage d'hyperphagie boulimique et les Afro-Américaines recourent plutôt aux vomissements provoqués (*96*).

Les études transculturelles révèlent que le schéma corporel idéal de l'homme est très souvent en rapport avec la «stature» (large carrure et musculature importante), mais pas nécessairement avec l'embonpoint (*70, 97*). Contrairement aux femmes, les hommes ne considèrent généralement pas l'embonpoint et l'adiposité comme un problème,

---

[1] Hill AJ. In: *Social and cultural issues of obesity*, 1996. Document de travail préparé par le sous-groupe social et culturel du Groupe spécial international sur l'obésité.

même s'ils présentent un risque plus important d'obésité abdominale ; par conséquent, ils ont tendance à ne pas rechercher le traitement dont ils auraient besoin.[1]

La télévision et les magazines populaires ont été critiqués parce qu'ils renforçaient l'association entre minceur et charme (*98, 99*), surtout lorsqu'ils délivrent des messages contradictoires sous forme de publicité pour des aliments énergétiques et riches en graisse. La couverture médiatique donnée à la présentation de mannequins minces comme idéal féminin augmente chez de nombreuses femmes le sentiment d'insatisfaction par rapport à leur silhouette et favorise les troubles de l'alimentation (*100, 101*). Des efforts doivent être consentis pour faire en sorte que les médias ne créent pas une situation dans laquelle l'obésité serait stigmatisée et les troubles de l'alimentation encouragés dans les nombreuses sociétés où une telle situation n'existe pas.

7.4.4 Impact des changements sociétaux sur les modes d'alimentation et d'activité physique

Les pouvoirs publics, l'industrie alimentaire, les médias et les consommateurs, entre autres, ont la possibilité d'influer de façon positive ou négative sur l'impact qu'ont les facteurs sociétaux et environnementaux, en particulier la modernisation, sur l'approvisionnement alimentaire et le degré d'activité physique. Aucun de ces groupes n'a isolément été responsable de la création d'un environnement favorisant l'obésité, pas plus qu'il n'a la possibilité d'y apporter des changements importants. Ainsi, il ne fait aucun doute qu'il faille mettre en place un partenariat si l'on veut éviter un tel environnement.

Pouvoirs publics et autorités régionales
Les pouvoirs publics et les autorités régionales sont responsables de la protection et de la promotion de la santé dans la communauté et doivent pour cela ménager l'accès à des denrées alimentaires sans danger, nutritives et d'un prix abordable ainsi qu'à des installations permettant une activité physique régulière. La modernisation et les exigences contradictoires du développement économique et de la santé ont parfois créé une situation dans laquelle l'action des pouvoirs publics a favorisé la baisse de l'activité physique et l'augmentation de l'apport en aliments énergétiques, en contradiction avec leurs propres directives sanitaires.

---

[1] Astrup A, ed. *Food and eating habits*, 1996. Document de travail préparé par le sous-groupe Aliments et Habitudes alimentaires du Groupe spécial international sur l'obésité.

Elaboration et adaptation des recommandations diététiques nationales. Les recommandations et les directives diététiques n'ont souvent pas suivi le rythme des changements sociétaux et des progrès enregistrés dans l'étude de la nutrition, ni des problèmes nutritionnels particuliers des communautés dans les pays en phase de transition nutritionnelle.

Programmes nutritionnels publics. Les programmes alimentaires publics créés dans les pays en développement pour lutter contre la dénutrition restent souvent en place même lorsque les données laissent à penser que cette dernière n'existe plus. Ces programmes peuvent parfois contribuer à aggraver le problème de la surconsommation énergétique qu'entraîne la modernisation.

Repas fournis dans les institutions publiques. Les pouvoirs publics et les autorités régionales sont responsables des aliments servis dans les écoles, les hôpitaux, les centres de jour et les organismes publics. Même lorsque ces instances ne fournissent pas ces aliments, il leur appartient de rédiger des directives strictes relatives à leur qualité et à leur composition. Malheureusement, beaucoup n'ont pas rédigé de directives relatives à la fourniture des repas dans ces établissements, ni surveillé leur mise en application.

Activité physique à l'école. Les pouvoirs publics et les autorités régionales sont en position de faire en sorte que des activités physiques soient régulièrement pratiquées dans toutes les écoles. Toutefois, beaucoup de ces instances ont permis de réduire le temps consacré à ce type d'activité dans les écoles et d'utiliser à d'autres fins les terrains sur lesquels les enfants jouaient auparavant en toute sécurité.

Réglementation applicable à la qualité, à la publicité et à l'étiquetage des aliments. De nombreux gouvernements n'ont pas réagi à l'évolution de l'approvisionnement en denrées alimentaires ni rédigé ou modifié les réglementations régissant la qualité, la sécurité, l'étiquetage et la publicité des aliments. Cela a conduit à une situation dans laquelle les consommateurs risquent d'être mal informés et induits en erreur par un étiquetage défectueux ou une commercialisation non contrôlée des denrées alimentaires. Un rapport récent de Consumers International (*102*) a montré que, même lorsque les réglementations relatives à la commercialisation et à la publicité existent, souvent leur application n'est pas contrôlée et elles sont donc peu observées.

Politiques relatives à la production alimentaire. Le développement économique et la participation accrue aux marchés libres entraînent souvent de la part des gouvernements l'abandon d'une politique de production alimentaire basée sur les petits producteurs régionaux, en faveur d'une politique de production agricole à grande échelle ou centralisées. De telles politiques accélèrent souvent l'exode rural et peuvent entraîner une perte au niveau de la diversité alimentaire et l'abandon de la production d'aliments traditionnels au profit de la production à grande échelle de cultures de rapport pour les marchés à l'exportation.

L'objectif dans beaucoup de pays en développement est toujours d'accroître l'apport énergétique alimentaire disponible pour la population de manière à éviter les problèmes de dénutrition. Cependant, l'accent mis sur l'accroissement de la production des oléagineux ou des produits carnés vient s'ajouter aux problèmes associés à l'augmentation rapide de la valeur énergétique du régime alimentaire national, surtout lorsque ces produits sont introduits dans l'alimentation locale et remplacent les aliments traditionnels qui disparaissent peu à peu.

Surplus alimentaires. Pendant de nombreuses décennies, le principal objectif des gouvernements et de l'industrie alimentaire a été de maintenir un approvisionnement en aliments bon marché, de façon que même les fractions les plus pauvres de la société puissent en acheter des quantités suffisantes. Cependant, le recours aux dégrèvements fiscaux, aux subventions directes et aux rabais consentis depuis le producteur jusqu'au détaillant, ont souvent conduit à un surapprovisionnement, de sorte que les stratégies économiques ont désormais tendance à chercher à accroître la demande des consommateurs pour la faire correspondre à l'offre, avec pour résultat que les surplus d'aliments bon marché sont exportés par les pays développés vers les marchés créés dans les pays en développement (*103*). On en trouve une illustration dans l'exportation des graisses végétales bon marché depuis l'Australie, les Etats-Unis d'Amérique et l'Europe vers les pays voisins du Pacifique, d'Amérique du Sud, d'Asie et d'Europe de l'Est (*76, 104*).

L'industrie alimentaire
Progrès enregistrés dans la technologie alimentaire et le développement des produits. Les progrès technologiques obtenus dans la culture, la conservation, la production, le transport et le stockage des aliments ont accru la disponibilité tout au long de l'année d'une plus grande variété de produits destinés à un plus grand nombre de gens. La mondialisation continue de ces processus signifie que les tendances observées au niveau de la disponibilité des aliments dans les pays industrialisés vont s'étendre aux pays en développement.

Les progrès réalisés dans la technologie alimentaire ont également favorisé la consommation de régimes alimentaires de plus en plus tributaires des aliments transformés. Il est désormais possible de produire des aliments ayant pratiquement n'importe quel goût, texture et teneur nutritive. En réalité, les caractéristiques des aliments sont souvent tellement manipulées qu'il est difficile pour une personne d'associer l'aspect, la texture ou le goût à la teneur énergétique des repas. Il s'agit là d'un phénomène particulièrement important, étant donné la tendance toujours plus forte que l'on observe en faveur des aliments préemballés et le déclin concomitant de l'utilisation des ingrédients naturels de base pour la préparation des repas à domicile.[1] Les consommateurs perdent le contrôle de la préparation des aliments qu'ils mangent, et la composition de ceux-ci est de plus en plus laissée à l'appréciation des fabricants.

Pour pouvoir survivre dans les économies de marché compétitives modernes, les entreprises ne peuvent rester immobiles, mais doivent se développer et maintenir ou augmenter les bénéfices des actionnaires. S'il est impossible d'y parvenir en augmentant les ventes d'aliments de base à ceux qui peuvent se les offrir, on peut transformer ces aliments de base en d'autres produits plus coûteux (c'est-à-dire en aliments préemballés transformés) (63).

Produits de restauration rapide. Si l'on peut invoquer le fait que les produits de restauration rapide existent depuis des siècles, il s'agissait en général de produits de régimes et de cultures traditionnels. Aujourd'hui, les produits de restauration rapide et les en-cas ont tendance à s'uniformiser, sont souvent fournis par de grandes multinationales et sont riches en graisses, pauvres en glucides complexes et très énergétiques (105). Ils ne sont pas toujours entièrement satisfaisants et sont souvent consommés en plus du régime alimentaire normal, plutôt que comme repas ou douceur occasionnels.[2] En outre, des boissons contenant des quantités importantes de sucre ou d'alcool accompagnent souvent le repas de restauration rapide.

La restauration rapide moderne a vite proliféré, est largement disponible et fait l'objet d'une publicité intense. En 1991, les produits de restauration rapide représentaient 19% du marché mondial de la restauration, qui représentait alors US $730 milliards, et l'on pensait que leur part de marché atteindrait les 25% d'ici l'an 2000. Aux Etats-Unis d'Amérique, le marché des produits de restauration rapide représentait US $78 milliards en 1992 (106), et plus de 200 personnes

---

[1] Buisson, D. H. *Consumer food choices for the 2000s — the impact of social and marketing trends*. Communication présentée lors de la Conférence sur l'industrie alimentaire de la CSIRO, Adélaïde, Australie, 1992.
[2] Astrup, A, ed. *Food and eating habits*, 1996. Document de travail préparé par le sous-groupe Aliments et Habitudes alimentaires du Groupe spécial international sur l'obésité.

se faisaient servir un hamburger toutes les secondes. Une plus grande disponibilité de ces produits a été obtenue en augmentant le nombre de points de vente et les possibilités de prendre des repas à l'extérieur du domicile ; le nombre de points de vente de restauration rapide a doublé au Royaume-Uni en 10 ans (entre 1984 et 1993), alors que le nombre de restaurants et de cafés n'a pas bougé (*107*).

On manque de preuves directes attestant qu'une consommation accrue de produits de restauration rapide entraîne un surpoids et une obésité. Cependant, tout le monde estime que c'est le cas et que l'obésité a progressé dans les sociétés industrialisées à partir du moment où les familles se sont détournées des repas préparés à domicile et ont consommé davantage d'aliments de restauration rapide ou à emporter. Le rôle des médias et des consommateurs dans ce phénomène est évoqué ci-après.

Commercialisation et publicité. La commercialisation des aliments préparés et la multiplication des points de vente ont favorisé un marketing enthousiaste. Des portions plus importantes donnent au consommateur l'impression d'en avoir «davantage pour son argent», et les stratégies de marketing du type «servez-vous à volonté pour X dollars» sont une incitation à manger plus que ne le veut la satisfaction des besoins biologiques naturels. En outre, ces aliments et ces points de vente sont soutenus par des campagnes de publicité importantes qui, à la différence nette des campagnes de santé publique ou de nutrition, sont extrêmement convaincantes et efficaces.[1]

Les médias
Les médias, notamment la télévision, la radio et la presse écrite, jouent un rôle important dans la diffusion de l'information dans les sociétés de consommation modernes. Ils font partie de l'éducation de tous les jours et reflètent les attitudes du public aussi bien qu'ils les façonnent. Quoiqu'il en soit, on a dépensé beaucoup plus d'argent pour vanter les mérites d'aliments riches en graisses et énergétiques que pour vanter ceux d'aliments plus sains. Par exemple, au Royaume-Uni en 1992, on a dépensé £86,2 millions pour la publicité des friandises au chocolat, contre seulement £4 millions pour la publicité des fruits et légumes frais et des fruits secs (*108*).

Les médias fournissent aux consommateurs des informations sur les nouveaux aliments et les aliments existants et ont une influence

---

[1] Astrup, A. ed. *Food and eating habits*, 1996. Document de travail préparé par le sous-groupe Aliments et Habitudes alimentaires du Groupe spécial international sur l'obésité.

généralisée sur le choix des aliments ; ils ont nettement contribué à changer les modes d'alimentation au cours de ces dernières décennies.

La télévision, en particulier, joue un rôle important en informant et en influençant les enfants. Ce n'est pas forcément une bonne chose puisque 91% des aliments dont la publicité passe aux heures où les enfants regardent le plus la télévision aux Etats-Unis d'Amérique et au Royaume-Uni, sont riches en graisses, en sucre et/ou en sel (*109, 110*). Si l'industrie alimentaire et les publicitaires prétendent régulièrement que la publicité pour les produits alimentaires a peu d'influence ou d'effet nocif sur les habitudes alimentaires des enfants, tout porte à croire désormais qu'elle a une influence réelle sur le choix des aliments que font les enfants et les adolescents, surtout dans les groupes sensibles (*63, 111*). Il semble qu'il y ait un lien étroit entre la consommation d'aliments par les enfants et la publicité qu'ils en ont vue à la télévision (*112, 113*).

Consommateurs
Les consommateurs jouent un rôle en alimentant la demande pour une grande variété de produits et de services prédisposant à la prise de poids ; ils exigent souvent des repas tout préparés et commodes qui sont fréquemment riches en graisses et denses en énergie, ainsi que des appareils ménagers ou professionnels permettant d'économiser la dépense énergétique. S'il est admis que la demande des consommateurs est elle-même influencée par un certain nombre de facteurs, notamment par le marketing, la publicité, les aspects culturels, la mode et le côté pratique, le produit ou le service a peu de chances de survivre tel quel si les consommateurs n'en veulent pas. Des consommateurs plus avertis pourront exiger de meilleurs produits et en particulier des produits ayant une meilleure qualité nutritionnelle.

La plupart des sociétés ont une préférence pour les aliments sucrés et recherchent avant tout des aliments riches en graisse (*114*). Avec l'augmentation des revenus et la plus grande disponibilité de ces aliments, on a observé un accroissement marqué de leur consommation. La possibilité d'acheter des appareils permettant d'économiser les efforts est accueillie avec satisfaction par l'ensemble des consommateurs dans toutes les sociétés, et la possession d'une automobile est considérée comme un symbole de position sociale important. Les consommateurs des économies émergentes seront probablement peu enclins à reprendre des régimes alimentaires traditionnels, des travaux physiquement éprouvants, ou à se remettre à marcher, activités qui sont toutes associées à la pauvreté, une fois qu'un certain niveau de revenu a été atteint.

7.5 Prédisposition individuelle/biologique

Les études épidémiologiques, génétiques et moléculaires menées sur les populations du monde entier laissent à penser que certaines personnes sont plus prédisposées que d'autres au surpoids et à l'obésité, et que ces sujets sensibles existent dans des pays présentant des modes de vie et des conditions environnementales très différents.

L'obésité est communément considérée comme une maladie multifactorielle complexe ; c'est une affection qui résulte d'un mode de vie favorisant un bilan énergétique positif, mais c'est également une maladie qui se manifeste plus facilement chez les personnes ayant hérité d'une prédisposition au bilan énergétique positif. De plus, il n'y a pas deux sujets obèses qui soient identiques ; on observe des différences dans le degré d'obésité et dans la répartition anatomique du surplus de masse grasse, ainsi que dans la façon dont chaque sujet va stocker les graisses en réponse aux facteurs qui favorisent la prise de poids. Ces différences ne sont pas uniquement dues à des variations génétiques, mais aussi aux expériences et aux environnements antérieurs auxquels les sujets ont été exposés. Les faits qui étayent cette conclusion ont été soigneusement examinés (*115*). Toutefois, il reste une incertitude considérable concernant les gènes et les mutations en jeu, et la façon dont ils opèrent et interagissent pour renforcer la prédisposition de certains sujets à l'obésité.

On évoquera brièvement ci-après les données qui semblent indiquer que des facteurs génétiques, biologiques et autres jouent un rôle dans la détermination de la prédisposition de certains sujets à la prise de poids et à l'obésité.

7.5.1 *Prédisposition génétique*

Le rôle des facteurs génétiques dans la prise de poids fait actuellement l'objet de beaucoup de recherches, et la découverte de la leptine (voir page 153) a provoqué un regain d'intérêt pour les influences génétiques et métaboliques qui s'exercent lors du développement de l'obésité. S'il est possible que les effets d'un gène unique ou de gènes multiples puissent être directement à l'origine d'un surpoids ou d'une obésité, ce qui est effectivement le cas chez certains sujets, cela ne semble pas l'être chez la majorité des gens. On estime plutôt actuellement que les gènes impliqués dans la prise de poids augmentent le risque ou la prédisposition d'un sujet à l'obésité lorsqu'il est exposé à un environnement défavorable. Il n'y a que dans le cas de certains troubles génétiques qu'il existe des effets particuliers des gènes «nécessaires» à l'expression de l'obésité.

Héritabilité
Le degré d'héritabilité est la fraction de variation rencontrée dans la population pour un trait donné (par exemple l'IMC) que l'on peut expliquer par la transmission génétique et un grand nombre d'études effectuées chez des jumeaux, des enfants adoptés et dans des familles sur l'héritabilité des différents paramètres de l'obésité ont été menées. Les études sur l'adoption tendent à donner les estimations les plus faibles, et celles sur les jumeaux les estimations les plus fortes. Cependant, récemment l'application de techniques analytiques complexes à des bases de données englobant les trois types d'étude a conduit à la conclusion selon laquelle la véritable héritabilité de l'IMC dans des échantillons importants est probablement de l'ordre de 25 à 40% (*116, 117*). D'autre part, une recherche d'épidémiologie génétique analogue a montré que le profil de la répartition des graisses était également caractérisé par un degré d'héritabilité important, de l'ordre de 50% de la variation totale rencontrée chez l'homme. Enfin, des études récentes ont montré que la quantité de graisse abdominale dépend de facteurs génétiques à hauteur de 50 à 60% des différences interindividuelles (*118, 119*).

L'obésité a tendance à être un trait familial, les enfants obèses ayant fréquemment des parents obèses. Cependant, il existe une pénurie de données concernant l'importance du risque d'obésité chez un parent au premier degré d'une personne présentant un surpoids, une obésité modérée ou une obésité sévère, par comparaison avec la prévalence de cette affection dans la population (*117*). L'un des premiers articles sur ce sujet, rédigé par Allison et al. (*120*), concluait que le risque relatif était d'environ 2 pour le surpoids, et passait à 3–4 pour des obésités plus importantes.

Interactions gènes-environnement
Si certains sujets sont enclins à présenter une accumulation excessive de graisse et luttent pour perdre du poids, d'autres n'ont pas ces difficultés. Des études effectuées chez l'homme et chez l'animal laissent à penser que des facteurs génétiques sont en partie responsables de ces différences observées dans la tendance des individus à prendre du poids lorsqu'ils sont chroniquement exposés à un bilan énergétique positif.

Par exemple, en alimentant différentes lignées pures de souris avec un régime riche en graisse, les scientifiques se sont aperçus qu'il existait des lignées sensibles et des lignées résistantes (*121*). Plus récemment, une étude prospective a montré que chez l'homme les apports riches en graisse étaient corrélés à une prise de poids ultérieure seulement chez les sujets qui présentaient au départ un surpoids et avaient des parents obèses (*122*). Ces études et d'autres portent à croire que la prédisposition génétique à l'obésité observée dans les modèles animaux pourrait également exister chez l'homme, rendant certains sujets particulièrement sensibles à des apports importants de matières grasses.

Il est également tout à fait certain que certaines lignées pures de rongeurs montrent une prédisposition particulière à l'obésité lorsqu'elles sont exposées à une suralimentation ou à un régime extrêmement goûteux. De la même façon, dans une étude menée chez plusieurs paires de vrais jumeaux, le poids et la proportion de masse grasse accumulés en réponse à une suralimentation contrôlée ont été significativement plus semblables dans chaque paire que d'une paire à l'autre (*123*). Cette étude et d'autres du même type laissent fortement à penser qu'il existe des sujets plus enclins que d'autres à l'embonpoint et à l'accumulation de masse grasse lorsqu'ils sont exposés à une surcharge énergétique. Ainsi, la réactivité à l'apport énergétique et à la composition des aliments est partiellement dépendante de facteurs génétiques spécifiques qu'il reste à identifier précisément.

Types d'effets génétiques

Si les estimations relatives à l'héritabilité sont exactes — et tout porte à le croire — les gènes exercent leur influence sur la masse corporelle et la masse grasse par suite d'une variation de la séquence d'ADN, soit au niveau de la séquence codante des gènes, soit au niveau des segments qui ont une incidence sur l'expression des gènes. Il est manifeste que la plupart des gènes favorisant l'obésité ne sont pas des gènes nécessaires, c'est-à-dire des gènes qui provoquent l'obésité chaque fois qu'une ou deux copies de l'allèle non fonctionnel sont présentes. En effet, la prédisposition génétique semble plutôt être causée par des gènes associés à une tendance accrue à la prise de poids avec le temps, ou encore par l'absence d'effet génétique protégeant contre l'apparition d'un bilan énergétique positif. En général, ces gènes exercent des effets moins importants sur le phénotype que les gènes nécessaires — une situation qui rend leur identification et celle des mutations en cause bien plus difficiles. Quoi qu'il en soit, même si l'effet génétique associé au risque d'obésité semble être de type multigénique, certaines preuves indirectes semblent appuyer l'idée selon laquelle un ou plusieurs gènes pourraient jouer un rôle plus important. En d'autres termes, l'obésité est un phénotype multifactoriel véritablement complexe ayant une composante génétique comprenant des effets polygéniques et des effets dus à des gènes importants.

Une série d'études rapportée ces quelques dernières années va tout à fait dans le sens d'une participation multigénique à la prédisposition à l'obésité. Plusieurs types de recherche ont été menées pour identifier ces gènes et la variation de séquence d'ADN précise responsable de cet accroissement du risque de devenir obèse. Les données accumulées jusqu'ici ont récemment été examinées (*124*) et semblent confirmer statistiquement ou expérimentalement le rôle joué par environ 70 gènes, locus ou marqueurs. Il faudra encore de nombreuses années de recherche pour pouvoir enfin identifier les gènes importants et les mutations essentielles responsables de l'excès de masse grasse et de l'accumulation des graisses dans la partie haute ou abdominale du corps.

Les mécanismes possibles par lesquels cette prédisposition génétique pourrait opérer sont les suivants :

- *Métabolisme énergétique au repos (MER) ralenti* : par exemple, des études effectuées chez des indiens Pima ont montré qu'il existe des groupes de MER dans les familles, et que les sujets dont le MER est ralenti ont un risque plus important de prendre 10 kg au cours des 5 années suivantes (*125, 126*).

- *Faible taux d'oxydation des lipides* : par exemple, si le rapport entre l'oxydation des graisses et celle des glucides est faible dans des conditions normalisées, c'est un facteur de risque de prise de poids ultérieure (*18, 127*).

- *Une masse maigre peu importante* : pour une masse corporelle donnée, une masse maigre peu importante est un facteur de risque de prise de poids ultérieure car elle a tendance à ralentir le MER, favorisant ainsi un bilan énergétique positif.

- *Contrôle de l'appétit médiocre* : par exemple, si la satiété est atteinte lorsque l'apport énergétique est très important, le résultat net sera probablement un bilan énergétique positif et une prise de poids. Dans ce contexte, de nombreux gènes et molécules sont actuellement à l'étude. Par exemple, la leptine, produit hormonal du gène *ob* ou gène de la leptine, est un facteur de satiété important sécrété chez l'homme par le tissu adipeux. Une anomalie dans le gène du récepteur de la leptine peut être associée chez l'homme à une résistance à la leptine. Cependant, on pense que les mutations génétiques qui entraînent un déficit de leptine et conduisent à l'obésité chez la souris n'existent pas chez l'homme.

De nombreux autres facteurs, dont certains figurent dans le Tableau 7.4, font actuellement l'objet d'études approfondies.

Tableau 7.4
Certains facteurs impliqués dans le développement de l'obésité dont on pense qu'ils sont génétiquement modulés

Facteurs liés aux macronutriments :
  Lipolyse du tissu adipeux
  Activité de la lipoprotéine lipase (LPL) au niveau du tissu adipeux et des muscles
  Constitution du muscle et potentiel oxydatif
  Acides gras libres et activité des β-récepteurs dans le tissu adipeux
  Capacité d'oxydation des graisses et des glucides (quotient respiratoire)
  Préférences en matière de graisses alimentaires
  Régulation de l'appétit
Facteurs liés à la dépense énergétique :
  Vitesse du métabolisme
  Thermogenèse post-prandiale
  Mode d'utilisation de l'énergie (compartiments de stockage des nutriments)
  Propension à une activité physique spontanée
Facteurs hormonaux :
  Sensibilité à l'insuline
  Bilan de l'hormone de croissance
  Action de la leptine

La place de la recherche génétique sur l'obésité
Si la recherche visant à identifier les gènes utilisables pour le dépistage, puis pour le traitement est importante, il faudra de nombreuses années avant de pouvoir en appliquer les résultats dans la pratique. A l'heure actuelle, le principal intérêt de la recherche génétique sur l'obésité est de permettre de mieux comprendre la physiopathologie de la maladie.

7.5.2 *Prédisposition biologique non génétique*

En plus des facteurs génétiques évoqués dans la section 7.5.1, on a montré qu'un certain nombre d'autres facteurs biologiques jouent un rôle dans la prédisposition individuelle à la prise de poids et au développement de l'obésité. Ils sont évoqués ci-après.

Sexe
On pense qu'un certain nombre de processus physiologiques contribuent à l'accumulation de graisse chez la femme. Ces dépôts graisseux seraient indispensables pour lui permettre d'assurer sa fonction de reproduction. Les études effectuées chez l'homme et chez l'animal indiquent que chez les mammifères, les femelles montrent une forte préférence pour les glucides avant la maturation sexuelle alors que les mâles préfèrent les protéines. Toutefois, après la maturation sexuelle, les mâles comme les femelles montrent un appétit nettement accru pour les graisses en réponse aux modifications des

concentrations de stéroïdes dans les gonades. Cet appétit accru pour les graisses se produit beaucoup plus tôt et de façon plus prononcée chez les femelles (128).

Les femelles ont tendance à faire passer les excédents d'énergie dans l'accumulation de graisse, tandis que les mâles utilisent davantage cette énergie pour la synthèse de protéines. Ce mode d'utilisation de l'énergie, ou «répartition protido-lipidique», favorise chez la femelle le maintien d'un bilan énergétique positif et les dépôts de graisse pour deux raisons : premièrement, le stockage des graisses est beaucoup plus efficace que celui des protéines sur le plan énergétique et, deuxièmement, il conduit à abaisser le rapport masse maigre-masse grasse dans les tissus, avec pour résultat que le MER n'augmente pas à la même vitesse que la masse corporelle.

Ethnie
Dans beaucoup de pays industrialisés, les groupes ethniques semblent être particulièrement sensibles à l'apparition de l'obésité et de ses complications. Les données dont on dispose laissent à penser qu'il pourrait s'agir là d'une prédisposition génétique à l'obésité qui ne se manifeste que lorsque ces groupes sont exposés à un mode de vie plus aisé. C'est ce qui a été démontré graphiquement pour les populations suivantes :

- *Indiens Pimas d'Arizona* : les membres de cette tribu, où la prévalence de l'obésité est très élevée (129), ont pris du poids après avoir abandonné leur mode de vie traditionnel.

- *Aborigènes d'Australie* : les membres de ce groupe ethnique ont tendance à présenter une forte incidence de l'adiposité centrale, de l'hypertension et du DNID, mais qui peut être abaissée ou éliminée très rapidement simplement en les faisant revenir à un mode de vie plus traditionnel (130, 131). Des réductions analogues du risque d'obésité et du risque cardio-vasculaire ont été observées lorsque les autochtones d'Hawaï ont repris une alimentation traditionnelle après avoir abandonné le régime moderne habituel (132).

- *Immigrés du sous-continent indien* : la prévalence du DNID et la mortalité par cardiopathie coronarienne sont plus importantes chez les personnes originaires de ce sous-continent (Bangladesh, Inde et Pakistan) vivant dans les sociétés urbaines que dans d'autres groupes ethniques. Ce phénomène est lié chez eux à une plus forte tendance à accumuler de la graisse intra-abdominale pour un IMC donné, par rapport à d'autres populations (133).

Il apparaît d'après ce qui précède qu'un certain nombre de groupes ethniques sont davantage prédisposés au risque d'obésité lorsqu'ils sont exposés au mode de vie habituel des pays industrialisés. Pour la majorité d'entre eux, ce problème semble résulter d'une prédisposition génétique combinée au passage d'un mode de vie traditionnel à un mode de vie plus aisé et plus sédentaire et au régime alimentaire qui l'accompagne. Toutefois, la sensibilité aux pathologies associées à l'obésité n'est pas uniforme d'un groupe à l'autre. Au Mexique, par exemple, le DNID est plus fréquent que l'hypertension dans la population obèse, tandis que dans d'autres régions du monde les maladies cardio-vasculaires peuvent dominer.

Dans les pays industrialisés, d'autres facteurs environnementaux peuvent également jouer un rôle important et favoriser l'obésité dans les minorités ethniques, comme chez les Afro-Américains des Etats-Unis d'Amérique, où les taux d'obésité les plus élevés se retrouvent dans les communautés les plus pauvres. Dans ces populations, les régimes riches en graisse et très énergétiques, sont probablement les moins chers, et le chômage conduit à une baisse du degré d'activité. D'autres facteurs associés à la pauvreté peuvent également être incriminés.

Le problème de l'obésité dans les minorités ethniques montre bien la nécessité de définir des stratégies ciblées de prévention et d'intervention.

Périodes critiques pour la prise de poids
Si, dans les pays développés, on peut s'attendre à une augmentation générale du poids et à une progression modeste du pourcentage de la masse grasse tout au long de la vie, du moins jusqu'à 60–65 ans *(134)*, des études récentes ont montré l'importance de la nutrition au cours de certaines périodes critiques durant lesquelles un sujet peut être plus vulnérable au développement d'une obésité ultérieure. Toutefois, jusqu'à ce qu'on ait achevé les études longitudinales, la part jouée par chacune des périodes indiquées dans le Tableau 7.5 dans la prévalence de l'obésité et de ses pathologies associées est difficile à apprécier *(135)*.

7.5.3 *Autres facteurs favorisant la prise de poids*

La tendance qu'a un individu à prendre du poids peut être majorée par certains facteurs tels que le fait d'arrêter de fumer, l'apparition d'une maladie, ou le traitement par des médicaments dont l'effet secondaire est de favoriser la prise de poids. Ces facteurs sont brièvement étudiés ci-dessous.

Arrêt du tabac
Le fait de fumer provoque une augmentation marquée de la vitesse du métabolisme et tend à diminuer les apports alimentaires lorsqu'on

Tableau 7.5
Périodes critiques pour le développement de l'obésité

Période critique	Raison d'un risque accru
Prénatal	La nutrition au cours de la vie fœtale peut avoir une influence directe sur la taille, la corpulence et la constitution de l'organisme, ainsi que sur sa capacité à métaboliser les macronutriments. Il existe des rapports étroits entre le mode de croissance intra-utérin et le risque d'adiposité abdominale, d'obésité et de leur morbidité associée au cours de la vie (*136–138*).
Rebond d'adiposité (5–7 ans)	L'IMC commence à augmenter rapidement après une période d'adiposité réduite au cours des années préscolaires. Cette période coïncide avec l'accroissement de l'autonomie et de la socialisation et représente peut-être un stade au cours duquel l'enfant est particulièrement vulnérable et risque d'adopter des comportements qui influent sur le développement de l'obésité et y prédisposent. On ne sait pas si un rebond d'adiposité précoce est associé à un risque accru d'obésité persistante par la suite (*139–141*).
Adolescence	C'est une période d'autonomie accrue souvent associée à des repas irréguliers, à des modifications des habitudes alimentaires et à des périodes d'inactivité pendant les loisirs auxquelles s'ajoutent des changements physiologiques qui favorisent les dépôts de graisse, en particulier chez la femme (*142, 143*).
Début de l'âge adulte	Le début de l'âge adulte est en général une période caractérisée par une diminution marquée de l'activité physique. Chez la femme, elle survient habituellement entre 15 et 19 ans, mais chez l'homme elle peut être différée jusqu'au début de la trentaine (*144*).
Grossesse	On a prétendu que l'IMC d'une mère augmentait au fur et à mesure des grossesses. Cependant, des données récentes laissent à penser que cette augmentation semble plutôt être en moyenne de moins de 1 kg par grossesse, même si l'éventail peut être large et est fonction de la prise de poids totale au cours de la grossesse (*145*). De nombreux protocoles d'études confondent modification du poids avec l'âge et modification du poids avec la parité (*146*). Dans beaucoup de pays en développement, les grossesses rapprochées sont souvent associées à une perte de poids plutôt qu'à une prise de poids.
Ménopause	Dans les sociétés industrialisées, on observe généralement une prise de poids avec l'âge, mais on ne sait pas très bien pourquoi les femmes ménopausées sont particulièrement prédisposées à la prise de poids rapide. L'absence de règles modifie effectivement les apports alimentaires et diminue légèrement la vitesse du métabolisme, mais la prise de poids est la plupart du temps attribuée à la baisse de l'activité (*147*).

les compare à ceux des non-fumeurs (*2*). Cela peut également provoquer une augmentation à plus long terme du métabolisme énergétique au repos (MER), quoique les données à ce sujet soient contradictoires (*148, 149*).

Le tabagisme et le poids montrent un rapport inverse (*150*), et les fumeurs prennent fréquemment du poids lorsqu'ils arrêtent de fumer. Williamson (*151*) a étudié une cohorte représentative sur le plan national de fumeurs et de non-fumeurs aux Etats-Unis d'Amérique (1971–1984) et s'est aperçu que la prise de poids moyenne imputable à l'arrêt du tabac était de 2,8 kg chez l'homme et de 3,8 kg chez la femme. Cependant, les gros fumeurs (plus de 15 cigarettes par jour) et les personnes plus jeunes présentaient un risque plus élevé de prise de poids importante (>13 kg) après avoir arrêté de fumer.

Malgré le risque de prise de poids, il est important de comprendre que pour les obèses fumeurs il est plus urgent d'arrêter de fumer que de perdre du poids; un grand nombre d'études prospectives ont montré que le tabagisme a un impact plus important sur la morbidité et la mortalité que n'importe quelle élévation légère de l'IMC (*152–156*). Les effets bénéfiques de l'arrêt du tabac ont peu de chances d'être négativés par la prise de poids qui peut s'ensuivre.

Consommation excessive d'alcool
Comme on l'a mentionné précédemment, l'organisme est incapable de stocker l'alcool qui est oxydé en priorité avant les autres macronutriments. La consommation d'alcool répond donc à certains des besoins énergétiques de l'organisme, permet à une plus forte proportion de l'énergie provenant d'autres aliments ingérés d'être stockée,[1] et est donc associée à un risque accru d'adiposité abdominale (*155*). Toutefois, dans les études épidémiologiques, les sujets dont la consommation d'alcool est la plus importante ont tendance à être plus minces (*156, 157*), peut-être parce qu'ils mangent moins et qu'une grande partie de leurs besoins énergétiques sont satisfaits par l'alcool (*158*).

Traitement médicamenteux
L'emploi des médicaments indiqués dans le Tableau 7.6 peut favoriser une prise de poids. Les adultes qui suivent un traitement au long cours par les corticostéroïdes pour une polyarthrite rhumatoïde peuvent présenter un risque particulier de prise de poids, puisque les

---
[1] Astrup A, ed. *Food and eating habits*, 1996. Document de travail préparé par le sous-groupe Aliments et Habitudes alimentaires du Groupe spécial international sur l'Obésité.

Tableau 7.6
Médicaments pouvant favoriser une prise de poids

Médicaments	Principales pathologies traitées ou autres emplois
Antidépresseurs tricycliques, lithium	Dépression
Sulfamides hypoglycémiants	DNID
Bêtabloquants	Hypertension
Certains contraceptifs stéroïdiens	Contraception
Corticostéroïdes	Diverses maladies
Insuline	DNID
Cyproheptadine	Allergie, rhume des foins
Acide valproïque, neuroleptiques	Epilepsie
Phénothiazine	Psychose
Pizotifène	Migraine

effets secondaires de ce médicament exacerbent les effets d'une activité physique limitée.

Pathologies
Certains troubles génétiques et certaines affections endocrinologiques telles que l'hypothyroïdie, la maladie de Cushing et les tumeurs de l'hypothalamus, peuvent entraîner une prise de poids. Cependant, il s'agit là de causes extrêmement rares d'obésité qui ne représentent qu'un très faible pourcentage des cas d'obésité dans la population.

Baisse d'activité importante
Chez certains sujets une baisse d'activité importante sans diminution compensatoire de l'apport énergétique habituel peut constituer la principale cause d'accroissement de l'adiposité. On citera pour exemple la prise de poids souvent observée chez des athlètes de haut niveau lorsqu'ils abandonnent la compétition, chez les jeunes qui se blessent au cours d'activités sportives, chez les jeunes gens qui se retrouvent en chaise roulante à la suite d'un accident, ou chez d'autres qui développent une arthrite.

Modifications survenues dans la situation sociale et environnementale
Le mariage (*159*), la naissance d'un enfant, un nouveau travail et des changements climatiques, peuvent tous conduire à des modifications non souhaitables du mode d'alimentation et à la prise de poids qui s'ensuit.

7.6 Perte de poids

Si beaucoup de gens réussissent à perdre du poids, un tiers à la moitié de la perte enregistrée est fréquemment regagné au cours de l'année suivante (*160*). Le poids ainsi repris est indépendant de l'ampleur de la perte de poids initiale ou des techniques employées pour aider à l'amaigrissement. On estime qu'il est particulièrement difficile d'éviter une reprise de poids au cours de la première année qui suit une perte importante, parce que des processus biologiques et comportementaux interviennent pour ramener le poids à son niveau de départ (*144*). Malgré les difficultés rencontrées pour perdre du poids et maintenir cette perte à long terme, certaines personnes y parviennent (*161*). L'étude de ces sujets pourrait donner des indications permettant de comprendre comment ils y sont parvenus.

Bibliographie

1. **Cummings JH et al.** A new look at dietary carbohydrate: chemistry, physiology and health. *European Journal of Clinical Nutrition*, 1997, **51**:417–423.

2. **Dallosso HM, James WPT.** The role of smoking in the regulation of energy balance. *International Journal of Obesity*, 1984, **8**:365–375.

3. **Blundell JE, King NA.** Overconsumption as a cause of weight gain: behavioural-physiological interactions in the control of food intake (appetite). In: Chadwick DJ, Cardew GC. *The origins and consequences of obesity*. Chichester (Royaume-Uni), Wiley, 1996:138–158 (Ciba Foundation Symposium 201).

4. **Schutz Y.** Macronutrients and energy balance in obesity. *Metabolism*, 1995, **44**(9 Suppl. 3):7–11.

5. **Diaz EO et al.** Metabolic response to experimental overfeeding in lean and overweight healthy volunteers. *American Journal of Clinical Nutrition*, 1992, **56**:641–655.

6. **Klein S, Goran M.** Energy metabolism in response to overfeeding in young adult men. *Metabolism: Clinical and Experimental*, 1993, **42**:1201–1205.

7. **Leibel RL, Rosenbaum M, Hirsch J.** Changes in energy expenditure resulting from altered body weight. *New England Journal of Medicine*, 1995, **332**:621–628.

8. **Porikos KP, Hesser MF, van Itallie TB.** Caloric regulation in normal weight men maintained on a palatable diet of conventional foods. *Physiology and Behavior*, 1982, **29**:293–300.

9. **Lissner L, Heitmann BL.** Dietary fat and obesity: evidence from epidemiology. *European Journal of Clinical Nutrition*, 1995, **49**:79–90.

10. **Popkin BM et al.** Dietary and environmental correlates of obesity in a population study in China. *Obesity Research*, 1995, **3**(Suppl. 2):135s–143s.

11. **Tordoff MG, Reed DR.** Sham feeding sucrose or corn oil stimulates food intake in rats. *Appetite*, 1991, **17**:97–103.

12. **Raben A, Macdonald I, Astrup A.** Replacement of dietary fat by sucrose or starch: effects on 14 days ad libitum energy intake, energy expenditure

and body weight in formerly obese and never-obese subjects. *International Journal of Obesity and Related Metabolic Disorders*, 1997, **21**:846–859.

13. **Horton TJ et al.** Fat and carbohydrate overfeeding in humans: different effects on energy storage. *American Journal of Clinical Nutrition*, 1995, **62**:19–29.

14. **Flatt JP et al.** Effects of dietary fat on postprandial substrate oxidation and on carbohydrate and fat balances. *Journal of Clinical Investigation*, 1985, **76**:1019–1024.

15. **Acheson KJ et al.** Glycogen storage capacity and de novo lipogenesis during massive carbohydrate overfeeding in man. *American Journal of Clinical Nutrition*, 1988, **48**:240–247.

16. **Flatt JP.** Importance of nutrient balance in body weight regulation. *Diabetes/Metabolism Reviews*, 1988, **4**:571–581.

17. **Schutz Y, Flatt JP, Jéquier E.** Failure of dietary fat intake to promote fat oxidation: a factor favouring the development of obesity. *American Journal of Clinical Nutrition*, 1989, **50**:307–314.

18. **Zurlo F et al.** Low ratio of fat to carbohydrate oxidation as predictor of weight gain: study of 24-hour RQ. *American Journal of Physiology*, 1990, **259**:E650–E657.

19. **Bennett C et al.** The short-term effects of dietary fat ingestion on energy expenditure and nutrient balance. *American Journal of Clinical Nutrition*, 1992, **55**:1071–1077.

20. **Astrup A et al.** Obesity as an adaptation to a high-fat diet: evidence from a cross-sectional study. *American Journal of Clinical Nutrition*, 1994, **59**:350–355.

21. **Anderson GH.** Sugars, sweetness and food intake. *American Journal of Clinical Nutrition*, 1995, **62**(1 Suppl.):195S–201S.

22. **Drenowski A.** Human preference for sugar and fat. In: Fernstrom JD, Miller GD. *Appetite and body weight regulation: sugar, fat and macronutrient substitutes.* Boca Raton, Floride (Etats-Unis d'Amérique), CRC Press, 1994:137–147.

23. **Jenkins DJ et al.** Nibbling versus gorging: metabolic advantages of increased meal frequency. *New England Journal of Medicine*, 1989, **321**:929–934.

24. **Verboeket-van de Venne WP, Westerterp KR, Vester AD.** Effect of the pattern of food intake on human energy metabolism. *British Journal of Nutrition*, 1993, **70**:103–115.

25. **Drummond S, Crombie N, Kirk T.** A critique of the effects of snacking on body weight status. *European Journal of Clinical Nutrition*, 1996, **50**:779–783.

26. **Holt S et al.** Relationship of satiety to postprandial glycaemic, insulin and cholecystokinin responses. *Appetite*, 1992, **18**:129–141.

27. **Stunkard A et al.** Binge eating disorder and the night-eating syndrome. *International Journal of Obesity and Related Metabolic Disorders*, 1996, **20**:1–6.

28. **Rising R et al.** Determinants of total daily energy expenditure: variability in physical activity. *American Journal of Clinical Nutrition*, 1994, **59**:800–804.

29. **Schulz LO, Schoeller DA.** A compilation of total daily energy expenditures and body weights in healthy adults. *American Journal of Clinical Nutrition*, 1994, **60**:676–681.

30. **Davies PS, Gregory J, White A.** Physical activity and body fatness in pre-school children. *International Journal of Obesity and Related Metabolic Disorders*, 1995, **19**:6–10.

31. **Westerterp KR, Goran MI.** Relationship between physical activity related energy expenditure and body composition: a gender difference. *International Journal of Obesity and Related Metabolic Disorders*, 1997, **21**:184–188.

32. **Williamson DF.** Dietary intake and physical activity as "predictors" of weight gain in observational, prospective studies of adults. *Nutrition Reviews*, 1996, **54**(4 Pt 2):S101–S109.

33. **Haapanen N et al.** Association between leisure time physical activity and 10-year body mass change among working-aged men and women. *International Journal of Obesity and Related Metabolic Disorders*, 1997, **21**:288–296.

34. **Rissanen AM et al.** Determinants of weight gain and overweight in adult Finns. *European Journal of Clinical Nutrition*, 1991, **45**:419–430.

35. **Williamson DF et al.** Recreational physical activity and ten-year weight change in a US national cohort. *International Journal of Obesity and Related Metabolic Disorders*, 1993, **17**:279–286.

36. **Prentice AM, Jebb SA.** Obesity in Britain: gluttony or sloth? *British Medical Journal*, 1995, **311**:437–439.

37. **Dietz WH, Gortmaker SL.** Do we fatten our children at the television set? Obesity and television viewing in children and adolescents. *Pediatrics*, 1985, **75**:807–812.

38. **Bouchard C, Shephard RJ.** Physical activity, fitness and health: the model and key concepts. In: Bouchard C et al. *Physical activity, fitness and health: international proceedings and consensus statement.* Champaign, Illinois (Etats-Unis d'Amérique), Human Kinetic Publishers, 1994.

39. **Dietz WH.** The role of lifestyle in health: the epidemiology and consequences of inactivity. *Proceedings of the Nutrition Society*, 1996, **55**:829–840.

40. **Ainsworth BE et al.** Compendium of physical activities: classification of energy costs of human physical activities. *Medicine and Science in Sports and Exercise*, 1993, **25**:71–80.

41. **Lytle LA et al.** Covariance of adolescent health behaviours: the class of 1989 study. *Health Education Research*, 1995, **10**:133–146.

42. **Simoes EJ et al.** The association between leisure-time physical activity and dietary fat in American adults. *American Journal of Public Health*, 1995, **85**:240–244.

43. Hill JO et al. Physical activity and energy requirements. *American Journal of Clinical Nutrition*, 1995, **62**(5 Suppl.):1059S–1066S.

44. Goldberg GR et al. Residual effect of graded levels of exercise on metabolic rate. *European Journal of Clinical Nutrition*, 1990, **44**:99–105.

45. Westerterp KR et al. Body mass, body composition and sleeping metabolic rate before, during and after endurance training. *European Journal of Applied Physiology and Occupational Physiology*, 1994, **69**:203–208.

46. Tremblay A et al. Effect of a three-day interruption of exercise-training on resting metabolic rate and glucose-induced thermogenesis in training individuals. *International Journal of Obesity*, 1988, **12**:163–168.

47. Ballor DL et al. Resistance weight training during caloric restriction enhances lean body weight maintenance. *American Journal of Clinical Nutrition*, 1988, **47**:19–25.

48. *Les femmes dans le monde 1970–1990. Des chiffres et des idées.* New York (Etats-Unis d'Amérique), Nations Unies (Statistiques et indicateurs sociaux, Série K, N° 8).

49. Ferro-Luzzi A, Martino L. Obesity and physical activity. In: Chadwick DJ, Cardew GC. *The origins and consequences of obesity.* Chichester (Royaume-Uni), Wiley, 1996:207–227 (Ciba Foundation Symposium 201).

50. Ferro-Luzzi A et al. Seasonal energy deficiency in Ethiopian rural women. *European Journal of Clinical Nutrition*, 1990, **44**(Suppl. 1):7–18.

51. Shetty PS, James WPT. Functional consequences of low BMI in adults. In: *Body mass index. A measure of chronic energy deficiency in adults.* Rome (Italie), Organisation des Nations Unies pour l'Alimentation et l'Agriculture, 1994 (FAO Food and Nutrition Paper Series, No. 56).

52. Hurley BF et al. Muscle triglyceride utilization during exercise: effect of training. *Journal of Applied Physiology*, 1986, **60**:562–567.

53. Stubbs RJ et al. Covert manipulation of the ratio of dietary fat to carbohydrate and energy density: effect on food intake and energy balance in free-living men eating ad libitum. *American Journal of Clinical Nutrition*, 1995, **62**:330–337.

54. Saris WHM. Physical activity and body weight regulation. In: Bouchard C, Bray GA. *Regulation of body weight. Biological and behavioural mechanisms.* Chichester (Royaume-Uni), Wiley, 1996:135–147.

55. Woo R, Pi-Sunyer FX. Effect of increased physical activity on voluntary intake in lean women. *Metabolism: Clinical and Experimental*, 1985, **34**:836–841.

56. Woo R, Garrow JS, Pi-Sunyer FX. Effect of exercise on spontaneous caloric intake in obesity. *American Journal of Clinical Nutrition*, 1982, **36**:470–477.

57. King NA, Burley VJ, Blundell JE. Exercise-induced suppression of appetite: effects on food intake and implications for energy balance. *European Journal of Clinical Nutrition*, 1994, **48**:715–724.

58. **Janssen GME, Graef CJJ, Saris WHM.** Food intake and body composition in novice athletes during a training period to run a marathon. *International Journal of Sports Medicine*, 1989, **10**(Suppl. 1):S17–S21.

59. **Westerterp KR, Verboeket-van de Venne WPHG, Bouten CVC.** Energy expenditure and physical activity in subjects consuming full or reduced fat products as part of their normal diet. *British Journal of Nutrition*, 1996, **96**:785–795.

60. *Indagine multiscopo sulle famiglie, Anni 1987–1991. No 4 L'uso del tempo in Italia.* Rome (Italie), Instituto di Statistica, 1993 (en italien).

61. *Besoins énergétiques et besoins en protéines. Rapport d'une consultation conjointe d'experts FAO/OMS/UNU.* Genève, Organisation mondiale de la Santé, 1986 (OMS, Série de Rapports techniques, N° 724).

62. **McMichael PD.** *Development and social change: a global perspective.* Thousand Oaks, Californie (Etats-Unis d'Amérique), Pine Forge Press, 1996.

63. **Tansey G, Worsley T.** *The food system. A guide.* Londres (Royaume-Uni), Earthscan, 1995.

64. **DiGuiseppi C, Roberts I, Li L.** Influence of changing travel patterns on child death rates from injury: trend analysis. *British Medical Journal*, 1997, **314**:710–713.

65. **Buchowski MS, Sun M.** Energy expenditure, television viewing and obesity. *International Journal of Obesity and Related Metabolic Disorders*, 1996, **20**:236–244.

66. **Epstein LE et al.** Effects of decreasing sedentary behaviour and increasing activity on weight change in obese children. *Health Psychology*, 1995, **14**:109–115.

67. Office of Population Censuses and Surveys. *General household survey.* Londres (Royaume-Uni), Her Majesty's Stationery Office, 1994.

68. **Dietz WH, Strasburger VC.** Children, adolescents and television. *Current Problems in Pediatrics*, 1991, **21**:8–31.

69. **James WP.** A public health approach to the problem of obesity. *International Journal of Obesity and Related Metabolic Disorders*, 1995, **19**(Suppl. 3):S37–S45.

70. **Brown PJ.** Culture and the evolution of obesity. *Human Nature*, 1991, **2**:31–57.

71. **Trowell HC, Burkitt DP.** *Western diseases: their emergence and prevention.* Cambridge, Massachusetts (Etats-Unis d'Amérique), Harvard University Press, 1981.

72. **Monteiro CA et al.** The nutrition transition in Brazil. *European Journal of Clinical Nutrition*, 1995, **49**:105–113.

73. **Hodge AM et al.** Dramatic increase in the prevalence of obesity in Western Samoa over the 13 year period 1978–1991. *International Journal of Obesity and Related Metabolic Disorders*, 1994, **18**:419–428.

74. **Gracey M.** New World syndrome in Western Australian aborigines. *Clinical and Experimental Pharmacology and Physiology*, 1995, **22**:220–225.

75. **Raikes P.** *Modernising hunger: famine, food surplus and farm policy in the EEC and Africa.* Londres (Royaume-Uni), Catholic Institute for International Relations/James Currey, 1988.

76. **Drenowski A, Popkin BM.** The nutrition transition: trends in the global diet. *Nutrition Reviews*, 1997, **55**:31–43.

77. Nations Unies. *World urbanization prospects: the 1994 revisions.* New York, Nations Unies, 1995.

78. **Popkin BM et al.** A review of dietary and environmental correlates of obesity with emphasis on developing countries. *Obesity Research*, 1995, **3**(Suppl. 2):145S–153S.

79. **Kinsey JD.** Food and families' socioeconomic status. *Journal of Nutrition*, 1994, **124**(9 Suppl.):1878S–1885S.

80. **Lang T, Hines C.** *The new protectionism: protecting the future against free trade.* Londres (Royaume-Uni), Earthscan, 1993.

81. **Lang T.** The public health impact of globalisation of food trade. In: Shetty PS, McPherson K. *Diet, nutrition and chronic disease: lessons from contrasting worlds. Proceedings of the Sixth London School of Hygiene and Tropical Medicine Public Health Forum.* Chichester (Royaume-Uni), Wiley, 1997:173–187.

82. **McMichael AJ.** The public health impact of globalisation of food trade: discussion. In: Shetty PS, McPherson K. *Diet, nutrition and chronic disease: lessons from contrasting worlds. Proceedings of the Sixth London School of Hygiene and Tropical Medicine Public Health Forum.* Chichester (Royaume-Uni), Wiley, 1997:187–193.

83. **Sobal J, Stunkard AJ.** Socioeconomic status and obesity; a review of the literature. *Psychological Bulletin*, 1989, **105**:260–275.

84. **Brown P, Bentley-Condit VK.** Culture, evolution and obesity. In: Bray GA, Bouchard C, James WPT. *Handbook of obesity.* New York, Marcel Dekker, 1998:143–155.

85. *Plan indicatif mondial provisoire pour le développement de l'agriculture — Synthèse et analyse des facteurs interessant le développement agricole aux niveaux mondial, régional et national. Volume 2*, Rome (Italie), Organisation des Nations Unies pour l'Alimentation et l'Agriculture, 1969.

86. **Leather S.** *The making of modern malnutrition. An overview of food poverty in the UK.* Londres (Royaume-Uni), The Caroline Walker Trust, 1996.

87. **Kuczmarski RJ.** Prevalence of overweight and weight gain in the United States. *American Journal of Clinical Nutrition*, 1992, **55**(2 Suppl.):495S–502S.

88. **Laurier D et al.** Prevalence of obesity: a comparative survey in France, the United Kingdom and the United States. *International Journal of Obesity and Related Metabolic Disorders*, 1992, **16**:565–572.

89. **Hulshof KF et al.** Diet and other life-style factors in high and low socio-economic groups (Dutch Nutrition Surveillance System). *European Journal of Clinical Nutrition*, 1991, **45**:441–450.

90. **Leitzmann C.** Ernährungsgewohnheiten von Oecotrophologiestudenten. *Ernährungs-Umschau*, 1979, **26**:181–185 (en allemand).

91. **Birch LL.** Obesity and eating disorders: a developmental perspective. *Bulletin of the Psychonomic Society*, 1991, **29**:265–272.

92. **Massara EB.** *Que gordita! A study of weight among women in a Puerto Rican community.* New York, AMS Press, 1989.

93. **Craig PL, Caterson ID.** Body size, age, ethnicity, attitudes and weight loss. In: Ailhaud G et al. *Obesity in Europe.* Londres (Royaume-Uni), John Libbey, 1991:421–426.

94. **Craig PL et al.** Do Polynesians still believe that big is beautiful? Comparison of body size perceptions and preferences of Cook Islands, Maori and Australians. *New Zealand Medical Journal*, 1996, **109**:200–203.

95. **Snow JT, Harris MB.** Disordered eating in South-western Pueblo Indians and Hispanics. *Journal of Adolescence*, 1989, **12**:329–336.

96. **Story M et al.** Ethnic/racial and socioeconomic differences in dieting behaviors and body image perceptions in adolescents. *International Journal of Eating Disorders*, 1995, **18**:173–179.

97. **Cassidy CM.** The good body: when big is better. *Medical Anthropology*, 1991, **13**:181–213.

98. **Silverstein B et al.** The role of the mass media in promoting a thin standard of bodily attractiveness for women. *Sex Roles*, 1986, **14**:519–532.

99. **Nemeroff CJ et al.** From the Cleavers to the Clintons: role choices and body orientation as reflected in magazine article content. *International Journal of Eating Disorders*, 1994, **16**:167–176.

100. **Hamilton K, Waller G.** Media influences on body size estimation in anorexia and bulimia. An experimental study. *British Journal of Psychiatry*, 1993, **162**:837–840.

101. **Stice E et al.** Relation of media exposure to eating disorder symptomatology: an examination of mediating mechanisms. *Journal of Abnormal Psychology*, 1994, **103**:836–840.

102. *A spoonful of sugar. Television food advertising aimed at children: An international comparative survey.* Londres (Royaume-Uni), Consumers International, 1996.

103. **Goodman D, Redclift M.** *Refashioning nature. Food, ecology and culture.* Londres (Royaume-Uni), Routledge, 1991.

104. **Morgan N.** World vegetable oil consumption expands and diversifies. *Food Review*, 1993, **16**:26–30.

105. Massachusetts Medical Society, Committee on Nutrition. Fast food fare: consumer guidelines. *New England Journal of Medicine*, 1990, **321**:752–755.

106. *Fast food: the international market.* Londres (Royaume-Uni), Euromonitor Market Direction, 1993.

107. *UK food market*, 4e edition. Hampton (Royaume-Uni), Key Note, 1994.

108. *The food pocket book*. Henley-on-Thames (Royaume-Uni), NTC Publications, 1994.

109. *Easy to swallow, hard to stomach*. Londres (Royaume-Uni), National Food Alliance, 1995.

110. **Taras HL, Gage M.** Advertised foods on children's television. *Archives of Pediatrics and Adolescent Medicine*, 1995, **149**:649–652.

111. **Ray JW, Klesges RC.** Influences on the eating behavior of children. *Annals of the New York Academy of Sciences*, 1993, **699**:57–69.

112. **Taras HL et al.** Television's influence on children's diet and physical activity. *Journal of Developmental and Behavioral Pediatrics*, 1989, **10**:176–180.

113. **Robinson TN, Killin JD.** Ethnic and gender differences in the relationships between television viewing and obesity, physical activity, and dietary fat intake. *Journal of Health Education*, 1995, **26**(Suppl.):91–98.

114. **Fischler C.** *L'Homnivore: le goût, la cuisine et le corps*. Paris (France), Odile Jacob, 1990.

115. **Bouchard C.** Genetics of obesity: overview and research directions. In: Bouchard C. *The genetics of obesity*. Boca Raton, Floride (Etats-Unis d'Amérique), CRC Press, 1994:223–233.

116. **Bouchard C.** Genetic influences on body weight and shape. In: Brownell KD, Fairburn CG. *Eating disorders and obesity: a comprehensive handbook*. New York, Guilford Press, 1995.

117. **Bouchard C.** Genetics of obesity in humans: current issues. In: Chadwick DJ, Cardew GC. *The origins and consequences of obesity*. Chichester (Royaume-Uni), Wiley, 1996:108–117 (Ciba Foundation Symposium 201).

118. **Pérusse L et al.** Familial aggregation of abdominal visceral fat level — results from the Quebec family study. *Metabolism: Clinical and Experimental*, 1996, **45**:378–382.

119. **Bouchard C et al.** The genetics of human obesity. In: Bray GA, Bouchard C, James WPT. *Handbook of obesity*. New York, Marcel Dekker, 1998:157–190.

120. **Allison DB, Faith MS, Nathan JS.** Risch's lambda values for human obesity. *International Journal of Obesity and Related Metabolic Disorders*, 1996, **20**:990–999.

121. **West DB et al.** Dietary obesity in nine inbred mouse strains. *American Journal of Physiology*, 1992, **262**(6 Pt 2):R1025–R1032.

122. **Heitmann BL et al.** Dietary fat intake and weight gain in women genetically predisposed for obesity. *American Journal of Clinical Nutrition*, 1995, **61**:1213–1217.

123. **Bouchard C et al.** The response to long-term overfeeding in identical twins. *New England Journal of Medicine*, 1990, **322**:1477–1482.

124. **Pérusse L et al.** The human obesity gene map: the 1996 update. *Obesity Research*, 1997, **5**:49–61.

125. **Bogardus C et al.** Familial dependence of the resting metabolic rate. *New England Journal of Medicine*, 1986, **315**:96–100.

126. **Ravussin E et al.** Reduced rate of energy expenditure as a risk factor for body-weight gain. *New England Journal of Medicine*, 1988, **318**:467–472.

127. **Eckel RH.** Insulin resistance: an adaptation for weight maintenance. *Lancet*, 1992, **340**:1452–1453.

128. **Leibowitz, SF.** Neurochemical–neuroendrocrine systems in the brain controlling macronutrient intake and metabolism. *Trends in Neurosciences*, 1992, **15**:491–497.

129. **Carter J et al.** Tribal differences in diabetes: prevalence among American Indians in New Mexico. *Public Health Reports*, 1989, **104**:665–669.

130. **O'Dea K, White NG, Sinclair AJ.** An investigation of nutrition-related risk factors in an isolated Aboriginal community in northern Australia: advantages of a traditionally-oriented life-style. *Medical Journal of Australia*, 1988, **148**:177–180.

131. **O'Dea K.** Westernization, insulin resistance and diabetes in Australian aborigines. *Medical Journal of Australia*, 1991, **155**:258–264.

132. **Shintani TT et al.** Obesity and cardiovascular risk intervention through the ad libitum feeding of traditional Hawaiian diet. *American Journal of Clinical Nutrition*, 1991, **53**(6 Suppl.):1647S–1651S.

133. **McKeigue PM.** Metabolic consequences of obesity and body fat pattern: lessons from migrant studies. In: Chadwick DJ, Cardew GC. *The origins and consequences of obesity*. Chichester (Royaume-Uni), Wiley, 1996:54–67 (Ciba Foundation Symposium 201).

134. **Rolland-Cachera MF et al.** Body mass index variations — centiles from birth to 87 years. *European Journal of Clinical Nutrition*, 1991, **45**:13–21.

135. **Dietz WH.** Critical periods in childhood for the development of obesity. *American Journal of Clinical Nutrition*, 1994, **59**:955–959.

136. **Ravelli GP, Stein ZA, Susser MW.** Obesity in young men after famine exposure in utero and early infancy. *New England Journal of Medicine*, 1976, **295**:349–353.

137. **Law CM et al.** Early growth and abdominal fatness in adult life. *Journal of Epidemiology and Community Health*, 1992, **46**:184–186.

138. **Jackson AA, Langley-Evans SC, McCarthy HD.** Nutritional influences in early life upon obesity and body proportions. In: Chadwick DJ, Cardew GC. *The origins and consequences of obesity*. Chichester (Royaume-Uni), Wiley, 1996:118–137 (Ciba Foundation Symposium 201).

139. **Rolland-Cachera MF et al.** Adiposity rebound in children: a simple indicator for predicting obesity. *American Journal of Clinical Nutrition*, 1984, **39**:129–135.

140. **Siervogel RM et al.** Patterns of change in weight/stature from 2 to 18 years: findings from long-term serial data for children in the Fels longitudinal growth study. *International Journal of Obesity*, 1991, **15**:479–485.

141. **Prokopec M, Bellisle F.** Adiposity in Czech children followed from 1 month of age to adulthood: analysis of individual BMI patterns. *Annals of Human Biology*, 1993, **20**:517–525.

142. **Braddon FEM et al.** Onset of obesity in a 36 year birth cohort. *British Medical Journal Clinical Research Edition*, 1986, **293**:299–303.

143. **Must A et al.** Long-term morbidity and mortality of overweight adolescents. A follow-up of the Harvard Growth Study of 1922 to 1935. *New England Journal of Medicine*, 1992, **327**:1350–1355.

144. **Wing RR.** Changing diet and exercise behaviors in individuals at risk of weight gain. *Obesity Research*, 1995, **3**(Suppl. 2):277S–282S.

145. **Ohlin A, Rössner S.** Maternal body weight development after pregnancy. *International Journal of Obesity*, 1990, **14**:159–173.

146. **Williamson DF et al.** A prospective study of childbearing and 10-year weight gain in US white women 25 to 40 years of age. *International Journal of Obesity and Related Metabolic Disorders*, 1994, **18**:561–569.

147. **Wing RR et al.** Weight gain at the time of menopause. *Archives of Internal Medicine*, 1991, **151**:97–102.

148. **Hofstetter A et al.** Increased 24-hour energy expenditure in cigarette smokers. *New England Journal of Medicine*, 1986, **314**:79–82.

149. **Warwick PM, Edmundson HM, Thomson ES.** No evidence for a chronic effect of smoking on energy expenditure. *International Journal of Obesity and Related Metabolic Disorders*, 1995, **19**:198–201.

150. **Grunberg NE.** Behavioral and biological factors in the relationship between tobacco use and body weight. In: Katkin ES, Manuck SB. *Advances in behavioral medicine. Vol 2*. Greenwich, CT, JAI Press, 1986:97–129.

151. **Williamson DF.** Smoking cessation and severity of weight gain in a national cohort. *New England Journal of Medicine*, 1991, **324**:739–745.

152. **Willett WC et al.** Relative and absolute excess risks of coronary heart disease among women who smoke cigarettes. *New England Journal of Medicine*, 1987, **317**:1303–1309.

153. **Wannamethee G, Shaper AG.** Body weight and mortality in middle aged British men: impact of smoking. *British Medical Journal*, 1989, **299**:1497–1502.

154. **Fitzgerald AP, Jarrett RJ.** Body weight and coronary heart disease mortality: an analysis in relation to age and smoking habit: 15 years follow-up data from the Whitehall study. *International Journal of Obesity and Related Metabolic Disorders*, 1992, **16**:119–123.

155. **Troisi RJ et al.** Cigarette smoking, dietary intake, and physical activity: effects on body fat distribution — the Normative Aging Study. *American Journal of Clinical Nutrition*, 1991, **53**:1104–1111.

156. **Gruchow HW et al.** Alcohol consumption, nutrient intake and relative body weight among US adults. *American Journal of Clinical Nutrition*, 1985, **42**:289–295.

157. **Colditz GA et al.** Alcohol intake in relation to diet and obesity in women and men. *American Journal of Clinical Nutrition*, 1991, **54**:49–55.

158. **Prentice AM.** Alcohol and obesity. *International Journal of Obesity and Related Metabolic Disorders*, 1995, **19**(Suppl. 5):S44–S50.

159. **Rauschenbach B, Sobal J, Frongillo EA Jr.** The influence of change in marital status on weight change over one year. *Obesity Research*, 1995, **3**(4):319–327.

160. **Wadden TA.** Treatment of obesity by moderate and severe caloric restriction. Results of clinical research trials. *Annals of Internal Medicine*, 1993, **119**:688–693.

161. **Klem ML et al.** A descriptive study of individuals successful at long-term weight maintenance of substantial weight loss. *American Journal of Clinical Nutrition*, 1997, **66**:239–246.

PARTIE IV
Surpoids et obésité : faire face au problème

8. Principes régissant la prévention et la prise en charge du surpoids et de l'obésité

8.1 Introduction

S'il reste encore beaucoup à apprendre sur les facteurs complexes et variés impliqués dans l'étiologie de la prise de poids et de l'obésité, il est désormais évident que des forces environnementales et sociétales puissantes exercent leur influence sur l'apport et la dépense énergétiques et peuvent submerger les mécanismes régulateurs physiologiques qui agissent pour garder le poids stable. Des facteurs génétiques et biologiques tels que le sexe, l'âge et l'activité hormonale sur lesquels on a peu ou pas de contrôle, ont une incidence sur la sensibilité de chacun à ces forces. On estime que les facteurs diététiques et l'activité physique sont les principaux facteurs modifiables sous-jacents à une prise de poids excessive qui, si on les corrige, peuvent permettre de prévenir l'obésité.

La prévention et la prise en charge efficaces de l'obésité doivent donc être axées sur :

— les éléments de l'environnement social, culturel, politique, physique et structurel qui ont une incidence sur le poids des membres de la communauté ou de la population en général ;
— les modalités et les programmes permettant de s'occuper des sujets et des groupes qui sont particulièrement vulnérables face à l'obésité et à sa morbidité associée ;
— les protocoles de prise en charge des sujets déjà obèses.

Il est également important de reconnaître que dans de nombreuses sociétés, l'accent trop important mis sur la minceur s'est accompagné d'une augmentation de la prévalence des troubles de l'alimentation tels que l'anorexie et la boulimie. Des interventions visant à prévenir l'obésité ou à la prendre en charge doivent donc être soigneusement conçues pour éviter une recrudescence des troubles de l'alimentation associés à la crainte exagérée de grossir, en particulier chez les jeunes adolescentes. Ces interventions doivent également viser à décourager d'autres comportements néfastes pour la santé, comme le fait de fumer, qui peuvent être adoptés dans l'espoir d'éviter une prise de poids.

Dans cette section, on traitera des principes qui sous-tendent les stratégies de prévention et de prise en charge du surpoids et de l'obésité, des différents niveaux de l'action préventive et de la nécessité de s'occuper des sujets qui présentent une obésité. On y attire l'attention sur la nécessité d'une action coordonnée dans des situations très diverses et d'un partage des responsabilités entre les principales parties prenantes. On y insiste sur le fait que :

- Des stratégies complètes et cohérentes de prévention et de prise en charge efficaces de l'obésité doivent être axées sur :
  — les éléments de l'environnement qui ont une incidence sur le poids des membres de la communauté ou de la population en général ;
  — les sujets et les groupes qui présentent un risque particulièrement élevé d'obésité et de morbidité associée ;
  — les protocoles de prise en charge des sujets déjà obèses.

- La prise en charge de l'obésité englobe les quatre stratégies principales suivantes :
  — prévenir la prise de poids ;
  — chercher à stabiliser le poids ;
  — prendre en charge la morbidité associée à l'obésité ;
  — favoriser la perte de poids.

- Des éléments de preuve indirects d'origines très variées indiquent que l'obésité est évitable et qu'il est plus facile, moins coûteux et plus efficace de prévenir la prise de poids que de traiter l'obésité une fois qu'elle est installée. Toutefois, seules des recherches limitées ont été effectuées dans ce domaine.

- La prévention de l'obésité ne consiste pas simplement à éviter que des sujets ayant un poids normal deviennent obèses. Elle suppose également de prévenir chez eux le surpoids, de prévenir l'obésité chez ceux qui présentent déjà un surpoids et d'éviter que ceux qui dans le passé ont présenté un surpoids ou une obésité mais qui ont perdu du poids depuis ne le reprennent.

- La classification traditionnelle relative à la prévention des maladies peut être difficile à appliquer à une affection aussi complexe et multifactorielle que l'obésité, et sera utilement remplacée par les trois niveaux suivants (voir également section 8.3.3) :
  — la prévention universelle/de santé publique (destinée à tous les membres de la communauté) ;
  — la prévention sélective (destinée à des sujets et à des groupes à haut risque) ;
  — la prévention ciblée (destinée à ceux qui ont des problèmes de poids et à ceux qui présentent un risque élevé de maladie associée au surpoids).

- Une analyse préliminaire des approches relatives à la prise en charge de l'obésité adoptées par les services de santé nationaux existants dans une série de pays a révélé des variations importantes d'un pays à l'autre et indiqué que très peu d'entre eux ont une gamme cohérente et complète de services capables de fournir le niveau de soins requis pour prendre en charge efficacement les sujets obèses.

- Les attitudes des professionnels de la santé envers l'obésité et sa prise en charge sont souvent négatives, et leurs connaissances et leurs compétences souvent insuffisantes. Dans la plupart des pays les possibilités de formation des médecins de famille et autres professionnels de la santé restent extrêmement limitées.

- L'engagement national dans la lutte contre l'obésité doit être une responsabilité partagée dans laquelle les consommateurs, les pouvoirs publics, l'industrie/le commerce alimentaire et les médias ont tous des rôles importants à jouer pour promouvoir de véritables changements dans le régime alimentaire et dans le degré d'activité physique quotidienne. Dans les politiques nutritionnelles et de santé publique nationales, la prise en charge et la prévention de l'obésité doivent faire partie des programmes de lutte contre les maladies non transmissibles.

8.2 Stratégies permettant de faire face au problème du surpoids et de l'obésité

Jusqu'il y a peu, la prévention et la prise en charge de l'obésité étaient considérées comme des modalités distinctes, la première visant à prévenir la prise de poids et la seconde à obtenir une perte de poids. La prise en charge était considérée comme étant le rôle du clinicien, tandis que la prévention était du ressort des départements de promotion de la santé ou de santé publique. Toutefois, on s'aperçoit aujourd'hui que la prise en charge de l'obésité recouvre toute une série de stratégies à long terme allant de la prévention à la perte de poids, en passant par la stabilisation du poids et la prise en charge de la morbidité associée à l'obésité (*1* ; voir Figure 8.1). Toutes ces stratégies sont interdépendantes, de sorte qu'une prise en charge véritablement efficace de l'obésité doit faire appel à l'ensemble d'entre elles de façon coordonnée et dans toutes sortes de situations.

Les stratégies visant à traiter les problèmes de santé immédiats des sujets déjà obèses prennent souvent le pas dans les discussions sur la prise en charge de l'obésité. Cependant, comme le montre la Figure 8.1, il convient d'accorder beaucoup plus d'attention aux activités de prévention que ce n'est le cas actuellement, puisqu'elles risquent d'avoir un retentissement beaucoup plus important sur la maîtrise effective à long terme de l'obésité.

Figure 8.1
Prise en charge de l'obésité[a]

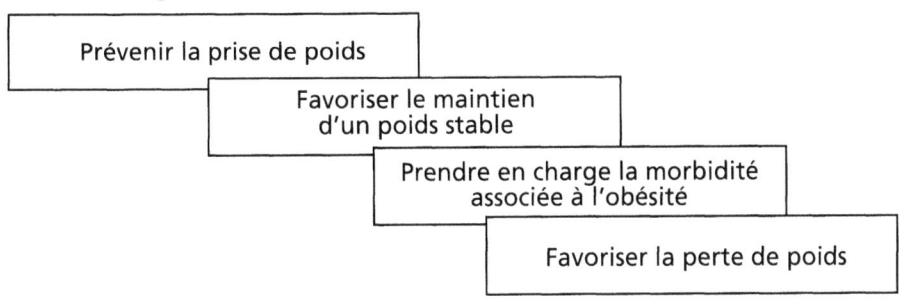

Ce diagramme montre le large éventail d'activités coïncidant partiellement qui font partie intégrante de la prise en charge de l'obésité. La dimension de chaque élément indique la part relative qu'il joue dans la maîtrise efficace de l'obésité.

[a] D'après la référence bibliographique *1*, avec l'aimable autorisation de l'éditeur, Churchill Livingstone.

8.3 Stratégies de prévention

Un certain nombre de raisons font que les stratégies visant à prévenir la prise de poids et l'obésité devraient être plus faciles à appliquer, moins coûteuses et potentiellement plus efficaces que celles visant à traiter une obésité déjà installée :

- L'obésité se développe avec le temps et, une fois installée, est difficile à traiter. En effet, un certain nombre d'études ont montré que beaucoup de traitements de l'obésité n'ont pas de bons résultats à long terme (*2–10*).

- Les conséquences de l'obésité pour la santé sont le résultat des perturbations métaboliques et physiques cumulées dues à un excédent de poids prolongé et que la seule perte de poids ne suffit peut-être pas à inverser (*11, 12*).

- Dans beaucoup de pays développés, la proportion de la population qui présente un surpoids ou une obésité est désormais si importante qu'il n'y a plus suffisamment de ressources de santé pour offrir à tous un traitement (*13*).

- Dans les pays en développement, les ressources limitées vont rapidement fondre du fait des traitements coûteux et technologiquement pointus qu'exigent l'obésité et les autres maladies non transmissibles.

8.3.1 *Efficacité*

Bien que les stratégies de prévention évoquées ci-dessus soient tout à fait justifiées, peu de recherches exhaustives ont été menées sur leur efficacité. En effet, jusqu'ici seules deux études se sont intéressées tout spécialement à la prévention de la prise de poids chez l'adulte et les résultats obtenus à court terme ne sont pas de nature à conforter l'idée qu'il est possible de prévenir l'obésité (*14, 15*). En outre, le fait que les taux d'obésité progressent rapidement et de façon incontrôlée dans presque toutes les parties du monde jette un doute sur la possibilité de prévenir les prises de poids excessives à long terme.

Les données indirectes, indiquant que les stratégies de prévention de l'obésité peuvent jouer un rôle positif dans la lutte contre l'obésité grandissante, revêtent par conséquent une importance particulière et sont issues de diverses sources.

Dans le monde, les taux d'obésité sont encore bas dans un certain nombre de populations et beaucoup de gens réussissent à contrôler leur poids pendant longtemps. En outre, si l'on a observé une augmentation régulière des taux d'obésité dans la plupart des pays, son ampleur varie souvent en fonction du sexe et de la classe sociale. Cela laisse à penser qu'il doit exister des facteurs environnementaux et génétiques capables de protéger les populations, et les sujets au sein de ces populations, contre une prise de poids excessive. Par exemple, l'analyse des données de l'étude NHANES II effectuée aux Etats-Unis d'Amérique a montré qu'entre 1976 et 1980 les hommes et les personnes des classes sociales supérieures ont montré des prises de poids moins importantes que les femmes et les personnes des classes sociales inférieures (*16*). En Finlande, une analyse similaire a également permis de retrouver entre 1972 et 1992 des augmentations de l'IMC moyen inférieures dans les groupes ayant le niveau d'études le plus élevé (*17*). En fait, dans certaines régions de Finlande, l'IMC moyen a en réalité chuté après 1987 chez les hommes appartenant aux groupes ayant un niveau d'études très élevé et très faible, et la vitesse à laquelle l'IMC moyen augmentait chez les femmes des groupes ayant un niveau d'études moyen ou élevé semble s'être stabilisée. Toutefois, chez les femmes appartenant au groupe le moins instruit l'IMC moyen continue à progresser fortement (voir Figure 8.2). Ces données laissent à penser qu'il est peut-être possible de prévenir d'autres augmentations du poids moyen de la population finlandaise si l'on peut étendre les bons résultats obtenus avec les groupes ayant fait le plus d'études au reste de la population.

Il est également intéressant de noter que la progression spectaculaire des taux d'obésité s'est calquée sur celle des épidémies de maladies

Figure 8.2
IMC moyen en fonction du niveau d'études chez les hommes et les femmes de Carélie du Nord et de la région de Kuopio, Finlande, 1972–1992[a]

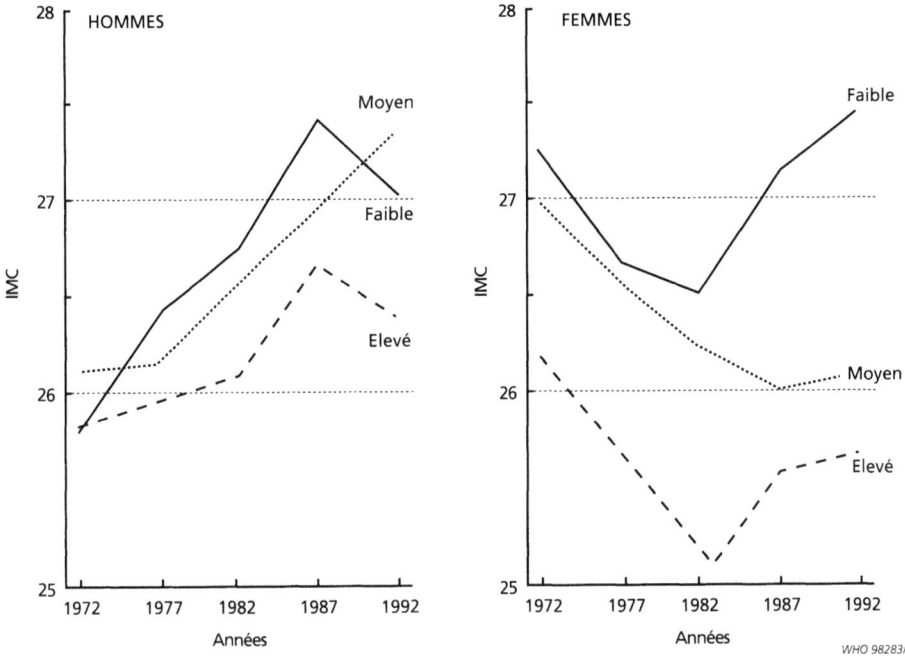

Ces données montrent qu'en Finlande, l'IMC moyen des hommes appartenant aux groupes ayant un niveau d'instruction faible ou élevé a en réalité baissé après un pic en 1987. Chez les Finlandaises, l'IMC moyen a baissé jusqu'en 1982, mais a augmenté par la suite. Bien qu'il semble se stabiliser chez les femmes appartenant à des groupes ayant un niveau d'instruction moyen ou élevé, il continue à progresser rapidement dans les groupes ayant un faible niveau d'instruction. Ces données laissent à penser qu'il pourrait être possible de prévenir des augmentations supplémentaires du poids moyen de la population finlandaise si les bons résultats obtenus dans les groupes les plus instruits peuvent être étendus au reste de la population.

[a] D'après la référence bibliographique 17, avec l'aimable autorisation des auteurs et de l'éditeur.

non transmissibles telles que la cardiopathie coronarienne, dont l'intensité diminue aujourd'hui dans les pays où des stratégies de prévention de ces affections ont été adoptées. Les programmes complets de prévention de l'obésité ont été introduits très récemment à Singapour et dans quelques autres pays, mais il ne s'est pas écoulé suffisamment de temps pour qu'on puisse évaluer leurs résultats à long terme.

Enfin, un certain nombre de chercheurs (*18–21*) ont montré que la prise en charge efficace et le soutien des enfants présentant un surpoids ou une obésité permettent de réduire sensiblement le nombre de ceux qui ont toujours un problème de poids à l'âge adulte. Dans ces études, on est parvenu à prévenir la prise de poids à long terme au cours des périodes de transition difficiles que sont l'enfance et l'adolescence, où elle peut représenter un problème important. En outre, dans une étude dans laquelle on a traité les enfants avec leurs parents, les premiers ont réussi à perdre du poids et à maintenir cette perte tandis qu'avec le temps les seconds ont retrouvé leur poids antérieur (*21*).

8.3.2 *Objectifs*

Il est important de prendre conscience de ce que le concept de prévention de l'obésité ne signifie pas simplement éviter que les sujets ayant un poids normal deviennent obèses, mais englobe également un éventail de stratégies visant à prévenir :

— l'apparition du surpoids chez des sujets normaux ;
— l'évolution vers l'obésité chez des sujets présentant déjà une surcharge pondérale ;
— une prise de poids chez ceux qui ont présenté une surcharge pondérale ou qui ont été obèses antérieurement, mais qui ont perdu du poids depuis.

8.3.3 *Niveaux auxquels s'exerce l'action préventive*

Le recours aux subdivisions traditionnelles de la prévention en interventions primaires, secondaires et tertiaires, entraîne souvent beaucoup d'ambiguïté et de confusion, surtout chez les cliniciens. Dans ce système, l'objectif de la prévention primaire est de diminuer le nombre de nouveaux cas (incidence), celui de la prévention secondaire est d'abaisser le nombre de cas déclarés recensés dans la communauté (prévalence) et celui de la prévention tertiaire de stabiliser ou de réduire l'importance des incapacités associées au trouble. Cette subdivision a été à l'origine élaborée pour des affections aiguës ayant une seule cause identifiable, mais elle est plus difficile à appliquer à la prévention d'une maladie complexe et multifactorielle telle que la cardiopathie coronarienne. De ce fait, on a en général concentré l'attention sur les facteurs de risque individuels ; par exemple, la prévention primaire de la cardiopathie coronarienne s'est opérée au moyen de programmes nationaux de contrôle des taux de cholestérol sanguins, la prévention secondaire a cherché à diminuer les risques chez les patients présentant déjà une cardiopathie coronarienne et des taux de cholestérol élevés, et la prévention tertiaire a cherché à éviter de nouveaux infarctus chez les sujets ayant déjà eu une crise cardiaque.

Figure 8.3
Niveaux auxquels s'exercent les mesures de prévention[a]

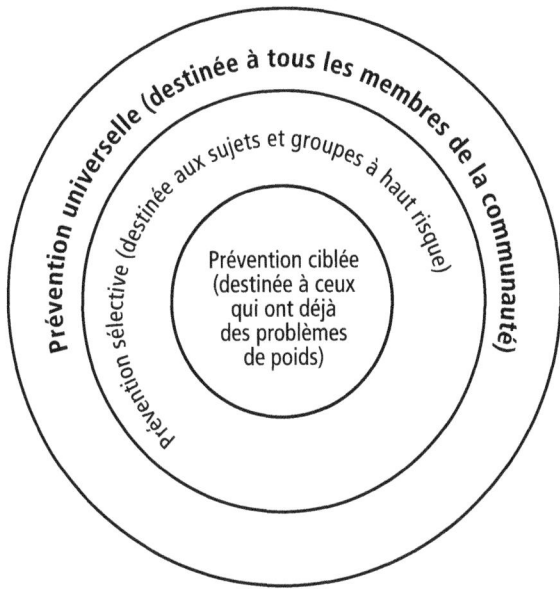

WHO 98270/F

Ce diagramme montre les trois niveaux différents, mais complémentaires, de l'action préventive en matière de surpoids et d'obésité. La prévention ciblée, extrêmement spécifique, est représentée par le cercle central, la prévention sélective destinée aux sujets et groupes à haut risque par l'anneau intermédiaire, et la prévention universelle plus large ou à l'échelle de la population par l'anneau extérieur.

[a] D'après la référence bibliographique 1, avec l'aimable autorisation de l'éditeur, Churchill Livingstone.

Des problèmes analogues se posent lorsqu'on essaie d'appliquer le schéma traditionnel à la prévention de l'obésité. Par exemple, on ne sait pas si la prévention primaire de l'obésité doit chercher à empêcher que les gens présentant une surcharge pondérale deviennent obèses ou s'il s'agit là d'une prévention secondaire, pas plus qu'on ne sait si la prévention tertiaire consiste à éviter qu'une obésité installée ne s'aggrave, ou à lutter contre une morbidité associée telle que l'hypertension.

Plus récemment, une autre manière de classer les interventions de prévention, plus appropriée aux maladies multifactorielles chroniques telles que l'obésité, s'est dessinée (1, 22) ; elle est basée sur le niveau d'intervention plutôt que sur le résultat recherché. Dans la version modifiée de ce concept précédemment mentionnée à la p. 173, trois niveaux de prévention sont définis (Figure 8.3) comme suit :

- *La prévention universelle/de santé publique* (destinée à l'ensemble des membres d'une communauté).

- *La prévention sélective* (destinée aux sujets et groupes à haut risque).
- *La prévention ciblée* (destinée à ceux qui ont des problèmes de poids et à ceux qui présentent un risque élevé de maladies associées à la surcharge pondérale).

Dans ce nouveau système, seules les actions qui sont menées avant que la maladie ne se soit installée font partie de la prévention. Les nombreuses mesures visant à réduire les incapacités associées à l'obésité, précédemment rangées dans la prévention tertiaire, sont redéfinies sous l'appellation d'interventions de soutien.

Prévention universelle/de santé publique

Les programmes de prévention universelle/de santé publique sont destinés à la population ou à la communauté dans son ensemble, quel que soit le niveau de risque auquel elle est actuellement exposée. L'objectif est de stabiliser le niveau de l'obésité dans la population, de réduire l'incidence des nouveaux cas et, ultérieurement, d'abaisser la prévalence de l'obésité. Toutefois, l'objectif le plus important lorsqu'on s'occupe d'un problème de poids extrême consiste à réduire le poids moyen de la population. L'association entre la valeur moyenne de l'IMC et la prévalence de l'obésité est évoquée à la section 9. Les autres objectifs de la prévention universelle sont de réduire les problèmes de santé liés au poids, d'améliorer globalement le régime alimentaire et le degré d'activité physique, et de réduire le risque d'obésité dans la population.

Une telle approche collective appliquée à la lutte contre les maladies liées au mode de vie et à leur prévention n'est pas toujours appropriée et a été critiquée parce qu'elle exige de chacun, qu'il soit à haut risque ou à faible risque, qu'il procède aux mêmes changements (*23*). Cependant, dans la prévention du surpoids et de l'obésité, où la prévalence de l'affection est déjà extrêmement élevée et où une proportion importante de la population est à haut risque, ce type d'approche universelle est potentiellement la forme de prévention dont le rapport coût/efficacité est le meilleur (*24*).

Prévention sélective

Les mesures de prévention sélective sont destinées aux sous-groupes de la population qui présentent un risque élevé d'obésité. Ces sous-groupes à haut risque (identifiés dans la section 7) sont caractérisés par des facteurs génétiques, biologiques ou autres associés à un risque accru d'obésité. Ce risque peut être circonscrit dans le temps, par exemple à certaines périodes vulnérables de la vie, ou être présent la vie durant, par exemple lorsqu'il existe une prédisposition génétique à la prise de poids.

Les stratégies de prévention sélective peuvent être introduites dans les écoles, les universités, les lieux de travail, les centres communautaires, les commerces et les centres de soins primaires, ou dans n'importe quel cadre approprié permettant d'avoir accès aux groupes à haut risque. Le but est de faire en sorte que ces groupes de gens aient une meilleure connaissance du problème et développent leur aptitude à gérer plus efficacement les facteurs qui font qu'ils ont un risque élevé d'obésité.

Prévention ciblée
La prévention ciblée est destinée aux sujets qui présentent déjà une surcharge pondérale et à ceux qui ne sont pas encore obèses, mais chez qui les marqueurs biologiques associés à un excédent de réserves lipidiques ont été retrouvés. Ce sont des sujets à haut risque et si l'on ne parvient pas à intervenir à ce stade, beaucoup d'entre eux deviendront obèses et présenteront des problèmes de santé à l'avenir.

Les principaux objectifs de la prévention ciblée de l'obésité se limitent à éviter une prise de poids supplémentaire et à réduire le nombre de personnes présentant des pathologies associées à l'obésité. Les patients enrôlés dans les programmes de prévention ciblée présenteront déjà des problèmes liés au poids et nécessiteront une intervention préventive intensive, individuellement ou par petits groupes. Les sujets à haut risque de maladies cardio-vasculaires, de DNID et d'arthrose (pathologies associées à l'obésité) constituent la principale cible de cette stratégie. Empêcher les enfants présentant une surcharge pondérale de devenir des adultes obèses est une forme de prévention ciblée.

8.3.4 *Intégrer la prévention de l'obésité dans les efforts déployés pour prévenir d'autres maladies non transmissibles*

Il y a beaucoup à gagner à incorporer les objectifs de la prévention de l'obésité dans les stratégies et les programmes visant à lutter contre d'autres maladies non transmissibles. C'est ainsi que le surpoids et l'obésité sont des facteurs de risque importants de plusieurs maladies non transmissibles, le risque augmentant avec l'excédent de poids. Lorsque l'obésité et le surpoids coexistent avec d'autres risques de maladies non transmissibles, ils ont un effet multiplicateur (section 4). En outre, les changements diététiques et le degré d'activité physique sont des facteurs clés des programmes de prévention, qu'il s'agisse de l'obésité ou d'autres maladies non transmissibles. Un certain nombre de pays ont déjà des programmes de prévention des maladies non transmissibles qui traitent de questions en rapport avec la prévention de l'obésité.

L'OMS a souligné à maintes reprises l'importance mondiale de l'obésité et des autres maladies non transmissibles durant les périodes de transition économique. Au cours de la dernière décennie, des programmes OMS tels que le projet INTERSANTE (Programme intégré de santé communautaire concernant les maladies non transmissibles), le programme CINDI (interventions communautaires contre les maladies non transmissibles) et le projet MONICA destiné à la surveillance des facteurs de risque de maladies cardiovasculaires, ont été des exemples importants d'approche intégrée (horizontale) face à l'épidémie de maladies non transmissibles. Ils sont tous basés sur la reconnaissance du fait que toutes les maladies non transmissibles ont un certain nombre de facteurs de risque communs, nécessitant une approche intégrée en matière de prévention, en particulier compte tenu du problème posé par les priorités de financement résultant de l'émergence de maladies transmissibles dévastatrices telles que le SIDA et la fièvre à virus Ebola, et de la résurgence de la tuberculose.

Dans les pays développés, le surpoids et l'obésité s'observent surtout dans les segments socio-économiquement défavorisés de la population. Les mesures de santé publique visant à lutter contre les maladies non transmissibles sont encore insuffisantes et des motifs de simple équité font de l'introduction de ces mesures une priorité de premier ordre. La prévention de l'obésité, parallèlement aux efforts existants pour lutter contre d'autres facteurs de risque de maladies non transmissibles, devrait permettre de mieux maîtriser ces maladies. Toutefois, ces stratégies doivent être davantage axées sur l'obésité en tant que telle que sur le fait de la traiter comme un simple facteur de risque supplémentaire de maladies non transmissibles.

Dans les pays en développement, où il faut à la fois prêter attention aux carences nutritionnelles et à l'épidémie émergente de maladies non transmissibles, des activités intégrées visant à répondre à de multiples demandes donneront probablement les meilleurs résultats. La prévention des maladies non transmissibles, notamment du surpoids et de l'obésité, doit être une priorité de santé publique puisque les ressources limitées seront rapidement épuisées par la demande de soins curatifs coûteux et technologiquement élaborés, surtout dans les pays en transition. En outre, le renversement attendu de la répartition sociale de l'épidémie de maladies non transmissibles posera des problèmes insurmontables d'équité et d'accès aux soins dans ces pays.

8.4 Prise en charge des sujets présentant un surpoids ou une obésité

Si la prévention constitue potentiellement la démarche la plus efficace à long terme pour gérer l'obésité, des interventions plus intensives sont également nécessaires pour s'occuper des problèmes immédiats de poids et de santé des sujets déjà obèses (voir également section 10). Comme indiqué dans la Partie III, leur nombre a progressé de façon alarmante dans la plupart des pays développés et dans beaucoup de pays en développement. Pour les traiter, des stratégies de prise en charge efficaces exigent qu'on puisse offrir dans le cadre de l'ensemble des services communautaires et de soins de santé, des soins programmés et coordonnés, mettant l'accent sur le maintien du poids, la prise en charge de la morbidité associée à l'obésité et la perte de poids.

8.4.1 *La situation actuelle*

Compte tenu du taux de prévalence élevé de l'obésité et de l'existence de systèmes de soins de santé nationaux bien développés dans de nombreux pays, il semblerait raisonnable de supposer que des services de prise en charge systématique et coordonnée existent pour l'obésité. Or, en réalité, on est très loin de cette situation idéale.

Dans une enquête préliminaire, Deslypere a examiné les formules de prise en charge de l'obésité appliquées par les services de soins de santé nationaux en Australie et dans un certain nombre de pays d'Amérique du Sud, d'Asie du Sud-Est et d'Europe.[1] Il y a trouvé une très grande variation dans les services de soins offerts pour l'obésité ; très peu de pays ont une gamme de services complète et cohérente, capables de fournir le niveau de soins requis pour prendre en charge efficacement les sujets obèses. Le contraste est frappant par rapport à d'autres maladies chroniques telles que le DNID et les cardiopathies coronariennes, où des soins intégrés sont fréquemment fournis par les services de soins de santé primaires.

La République tchèque, où un plan quinquennal de prévention et de prise en charge de l'obésité a été mis en place, fait figure d'exception encourageante à la règle (V. Hainer, communication personnelle). Un large éventail de traitements associant régime alimentaire,

---

[1] Deslypere JP, ed. *The primary health care-specialist interface*, 1996. Document de travail préparé par le sous-groupe Interface soins de santé primaires/spécialiste du Groupe spécial international sur l'obésité.

exercice physique, changement de comportement, traitement médicamenteux et chirurgie, sont actuellement appliqués aux sujets obèses. L'obésité bénigne à modérée est prise en charge par le biais de clubs d'amaigrissement, tandis que l'obésité modérée et la morbidité qui lui est associée sont traitées en ambulatoire dans des centres de consultations spécialisés. Les sujets dont l'obésité est sévère sont adressés à des services hospitaliers universitaires spécialisés dans le traitement de l'obésité. Les internistes reçoivent une formation au traitement de l'obésité et un manuel de prise en charge de l'obésité a été préparé à l'intention des infirmières ; un autre est en préparation pour les médecins de famille. Les spécialistes de l'obésité participent également à la formation des conseillers des clubs d'amaigrissement.

8.4.2 *Connaissances et attitudes des professionnels de la santé*

Plusieurs études ont montré que les médecins de famille et autres professionnels des soins de santé primaires ont une connaissance fragmentaire, vague et parfois inexacte de l'obésité et des questions nutritionnelles *(25-27)*. Souvent ils connaissent les éléments de base du contrôle du poids, mais les confusions sont nombreuses lorsqu'il s'agit de déterminer quelle est la meilleure façon de prendre en charge et de conseiller les patients ou le grand public *(28)*. On accorde souvent dans les analyses des manuels de médecine concernant la prise de poids et l'obésité une importance exagérée à certains troubles génétiques ou métaboliques entraînant l'apparition d'une obésité. Cependant, dans la pratique, ces affections sont très rares et ne peuvent être incriminées que chez une infime proportion des sujets présentant une surcharge pondérale ou une obésité. Il s'agit donc d'un problème important, les médecins de famille étant considérés par le grand public comme étant la source d'information la plus fiable et la plus crédible en matière de santé *(29)* et étant consultés plus souvent que tout autre professionnel de la santé par ceux qui veulent perdre du poids *(30)*. L'obésité n'est pas un sujet communément abordé au cours de la formation des agents de soins de santé *(31-33)* et les occasions de formation ultérieure sont généralement limitées. Les sociétés nationales de lutte contre l'obésité n'ont généralement pas participé activement à la formation des professionnels de la santé.

Si, dans la littérature médicale, l'évaluation des attitudes actuelles des professionnels de la santé est restée limitée, un certain nombre d'études effectuées dans les pays industrialisés indiquent que la situation est loin d'être satisfaisante. La plupart des professionnels de la santé pensent qu'ils ne sont pas en mesure d'aider leurs patients à perdre du poids et qu'ils n'arriveront pas à les persuader de changer de mode de vie, et beaucoup estiment que la prise en charge de l'obésité est décevante, exige un temps considérable et est sans intérêt (*34, 35*). Si les professionnels de la santé semblent bien informés des causes de l'obésité, beaucoup d'entre eux véhiculent des stéréotypes négatifs, voire malveillants, concernant les obèses, et plus particulièrement les grands obèses (*36–39*). L'obésité n'est généralement pas considérée comme une affection grave, de sorte que de nombreux médecins ne proposent ni conseil ni traitement à la plupart de leurs patients obèses. On a tendance à ne traiter l'obésité que lorsqu'une morbidité associée est présente et non pas avant qu'elle n'apparaisse ou ne soit exacerbée par l'obésité (*34*). On a récemment mené une étude en Allemagne sur la fréquence avec laquelle le diagnostic de «surpoids» ou d'«obésité» était mentionné dans les dossiers médicaux des patients des consultations ambulatoires ; malgré la forte prévalence du surpoids et de l'obésité en Allemagne, ces derniers n'étaient mentionnés dans les dossiers que d'un très faible pourcentage de patients et en général uniquement lorsqu'ils s'accompagnaient d'une autre affection chronique (*40*). Même lorsque les médecins sont conscients de l'importance de la prise en charge et de la surveillance de l'obésité, ils n'ont souvent pas assez de temps et de ressources à consacrer à ce type d'activités (*29*).

Les autres professionnels de la santé qui participent activement à la prise en charge de l'obésité sont les infirmières et, dans certains pays, les diététiciens. Toutefois, s'ils donnent des conseils plus complets sur la prise en charge des problèmes de poids que les médecins (*41*), il ne semble pas qu'ils soient mieux suivis ou plus efficaces que ceux fournis par les médecins. Les infirmières estiment qu'elles ne sont pas en mesure d'aider les gens à perdre du poids ou à le maintenir après une cure d'amaigrissement (*42*), et même les diététiciens doutent de l'efficacité de leurs efforts pour contrecarrer l'obésité (*43*). Il semble qu'il existe également des attitudes négatives vis-à-vis de l'obésité et des obèses chez les infirmières (*44*) et chez les diététiciens (*39*). En outre, dans bon nombre de pays (en particulier en Europe de l'Est), la profession de diététicien n'est pas reconnue et il n'y a pas de possibilités d'enseignement supérieur dans ce domaine. Les conseils en matière de diététique sont souvent fournis par des «assistants diététiciens» ou par des «infirmières diététiciennes» n'ayant reçu aucune formation digne de ce nom. Toutefois, en Suède, les infirmières peuvent être formées à la diététique et leur efficacité dans la prise en charge des problèmes de poids a été attestée (*45*).

8.4.3 *Améliorer la situation*

Il est urgent de mieux former l'ensemble des agents de soins de santé participant à la prise en charge des sujets obèses. Il faut non seulement accroître le niveau de connaissances et les compétences utilisables dans le cadre des stratégies de prise en charge de l'obésité, mais aussi arriver à venir à bout de l'attitude négative que beaucoup de professionnels de la santé ont vis-à-vis de l'obésité et du sujet obèse.

Sans aucun doute il faut élaborer de manière rationnelle des services de soins de santé coordonnés chargés de prendre en charge des sujets présentant un surpoids ou une obésité dans l'ensemble des régions du monde. Il appartient aux services de soins de santé primaires de jouer le rôle principal, mais les services hospitaliers et spécialisés sont également nécessaires pour traiter les cas les plus graves et les grandes complications de l'obésité qui engagent le pronostic vital. Une bonne communication entre les différents types de services de soins de santé est indispensable.

Le concept de «soins partagés», qui suppose qu'on intègre officiellement les services de médecine générale et de médecine spécialisée afin d'offrir une palette complète de prestations aux malades, rencontre des échos pour la prise en charge de nombreuses autres maladies chroniques, en particulier le DNID (46, 47). Richman et al. ont évalué un programme de prise en charge de l'obésité par le partage des soins, dans lequel étaient impliqués des généralistes et un service hospitalier spécialisé dans l'obésité. Ils se sont aperçus que les obèses pris en charge de cette manière parvenaient à perdre davantage de poids en peu de temps et présentaient moins de taux d'abandon que des patients similaires venus consulter un service spécialisé à l'hôpital (48).

On sait que l'amélioration des services de prise en charge de l'obésité va grever les ressources de l'ensemble des secteurs des soins de santé, notamment parce qu'il s'agit d'un problème très répandu. Toutefois, si l'on alloue suffisamment de ressources à la prévention et à la prise en charge efficaces du surpoids, il devrait être possible de réaliser des économies importantes dans d'autres secteurs où l'obésité constitue une cause sous-jacente importante de morbidité. On a également montré qu'une augmentation de l'IMC est associée à une élévation concomitante de la durée des séjours hospitaliers, du nombre de consultations médicales et de la demande de médicaments (40, 49, 50). Ainsi, prévenir la prise de poids et l'obésité risque d'être plus efficace à long terme que de traiter ses conséquences une fois qu'elle est installée.

8.5 Partenariats contre l'obésité

Que les stratégies de lutte contre le surpoids et l'obsésité soient basées sur la promotion de régimes alimentaires sains, l'accroissement du degré d'activité physique ou sur les deux, elles ne peuvent être considérées comme la seule responsabilité d'un secteur donné. Pour être efficaces, ces stratégies doivent être multisectorielles et supposent la participation active des pouvoirs publics, des secteurs de l'industrie alimentaire/du commerce des aliments, des médias et des consommateurs. En outre, elles fournissent une excellente occasion d'interaction synergique entre les politiques publiques relatives à la nutrition et à la lutte contre les maladies non transmissibles.

8.5.1 *Partage des responsabilités*

Le concept de partage des responsabilités dans le cadre de la prévention et de la prise en charge de l'obésité est illustré dans la Figure 8.4 qui montre comment les stratégies visant à promouvoir un régime alimentaire et une activité physique appropriés passent par une action coordonnée de tous les secteurs concernés.

Promouvoir des régimes alimentaires sains
Promouvoir des régimes alimentaires sains pauvres en graisses, riches en glucides complexes et contenant des quantités importantes de fruits et légumes frais, devrait être une priorité de la prévention de l'obésité. Même si ce sont les consommateurs qui en dernier ressort choisissent les aliments qu'ils vont consommer, leurs choix sont influencés par un certain nombre de facteurs tels que l'expérience, la coutume, la disponibilité des aliments et leur coût. Ces facteurs dépendent à leur tour des actions menées par les pouvoirs publics, l'industrie alimentaire et les médias. La disponibilité des aliments, par exemple, dépend de la capacité de l'industrie à produire et à livrer aux consommateurs des produits à des prix abordables, ainsi qu'à les promouvoir de manière appropriée, des politiques publiques en matière de normes alimentaires, ainsi que des subventions et taxes appliquées aux produits alimentaires.

La consommation d'un régime alimentaire riche en graisse peut être le reflet de politiques publiques relatives au contrôle de la qualité des aliments, de la publicité faite pour des produits riches en graisse par l'industrie alimentaire et les médias, d'un accès facile à des produits transformés de restauration rapide riches en graisse, de modes de vie privilégiant la commodité des repas prêts à l'emploi et de la consommation excessive engendrée par la texture agréable au palais des graisses.

La responsabilité partagée des pouvoirs publics, de l'industrie alimentaire, des médias et des consommateurs évoquée ci-dessus, offre de nombreuses possibilités d'intervention. Parmi les cibles que doivent se fixer les stratégies nutritionnelles figurent selon la FAO

Figure 8.4
Le poids-santé pour tous — une responsabilité partagée[a]

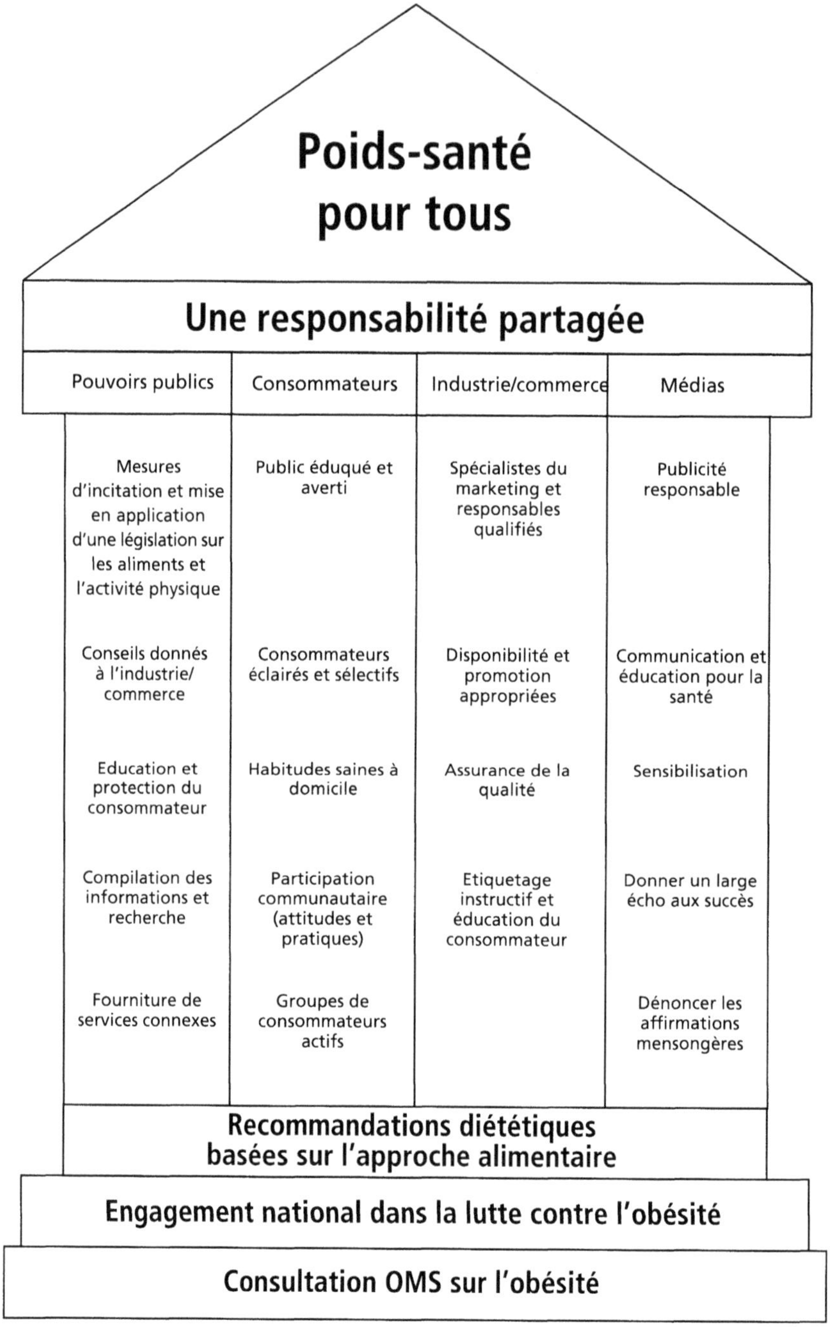

Poids-santé pour tous

Une responsabilité partagée

Pouvoirs publics	Consommateurs	Industrie/commerce	Médias
Mesures d'incitation et mise en application d'une législation sur les aliments et l'activité physique	Public éduqué et averti	Spécialistes du marketing et responsables qualifiés	Publicité responsable
Conseils donnés à l'industrie/commerce	Consommateurs éclairés et sélectifs	Disponibilité et promotion appropriées	Communication et éducation pour la santé
Education et protection du consommateur	Habitudes saines à domicile	Assurance de la qualité	Sensibilisation
Compilation des informations et recherche	Participation communautaire (attitudes et pratiques)	Etiquetage instructif et éducation du consommateur	Donner un large écho aux succès
Fourniture de services connexes	Groupes de consommateurs actifs		Dénoncer les affirmations mensongères

Recommandations diététiques basées sur l'approche alimentaire

Engagement national dans la lutte contre l'obésité

Consultation OMS sur l'obésité

WHO 98271/F

[a] D'après la Figure 1 de la référence bibliographique 52.

et l'OMS (*51–53*), l'éducation et la protection du consommateur, l'élaboration et la mise en œuvre de directives relatives à la diététique, l'étiquetage des aliments, l'éducation nutritionnelle dans les écoles et des efforts visant à éviter les publicités mensongères. L'industrie alimentaire joue un rôle important dans l'élaboration et la promotion de produits sains à un prix abordable, tandis que les médias sont indispensables pour vanter les mérites du changement, rendre publics les succès remportés et dénoncer les affirmations mensongères. Les pouvoirs publics sont responsables du soutien à la recherche et de la collecte d'informations sur les apports alimentaires et l'état nutritionnel de la population, par le biais des études et de la surveillance épidémiologiques. Les programmes visant à améliorer le bien-être nutritionnel des gens, et en particulier celui des groupes qui présentent le plus haut risque, doivent être appuyés par les secteurs public et privé qui leur alloueront suffisamment de ressources pour en assurer la viabilité.

Favoriser une activité physique accrue
Il est nettement nécessaire de mettre davantage l'accent sur les possibilités d'activité physique, surtout au vu des maladies associées à l'urbanisation croissante et à l'augmentation parallèle du temps consacré à des activités sédentaires. La fourniture d'installations sportives commodes et sans danger, le fait de réserver du temps à l'exercice physique, l'accent mis par les médias sur le rôle de l'activité physique pour améliorer la santé, les interventions sur les lieux de travail visant à accroître cette activité et l'éducation des consommateurs, sont des méthodes permettant d'accroître la dépense énergétique.

Comme pour la qualité du régime alimentaire, le degré d'activité physique dépend de l'interaction de plusieurs facteurs qui favorisent ou restreignent cette activité. Toutefois, les conditions environnementales actuelles des sociétés modernes favorisent invariablement les modes de vie sédentaires. Les occasions qu'ont les enfants d'aller à l'école à pied ou à bicyclette ou de jouer hors de leur domicile sont profondément dépendantes de facteurs tels que les politiques adoptées en matière de circulation et de sécurité publique, mais les écoles doivent également promouvoir activement l'activité physique en incorporant toutes sortes d'activités de loisir dans leurs programmes. Les installations communautaires et les politiques de planification urbaine devraient faciliter la marche et l'exercice quotidiens chez les adultes et les enfants et les politiques en matière de circulation routière et les pratiques adoptées sur les lieux de travail devraient aider à promouvoir le maintien d'une activité physique tout au long de la vie.

8.5.2 *Coordination des politiques publiques*

Les stratégies visant à améliorer la prévention et la prise en charge du surpoids et de l'obésité, ainsi que la morbidité qui leur est associée offrent, comme on l'a mentionné précédemment, une occasion d'interaction synergique entre les politiques nationales en matière de nutrition et la lutte contre les maladies non transmissibles. Les objectifs et les stratégies recommandés pour lutter contre l'obésité, tels que la surveillance du poids et la promotion de régimes alimentaires sains et de modes de vie actifs, doivent faire partie intégrante des politiques nutritionnelles et de la lutte contre les maladies non transmissibles. L'élaboration et la mise en œuvre efficace de ces politiques exigent la participation active des organismes publics responsables de l'éducation et de l'agriculture.

Bibliographie

1. Gill TP. Key issues in the prevention of obesity. *British Medical Bulletin*, 1997, **53**:359–388.

2. Kayman S, Bruvold W, Stern JS. Maintenance and relapse after weight loss in women: behavioral aspects. *American Journal of Clinical Nutrition*, 1990, **52**:800–807.

3. Garner DM, Wooley SC. Confronting the behavioural and dietary treatments for obesity. *Clinical Psychological Reviews*, 1991, **11**:573–578.

4. Weintraub M et al. Long-term weight control study. I (weeks 0 to 34). The enhancement of behavior modification, caloric restriction, and exercise by fenfluramine plus phentermine versus placebo. *Clinical Pharmacology and Therapeutics*, 1992, **51**:586–594.

5. Weintraub M et al. Long-term weight control study. II (weeks 34 to 104). An open-label study of continuous fenfluramine plus phentermine versus targeted intermittent medication as adjuncts to behavior modification, caloric restriction, and exercise. *Clinical Pharmacology and Therapeutics*, 1992, **51**:595–601.

6. Weintraub M et al. Long-term weight control study. III (weeks 104 to 156). An open-label study of dose adjustment of fenfluramine and phentermine. *Clinical Pharmacology and Therapeutics*, 1992, **51**:602–607.

7. Weintraub M et al. Long-term weight control study. IV (weeks 156 to 190). The second double-blind phase. *Clinical Pharmacology and Therapeutics*, 1992, **51**:608–614.

8. Weintraub M et al. Long-term weight control study. V (weeks 190 to 210). Follow-up of participants after cessation of medication. *Clinical Pharmacology and Therapeutics*, 1992, **51**:615–618.

9. **Weintraub M, Sundaresan PR, Cox C.** Long-term weight control study. VI. Individual response patterns. *Clinical Pharmacology and Therapeutics*, 1992, **51**:619–633.

10. **Weintraub M, Sundaresan PR, Cox C.** Long-term weight control study. VII (weeks 0 to 210). Serum lipid changes. *Clinical Pharmacology and Therapeutics*, 1992, **51**:634–641.

11. **Higgins M et al.** Benefits and adverse effects of weight loss. Observations from the Framingham Study. *Annals of Internal Medicine*, 1993, **119**:758–763.

12. **Pi-Sunyer FX.** Medical hazards of obesity. *Annals of Internal Medicine*, 1993, **119**:655–660.

13. **James WPT. The epidemiology of obesity.** In: Chadwick DJ, Cardew GC. *The origins and consequences of obesity.* Chichester (Royaume-Uni), Wiley, 1996:1–16 (Ciba Foundation Symposium 201).

14. **Forster JL et al.** Preventing weight gain in adults: a pound of prevention. *Health Psychology*, 1988, **7**:515–525.

15. **Jeffery RW, French SA.** Preventing weight gain in adults: design, methods and one year results from the Pound of Prevention Study. *International Journal of Obesity and Related Metabolic Disorders*, 1997, **21**:457–464.

16. **Kuczmarski RJ.** Prevalence of overweight and weight gain in the United States. *American Journal of Clinical Nutrition*, 1992, **55**(Suppl.):495S–502S.

17. **Pietinen P, Vartiainen E, Männisto S.** Trends in body mass index and obesity among adults in Finland from 1972 to 1992. *International Journal of Obesity and Related Metabolic Disorders*, 1996, **20**:114–120.

18. **Dietz WH.** Therapeutic strategies in childhood obesity. *Hormone Research*, 1993, **39**(Suppl. 3):86–90.

19. **Flodmark CE et al.** Prevention of progression to severe obesity in a group of obese schoolchildren treated with family therapy. *Pediatrics*, 1993, **91**:880–884.

20. **Davis K, Christoffel KK.** Obesity in preschool and school-age children: treatment early and often may be best. *Archives of Pediatrics and Adolescent Medicine*, 1994, **148**:1257–1261.

21. **Epstein LH et al.** Ten-year outcomes of behavioral family-based treatment for childhood obesity. *Health Psychology*, 1994, **13**:373–383.

22. **US Institute of Medicine.** *Reducing risks for mental disorders: frontiers for preventive intervention research.* Washington, DC, National Academy Press, 1994 (Report of the Committee on Prevention of Medical Disorders Division).

23. **Oliver MF.** Should we not forget about mass control of coronary risk factors? *Lancet*, 1983, **ii**:37–38.

24. **Stunkard AJ. Prevention of obesity.** In: Brownell KD, Fairburn CG. *Eating disorders and obesity: a comprehensive handbook.* Londres (Royaume-Uni), Guilford Press, 1995:572–576.

25. **Porteous J.** *Nutrition knowledge, attitudes and practices of New South Wales general practitioners. (Nutrition fellowship report).* Melbourne (Australie), Royal Australian College of General Practitioners, 1988.

26. **Francis J et al.** Would primary health care workers give appropriate dietary advice after cholesterol screening? *British Medical Journal*, 1989, **298**:1620–1622.

27. **Haines AP, Sanders TAB.** Dietary advice for lowering plasma cholesterol. *British Medical Journal*, 1989, **298**:1594–1595.

28. **Murray S et al.** Study of dietetic knowledge among members of the primary health care team. *British Journal of General Practice*, 1993, **43**:229–231.

29. **Hiddink GJ et al.** Nutrition guidance by primary-care physicians: perceived barriers and low involvement. *European Journal of Clinical Nutrition*, 1995, **49**:842–851.

30. **Crawford D, Worsley A.** Dieting and slimming practices of South Australian women. *Medical Journal of Australia*, 1988, **148**:325–328.

31. **Gray J.** *Nutrition in medical education. Report of the British Nutrition Foundation's Task Force on Clinical Nutrition.* Londres (Royaume-Uni), British Nutrition Foundation, 1983.

32. **Royal Society of Medicine Forum on Food and Health.** Teaching nutrition to medical students. *Journal of the Royal Society of Medicine*, 1988, **81**:176–178.

33. **Campbell LV, Welborn TA.** Current teaching about obesity in Australian universities. *Medical Journal of Australia*, 1994, **160**:583–584.

34. **Orleans CT et al.** Health promotion in primary care: a survey of US family practitioners. *Preventive Medicine*, 1985, **14**:636–647.

35. **Cade J, O'Connell S.** Management of weight problems and obesity: knowledge, attitudes and current practice of general practitioners. *British Journal of General Practice*, 1991, **41**:147–150.

36. **Blumberg P, Mellis LP.** Medical students' attitudes toward the obese and the morbidly obese. *International Journal of Eating Disorders*, 1985, **4**:169–175.

37. **Price JH et al.** Pediatricians' perceptions and practices regarding childhood obesity. *American Journal of Preventive Medicine*, 1989, **5**:95–103.

38. **Wiese HJ et al.** Obesity stigma reduction in medical students. *International Journal of Obesity and Related Metabolic Disorders*, 1992, **16**:859–868.

39. **Oberrieder H et al.** Attitudes of dietetic students and registered dietitians towards obesity. *Journal of the American Dietetic Association*, 1995, **95**:914–916.

40. **Hauner H, Köster I, von Ferber L.** Frequency of "obesity" in medical records and utilization of out-patient health care by "obese" subjects in Germany. An analysis of health insurance data. *International Journal of Obesity and Related Metabolic Disorders*, 1996, **20**:820–824.

41. **Hopper D, Barker ME.** Dietary advice, nutritional knowledge and attitudes towards nutrition in primary health care. *Journal of Human Nutrition and Dietetics*, 1995, **8**:279–286.

42. **Hoppé R, Ogden J.** Practice nurses' beliefs about obesity and weight related interventions in primary care. *International Journal of Obesity and Related Metabolic Disorders*, 1997, **21**:141–146.

43. **Jones F.** *An investigation of the current practices and opinions of dietitians in the dietary treatment of obesity.* [B.Sc. Honours project.] Edimbourg (Ecosse), Queen Margaret College, 1994.
44. **Brink PJ.** Challenging commonly held beliefs about obesity. *Clinical Nursing Research*, 1992, **1**:418–429.
45. **Bitzen PO et al.** Efficacy of dietary regulation in primary health care patients with hyperglycaemia detected by screening. *Diabetic Medicine*, 1988, **5**:640–647.
46. **Kopelman P, Keable-Elliott D.** An inner city district diabetic care scheme. *Diabetic Medicine*, 1990, **7**:558–560.
47. **Hoskins PL et al.** Sharing the care of diabetic patients between hospital and general practitioners; does it work? *Diabetic Medicine*, 1992, **10**:81–86.
48. **Richman RM et al.** A shared care approach in obesity management: the general practitioner and a hospital based service. *International Journal of Obesity and Related Metabolic Disorders*, 1996, **20**:413–419.
49. **Häkkinen U.** The production of health and the demand for health care in Finland. *Social Science and Medicine*, 1991, **33**:225–237.
50. **Seidell J, Deerenberg I.** Obesity in Europe: prevalence and consequence for use of medical care. *PharmacoEconomics*, 1994, **5**(Suppl. 1):38–44.
51. *Salubrité des aliments : Guide pour le renforcement d'un programme national de salubrité des aliments.* Genève, Organisation mondiale de la Santé, 1997 (document non publié WHO/FNU/FOS/96.2 Rev.1; disponible auprès de l'Unité Salubrité des aliments, Organisation mondiale de la Santé, 1211 Genève 27, Suisse).
52. *Promotion de régimes alimentaires et de modes de vie sains. Les grands enjeux des stratégies nutritionnelles: document thématique préparé pour la Conférence internationale sur la nutrition.* Organisation des Nations Unies pour l'Alimentation et l'Agriculture, Organisation mondiale de la Santé, 1992 (document non publié PREPCOM/ICN/92/INF/10).
53. *Nutrition and development: a global assessment.* Genève, Organisation mondiale de la Santé, 1992 (document non publié ICN/92/INF/5).

9. Prévention et prise en charge du surpoids et de l'obésité dans les populations : une démarche de santé publique

9.1 Introduction

L'obésité constitue un problème de santé publique et doit donc être considérée dans une perspective démographique ou communautaire. Les problèmes de santé qui affectent le bien-être d'une proportion importante de la population auront peu de chances d'être contrôlés efficacement par des stratégies mettant l'accent sur l'individu. L'action de santé publique est basée sur le principe suivant lequel on ne peut faire progresser et protéger la santé des populations qu'au moyen d'une approche intégrée englobant des mesures environnementales, éducatives, économiques, techniques et législatives, et ce avec un système de soins de santé axé sur la détection et la prise en charge précoce de la maladie.

Concernant l'obésité, la démarche de santé publique se concentre sur le poids de la population dans son ensemble, contrairement aux interventions qui s'intéressent exclusivement aux facteurs jouant un rôle sur l'adiposité de chaque sujet. Dans beaucoup de pays développés et en développement, les minorités défavorisées doivent supporter une charge disproportionnée de cas d'obésité bien plus sévères que la moyenne. Ainsi, dans le cadre des efforts dont l'un des principaux objectifs de santé publique est de supprimer les inégalités de santé, il est nécessaire d'analyser les causes qui font que certains groupes particuliers sont plus vulnérables à la prise de poids.

Dans cette section, on traite de la nécessité d'élaborer des stratégies applicables en population pour s'attaquer aux facteurs environnementaux et sociétaux identifiés dans la section 7 comme étant impliqués dans l'apparition de l'obésité. Il s'agit là d'un domaine d'action important si l'on veut prévenir efficacement l'épidémie mondiale d'obésité, dont les aspects essentiels sont les suivants :

- L'obésité constitue un problème de santé publique mondial important et doit donc être abordée dans une perspective de santé publique.

- Comme on l'a déjà mentionné, dans le cas de l'obésité une démarche de santé publique doit être axée sur le poids de la population en général, contrairement aux autres interventions s'attachant exclusivement aux facteurs intervenant dans l'adiposité corporelle.

- Lorsque l'IMC moyen d'une population atteint une valeur supérieure à 23, la prévalence de l'obésité dans cette population progresse à un rythme encore plus rapide (voir pp. 197–198). Pour réduire au minimum l'obésité, on estime qu'un IMC médian compris entre 21 et 23 est optimal; les populations adultes des pays en développement tireront probablement un meilleur profit d'un IMC médian de 23, alors qu'un IMC médian de 21 sera probablement plus bénéfique pour celles des sociétés d'abondance ayant des modes de vie plus sédentaires.

- Les stratégies de santé publique appropriées devront viser à améliorer les connaissances de la population concernant l'obésité et sa prise en charge et à réduire l'exposition de la communauté à un environnement qui la favorise.

- Les deux priorités des interventions de santé publique visant à prévenir l'apparition de l'obésité doivent être : 1) d'augmenter le degré d'activité physique ; et 2) d'améliorer la qualité du régime alimentaire de la communauté. Les méthodes adoptées dépendront de la population, et plus particulièrement de sa situation économique.

- Par le passé, les programmes d'intervention en santé publique ont obtenu des résultats limités pour ce qui concerne la progression des taux d'obésité, même si les résultats de certains « programmes axés sur le mode de vie » appliqués à l'échelle de tout un pays sont encourageants. Toutefois, peu de programmes ont fait de l'obésité leur cible principale ou ont essayé de s'attaquer aux facteurs environnementaux.

- Il convient d'évaluer les initiatives actuelles de prévention de l'obésité, de déterminer leurs limites et d'améliorer leur conception. Les enseignements tirés des campagnes de santé publique menées sur d'autres thèmes peuvent être employés pour améliorer celles sur l'obésité.

- La prévention et la prise en charge de l'obésité ne sont pas seulement la responsabilité des individus, de leur famille, des professionnels de la santé ou des organismes de services de santé ; elles doivent recueillir l'adhésion de l'ensemble des secteurs de la société.

- Les stratégies de santé publique en vue d'améliorer la prévention et la prise en charge de l'obésité doivent viser à obtenir un environnement favorable à de meilleures habitudes alimentaires et à une activité physique plus intense dans l'ensemble de la communauté. Des mesures appropriées doivent être prises pour modifier les règles d'urbanisation, les politiques de transport, les lois et les réglementations, ainsi que les programmes scolaires en conséquence, offrir les incitations économiques nécessaires, introduire des normes dans la restauration, promouvoir la santé et assurer l'éducation pour la santé et favoriser la production familiale d'aliments. La priorité doit être accordée aux mesures de santé publique qui, dans les pays en développement et les pays nouvellement industrialisés, visent à améliorer les conditions de vie de toutes les classes de la société et en particulier des populations aborigènes ou autochtones souvent délaissées.

9.2 Intervenir à l'échelle de la population

Le rôle important des mesures de santé publique pour lutter contre les maladies infectieuses est largement accepté, mais il règne encore un certain scepticisme quant à l'applicabilité de cette démarche pour la prise en charge de maladies non transmissibles telles que la cardiopathie coronarienne et l'obésité. L'intérêt des interventions appliquées à l'échelle de la population a été contesté par certains observateurs du fait que l'ensemble des membres de la communauté peuvent être instamment priés ou contraints de procéder à des changements pour un problème qui n'en affecte pour le moment que certains (1, 2). Toutefois, si l'on parvient à comprendre le lien qui existe entre le degré moyen d'adiposité corporelle et les degrés extrêmes au sein d'une population (Fig. 9.1), on pourra mieux apprécier l'importance des interventions en population dans le cas de l'obésité, surtout du fait que la majorité de la population adulte des sociétés industrialisées est touchée par le problème de l'excédent de poids.

9.2.1 *Rapport entre l'IMC moyen de la population et l'importance de l'obésité*

Le fait de définir l'obésité à partir d'un IMC ≥30 (section 2) est tout à fait arbitraire. Il indique que les risques pour la santé sont grandement accrus au-dessus de ce niveau d'adiposité, mais ne signifie pas que les IMC situés en deçà de ce niveau sont dépourvus de tout risque. En réalité, la population n'est pas constituée de deux groupes distincts, les obèses et les non-obèses. La répartition de l'adiposité dans une population va de l'insuffisance pondérale à l'obésité sévère en passant par la corpulence normale, et les risques de morbidité et de mortalité qui lui sont associés apparaissent pour des valeurs de l'IMC relativement basses.

L'analyse qu'a effectuée Rose (3) de l'étude INTERSALT fournit une évaluation utile des données relatives au poids de 52 communautés. Dans cette étude, on a trouvé des variations dans la distribution de l'IMC des différentes populations adultes, qui étaient

Figure 9.1
Rapport existant entre l'IMC moyen et la prévalence de l'obésité dans une population[a]

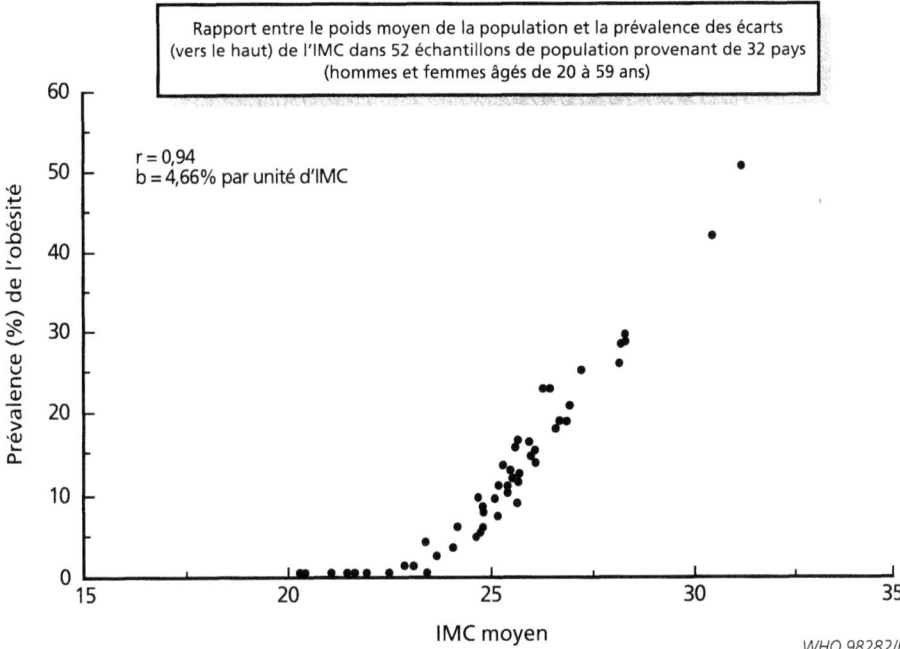

Les données relatives au poids moyen de la population des 52 communautés étudiées dans l'étude concertée internationale sur les rapports existant dans les populations entre la pression sanguine et l'excrétion d'électrolytes (INTERSALT) sont portées sur le graphique en fonction de la prévalence (%) de l'obésité ; la courbe montre nettement le rapport qui les unit.

[a] D'après la référence bibliographique 3. Cette figure a été publiée pour la première fois dans : Intersalt: an international study of electrolyte excretion and blood pressure. Results for 24 hour urinary sodium and potassium excretion. *British Medical Journal*, 1988, **297**:319–328. Reproduit avec l'aimable autorisation du *British Medical Journal*.

prévisibles à partir de l'IMC moyen de la population. Lorsque l'IMC moyen d'une population est inférieur ou égal à 23, il y a peu, si ce n'est aucun sujet ayant un IMC >30. Au fur et à mesure que la distribution de l'IMC de la communauté se déplace vers la droite (c'est-à-dire que l'IMC moyen augmente), on observe un étalement des données et un aplatissement de la courbe (Figure 9.2), avec pour résultat un plus grand nombre de sujets dont l'IMC est supérieur à 30.

Cependant, l'augmentation concomitante de la proportion d'adultes considérés comme obèses, qui est encore plus rapide que l'augmentation de l'IMC moyen, est peut-être beaucoup plus parlante. Rose a observé une augmentation de 4,66% de la prévalence de l'obésité chaque fois que l'IMC moyen de la population augmente d'une unité

Figure 9.2
Distribution asymétrique de l'IMC lorsque l'IMC moyen de la population augmente[a]

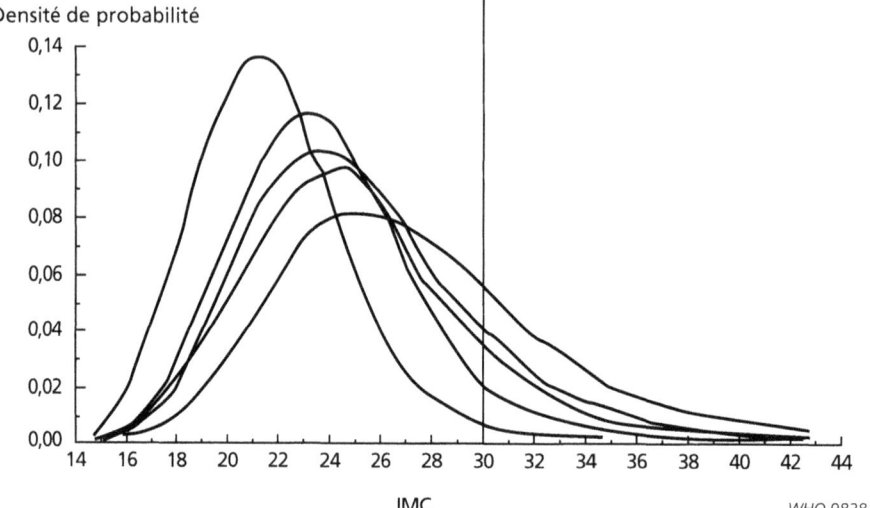

Déplacement de la distribution de l'IMC de cinq groupes d'hommes et de femmes âgés de 20 à 59 ans tiré de 52 enquêtes effectuées dans 32 pays

Les données de l'étude INTERSALT montrent qu'au fur et à mesure que l'IMC moyen de la population augmente, l'obésité progresse encore plus vite à cause du déplacement de la distribution vers des valeurs plus élevées de l'IMC. Les interventions de santé publique visent à prévenir ce déplacement vers le haut de l'IMC moyen de la population.

[a] D'après la référence bibliographique *3*. Cette figure a été publiée pour la première fois dans : Intersalt: an international study of electrolyte excretion and blood pressure. Results for 24 hour urinary sodium and potassium excretion. *British Medical Journal*, 1988, **297**:319–328. Reproduit avec l'aimable autorisation du *British Medical Journal*.

au-delà de 23, d'où une forte corrélation entre l'IMC moyen des adultes d'une population et la proportion d'entre eux atteints d'obésité (Figure 9.1). Au Royaume-Uni, entre 1980 et 1993, l'IMC moyen est passé de 24,3 à 25,9 pour les hommes et de 23,9 à 25,7 pour les femmes. Au cours de cette même période, le pourcentage des sujets présentant une surcharge pondérale a augmenté d'un tiers, tandis que celui des obèses a doublé. Cela signifie que si l'IMC moyen augmente encore il risque d'y avoir une augmentation encore plus spectaculaire des taux d'obésité.

On pense que pour pouvoir prévenir efficacement l'obésité, il faut s'efforcer d'empêcher que l'IMC moyen de la communauté n'augmente. Le fait de concentrer les efforts sur la prévention et la prise en charge de l'obésité chez des gens qui ont déjà des problèmes de poids (sujets figurant à l'extrémité droite de la distribution, Figure 9.2) n'aura que peu d'effets pour prévenir l'apparition de nouveaux cas d'obésité.

9.2.2 *IMC optimal d'une population*

L'IMC moyen optimal d'une population risque de varier en fonction des conditions environnementales, à savoir de la situation du marché du travail et du risque de famine, qui ne sont pas les mêmes pour les pays en développement et les pays développés, de même que pour les régions urbaines et les régions rurales. Par exemple, on observe les différences importantes dans l'état nutritionnel et l'IMC moyen des communautés urbaines et rurales de Chine et d'Inde, qui sont le reflet de situations économiques et environnementales extrêmement différentes.

L'insuffisance pondérale (c'est-à-dire IMC <18,5) et la surcharge pondérale (c'est-à-dire IMC ≥25) sont toutes deux dangereuses. L'insuffisance pondérale constitue une préoccupation importante dans les pays en développement et les régions rurales parce que la capacité de travail est réduite lorsque l'IMC est inférieur à 18,5 (*4*). Ainsi, les études épidémiologiques effectuées sur les séries de données nationales laissent à penser que pour parvenir à un IMC optimal dans une population il faut atteindre un moyen terme entre ces deux extrêmes. Si l'objectif est de réduire au minimum le nombre d'adultes ayant un IMC ≥30 (Figure 9.2) et le nombre de ceux dont l'IMC est <18,5 dans une population, l'IMC optimal est d'environ 23. En effet, la probabilité d'une augmentation de la prévalence de l'obésité grimpe brutalement au-delà d'un IMC moyen de 23. Toutefois, si l'objectif est surtout de limiter l'importance du surpoids en réduisant au minimum la proportion de la population ayant un IMC ≥25, et dans une moindre mesure de limiter le nombre d'adultes ayant un IMC <18,5, un IMC médian de 21 constitue le chiffre optimal (*5*).

Dans les pays industrialisés, il semble qu'un IMC situé dans les valeurs inférieures de l'éventail normal soit associé avec les meilleures issues sanitaires (*6*). Cependant, dans les pays en développement, un IMC <18,5 ne permet pas d'exercer un travail agricole intensif prolongé (*4*).

Un IMC médian compris entre 21 et 23 semble un chiffre raisonnable ; dans les pays en développement, les adultes tirent un meilleur profit d'un IMC médian de 23, alors que dans les sociétés d'abondance où le mode de vie est plus sédentaire ils peuvent être mieux lotis avec un IMC médian de 21. Les stratégies nationales peuvent devoir chercher à améliorer le poids des enfants et des adultes présentant une insuffisance pondérale dans les communautés rurales (IMC moyen cible : 23), tout en ayant à limiter l'apparition d'une prise de poids excessive dans les communautés urbaines (dont l'IMC moyen optimal pourrait n'être que de 21).

9.2.3 Les mesures appliquées en population pour prévenir la prise de poids vont-elles conduire à une augmentation des cas d'insuffisance pondérale et de troubles de l'alimentation ?

Certains se sont inquiétés de ce que les stratégies visant à maintenir ou à réduire l'IMC moyen de l'ensemble de la population pourraient entraîner une augmentation du nombre de cas d'insuffisance pondérale et de troubles de l'alimentation dans la communauté (7, 8). L'analyse de Rose (3) tend à indiquer que les populations dont l'IMC moyen est le plus bas ont une plus forte proportion de cas d'insuffisance pondérale et que le fait de déplacer la distribution de l'IMC de la population vers le bas pourrait entraîner une augmentation du nombre de sujets présentant une insuffisance pondérale. Toutefois, il convient de ne pas oublier que certaines des données de l'étude INTERSALT employée dans l'analyse de Rose provenaient de pays où la dénutrition reste un problème important. C'est tout particulièrement le cas du quintile inférieur de la Figure 9.2. Le fait d'abaisser l'IMC moyen de la population n'entraînera pas nécessairement une augmentation de la proportion des insuffisances pondérales, ni une incidence accrue des troubles de l'alimentation. Les pays qui montrent actuellement la plus forte incidence des troubles de l'alimentation sont également ceux qui ont l'IMC moyen de la population le plus élevé. Il semblerait que les régimes amaigrissants soient associés à un risque accru de troubles de l'alimentation (9), de sorte que les stratégies appliquées au niveau communautaire pour prévenir la prise de poids dans l'ensemble de la population doivent prendre soin d'éviter de causer l'apparition de troubles de l'alimentation associés aux programmes d'amaigrissements proposés (10).

9.3 Stratégies d'intervention en santé publique

On peut en général appliquer deux types de stratégies d'intervention en santé publique pour s'attaquer à l'obésité, à savoir celles qui visent à améliorer les connaissances et les compétences des membres d'une communauté et celles qui cherchent à réduire l'exposition des populations aux causes environnementales sous-jacentes de l'obésité.

9.3.1 *Accroître les connaissances et les compétences de la communauté*

A ce jour, pratiquement toutes les interventions de santé publique visant à lutter contre l'obésité dans une population ont été basées sur une approche individuelle. Elles ont en général reposé sur les médias, des interventions sur les lieux de travail, des programmes dans les écoles, l'acquisition de compétences dans un réseau de clubs et de centres communautaires, et sur des projets communautaires visant à atteindre un large public pour l'informer et vanter les mérites d'un changement de comportement.

Si les stratégies visant à améliorer les connaissances et les compétences de la communauté ont donné des résultats impressionnants pour beaucoup de problèmes de santé publique, ce n'est cependant pas le cas pour l'obésité. C'est peut être parce que le fait de changer de régime alimentaire pour prévenir des problèmes de santé publique ne provoque pas les mêmes réponses adaptatives fondamentales au niveau nutritionnel que celles que l'on observe lorsque enfants et adultes présentent une dénutrition énergétique. En général les communautés sont déjà bien informées des problèmes associés à l'obésité et beaucoup de gens essaient activement de contrôler leur poids. Les taux de participation dans ce type de programmes de lutte contre l'obésité sont généralement élevés et beaucoup de participants réussissent à obtenir une diminution de poids à court terme. Néanmoins, ces programmes n'ont en général que peu d'impact sur l'IMC moyen de la communauté et un effet négligeable sur la prévalence de l'obésité, de sorte que les stratégies préventives ont manifestement un rôle important à jouer.

9.3.2 *Réduire l'exposition de la population à un environnement favorable à l'obésité*

Une stratégie plus efficace pour traiter ce problème de santé publique pourrait consister, au-delà de l'éducation des gens, à s'occuper des facteurs environnementaux et sociétaux qui les premiers induisent des comportements favorables à l'obésité dans une population (voir Figure 7.1). De cette manière, on pourrait réduire l'exposition de l'ensemble de la population aux facteurs sociaux qui favorisent l'obésité, tels que la tentation permanente de consommer des aliments riches en graisse et la facilité d'un mode de vie sédentaire. Malheureusement, ces stratégies restent relativement mal explorées.

9.4 Interventions prioritaires

Quel que soit le type de stratégie d'intervention employé pour s'attaquer à l'obésité dans une population, deux interventions prioritaires importantes pour éviter l'apparition de l'obésité ont été identifiées dans le présent rapport, à savoir accroître le degré d'activité physique et améliorer la qualité de l'alimentation. Les méthodes employées pour parvenir à ce but dépendront de la situation de la population et en particulier de sa situation économique. Ainsi, dans les pays en développement, l'objectif principal d'une intervention visant à promouvoir l'activité physique devrait être d'éviter la diminution de cette dernière qui accompagne en général le développement économique. En revanche, dans les pays riches, l'objectif principal sera de déconseiller les modes de comportements sédentaires qui existent déjà.

De même, en ce qui concerne les améliorations diététiques, l'introduction de nouveaux aliments énergétiques pour remplacer des régimes traditionnels satisfaisants au plan nutritionnel doit être découragée dans les pays en développement, tandis que la consommation déjà importante d'aliments riches en graisse/énergétiques doit être réduite dans les pays développés. Il est essentiel d'évaluer ensuite ces interventions.

9.4.1 *Accroître l'activité physique*

Des interventions visant à accroître le degré d'activité physique de l'ensemble de la communauté (voir pp. 209–211) constituent un moyen important pour éviter des augmentations ultérieures de l'IMC moyen d'une population. Ces interventions doivent tenir compte de ce qui suit :

- Le fait d'accroître le degré d'activité physique d'une communauté présente de nombreux avantages potentiels sur le plan de la santé outre celui d'éviter une augmentation ultérieure de l'IMC moyen en abaissant par exemple le risque de DNID, de cardiopathie coronarienne et de certains cancers.

- On a davantage de chances de parvenir à des augmentations de l'activité physique à long terme en opérant des changements environnementaux afin d'accroître ou de conserver une activité quotidienne complémentaire et des activités de loisirs peu intenses, plutôt qu'en encourageant des exercices énergiques occasionnels. On préconisera une activité physique relativement peu intense et de longue durée, qui puisse être commodément incorporée dans la vie quotidienne (voir également encadré 7.2 et pp. 131–132). Promener un chien, faire du jardinage, danser, faire du vélo, bricoler dans la maison et nager sont des exemples bien connus d'activités physiques de ce type. Emprunter les zones piétonnes plutôt que de dépendre d'une voiture et faire une partie de son travail debout plutôt qu'assis sont des attitudes qui permettront d'accroître l'activité quotidienne.

- Il faut également encourager l'exercice, mais ce dernier ne doit pas être présenté comme un effort physique excessif supposant une régularité ennuyeuse et/ou un matériel coûteux.

- L'activité doit être agréable pour favoriser une participation régulière et décourager les comportements sédentaires.

- Il semble que les enfants physiquement actifs le restent à l'âge adulte, de sorte qu'il est peut-être particulièrement important d'encourager les jeunes enfants à prendre part à toutes sortes d'activités générales.

9.4.2 *Améliorer la qualité du régime alimentaire*

Les interventions visant à améliorer la qualité du régime alimentaire doivent, eu égard à la valeur énergétique des aliments et aux rapports nutriments/énergie, tenir compte des éléments importants qui suivent :

- Concernant l'alimentation des nourrissons et des jeunes enfants, l'important consiste à s'assurer qu'ils consomment suffisamment d'énergie. La valeur énergétique des régimes alimentaires traditionnels est souvent accrue par l'adjonction d'huile végétale (en prenant soin de ne pas perturber le rapport protéines/énergie), et les enfants de moins de 2 ans doivent être exclus de toute intervention visant à réduire les apports en graisse à l'échelle nationale dans les pays industrialisés.

- Il est également important de faire en sorte que le rapport nutriments/énergie du régime alimentaire soit suffisant, surtout chez les enfants qui peuvent présenter un risque de carence en micronutriments. De faibles rapports nutriments/énergie peuvent poser un problème particulier lorsque la teneur énergétique des régimes alimentaires est accrue par l'adjonction de graisses et de glucides raffinés.

- Chez l'adulte il est inhabituel de rencontrer une carence énergétique uniquement due au fait que le contenu en fibres de ses aliments est tel qu'il ne peut en manger suffisamment. La surconsommation de produits énergétiques, riches en graisse, hautement raffinés et pauvres en fibres, qui favorisent la prise de poids, surtout s'ils sont ingérés par des sujets relativement inactifs, constitue un problème plus grave.

On sera donc prudent lorsqu'on examinera la valeur énergétique et le rapport éléments nutritifs/énergie des régimes alimentaires. Il conviendra de tenir compte de la classe d'âge ciblée par les stratégies en faveur de la santé, ainsi que des constituants alimentaires normaux dont elle dispose. Lorsque les régimes sont essentiellement basés sur des aliments locaux non raffinés et renferment une proportion convenable de céréales, de légumineuses à graines, de légumes et de protéines animales d'un prix abordable, ils sont moins susceptibles d'avoir une valeur énergétique ou des rapports nutriments/énergie inappropriés. Il est encore difficile de déterminer l'éventail optimal de ces rapports et des valeurs énergétiques pour les jeunes enfants, de même que les rapports et valeurs correspondants pour les enfants plus âgés et les adultes.

Pour de plus amples informations sur les programmes nationaux de nutrition finlandais et norvégiens, se reporter à la page 211.

9.4.3 *Mesures permettant d'évaluer les programmes de prévention de l'obésité*

L'objectif de la prévention de l'obésité est d'arrêter la progression de cette affection ou de réduire le nombre de nouveaux cas dans une population. Il n'est possible d'y parvenir que si l'on empêche l'IMC moyen de la population de progresser.

D'un point de vue purement scientifique, les mesures les plus exactes à utiliser lorsqu'on évalue des programmes de prévention de l'obésité sont l'évolution de l'IMC moyen de la population ou de l'incidence de l'obésité. Cependant, dans la pratique, on évalue rarement l'incidence et les autorités de santé publique sont peu enclines à accepter que des variations très faibles en pourcentage de l'IMC moyen puissent constituer un indicateur marquant d'amélioration.

A l'heure actuelle, les taux de prévalence de l'obésité et de sa morbidité associée sont les mesures les plus communément employées pour attester de la réussite ou de l'échec des interventions visant à lutter contre l'obésité. Toutefois, ils présentent un certain nombre d'inconvénients graves lorsqu'ils sont employés isolément. Premièrement, la prévalence de l'obésité dans une population a peu de chances de diminuer à court terme ; il n'est pas facile de perdre du poids et peu réaliste de s'attendre à ce qu'un grand nombre de sujets obèses perdent suffisamment de poids pour ne plus être considérés comme obèses. Deuxièmement, il s'écoule souvent beaucoup de temps avant que des changements environnementaux, sociétaux et comportementaux appropriés voient leurs effets reflétés au niveau du poids de la population. Les estimations de la prévalence de l'obésité et les tendances observées sont souvent sujettes à caution parce que la petite taille des échantillons diminue leur précision. Enfin, l'étiologie multifactorielle des pathologies associées à l'obésité restreint l'utilisation de leurs taux de prévalence en tant que mesure des résultats des programmes de prévention de l'obésité, parce que l'évolution de la prévalence de ces affections peut se faire indépendamment du poids de la population ; on a, par exemple, obtenu une réduction du nombre de cas de cardiopathie coronarienne en diminuant l'hypertension et le tabagisme.

Un indicateur de résultat plus utile et plus pratique pour évaluer la prévention de l'obésité consisterait à associer l'évaluation de l'évolution de la prévalence du surpoids (IMC ≥25) à des indicateurs à court terme tels que des mesures normalisées de l'évolution de l'alimentation et du degré d'activité physique. De fait, les estimations de la prévalence du surpoids reflètent mieux la répartition du poids dans la population que ne le font les estimations de la prévalence de l'obésité et sont plus faciles à réaliser avec précision, surtout dans les pays en développement où les taux d'obésité sont très faibles. Elles représentent également une proportion importante des risques sanitaires associés à la surcharge pondérale et à la masse grasse. Il est également souhaitable d'évaluer l'IMC moyen de la population et l'évolution de la prévalence de l'obésité.

9.5 Résultats des programmes de santé publique visant à lutter contre l'obésité

A ce jour, jamais aucun programme de santé publique visant à prendre en charge ou à prévenir l'obésité à l'échelle de la population n'a été bien évalué ni correctement organisé. Un certain nombre de pays ont récemment élaboré des stratégies axées sur le mode de vie dans lesquelles on met l'accent sur le contrôle du poids mais, à l'exception de Singapour, elles n'ont jamais pris la forme d'essais contrôlés et risquent donc de ne fournir aucune preuve définitive de leur impact. Les meilleurs exemples d'essais de ce type sont les programmes de prévention de la cardiopathie coronarienne appliqués à l'échelon communautaire, dans lesquels la réduction de l'IMC constituait l'un des résultats mesurables.

En revanche, certains programmes ont ciblé les facteurs considérés comme importants pour le développement de l'obésité, à savoir l'activité physique et la qualité du régime alimentaire. Cependant, on est en droit de se demander s'il est possible de déduire quoi que ce soit des résultats de ces programmes concernant le potentiel des stratégies de santé publique à prendre en charge le poids.

9.5.1 *Programmes de santé publique nationaux*

A l'heure actuelle, très peu de pays sont dotés d'une politique ou d'une stratégie nationale d'ensemble à l'échelle de la population pour traiter spécifiquement du problème du surpoids et de l'obésité, malgré les rapports soumis par un certain nombre de pays, comme l'Australie (*11*), le Canada (*12*) et le Royaume-Uni (*13*), qui ont tous indiqué que c'était précisément ce dont on avait besoin pour s'attaquer efficacement à l'obésité. Un pays, Singapour, a réussi à obtenir certains résultats dans ce domaine grâce à un système de programmes coordonnés prônant un mode de vie sain et axés sur certains groupes cibles de la population. Les pouvoirs publics de Singapour ont une stratégie générale qui se traduit par autant de programmes qu'il existe de stades de la vie et s'adresse notamment aux enfants d'âge préscolaire, aux enfants scolarisés, aux jeunes gens et aux adultes. La création et la gestion de ces programmes reposent essentiellement sur la participation communautaire (*14*). Les résultats récents des programmes «Trim and Fit» (voir plus bas) sont prometteurs, les taux d'obésité ayant chuté chez les élèves des écoles primaires et secondaires et chez les étudiants de première année (*15*).

Le programme Trim and Fit, lancé en 1992, est destiné à l'ensemble des enfants scolarisés à Singapour. Il associe des changements nutritionnels progressifs dans les services de restauration scolaire et une éducation à la nutrition à une activité physique régulière effectuée à l'école. Ce programme est appuyé par une formation spécialisée destinée aux chefs d'établissements, aux enseignants et au personnel des cantines, ainsi que par la fourniture de matériel permettant d'améliorer la qualité des repas d'une part et l'activité physique de l'autre. Un programme de surveillance nationale destiné à évaluer la bonne forme physique et le poids fait également partie de cette initiative (*16*). Les résultats récents indiquent que le nombre d'enfants satisfaisant aux tests de bonne forme physique augmente chaque année et que les taux d'obésité sont passés de 14,3% en 1992 à 10,9% en 1995 chez les élèves du primaire, de 14,1% à 10,9% chez les élèves du secondaire et de 10,8% à 6,1% chez les étudiants de première année (*15*). Toutefois, il convient de noter que cette baisse des taux d'obésité a peut-être été quelque peu exagérée du fait des nouvelles normes introduites par le Ministère de la Santé en 1993 concernant le rapport poids/taille.

9.5.2 *Programmes de prévention de la cardiopathie coronarienne à l'échelon communautaire*

Au cours des 20 dernières années, on a mené quelques programmes d'intervention communautaire à grande échelle, dotés de ressources financières suffisantes, destinés à la prévention des cardiopathies coronariennes et visant à réduire l'importance d'un certain nombre de facteurs de risque, notamment du tabagisme, de l'hypertension artérielle, de l'hypercholestérolémie et de l'obésité. L'évaluation approfondie de ces programmes et de leurs résultats a systématiquement montré que l'obésité est plus difficile à maîtriser que n'importe quel autre facteur de risque, comme indiqué pour les cinq programmes suivants :

- *Le Stanford Three Community Project (17) et la Standford Five City Study (18).* Dans ces deux études, on s'est servi des médias et de l'éducation pour la santé à l'échelon communautaire afin de sensibiliser les gens, de mieux faire connaître la cardiopathie coronarienne et d'enseigner les éléments nécessaires pour pouvoir modifier les comportements et réduire le risque de contracter cette maladie *(19)*. Dans ces deux projets, la perte de poids et l'accroissement de l'activité physique ont été considérés comme des moyens permettant de réduire les facteurs de risque plutôt que comme une fin en soi. Le Three Community Project original a réussi à empêcher une prise de poids dans le groupe traité. Dans la Five City Study, la prise de poids dans les communautés où l'on est intervenu a été sensiblement moins importante que dans les communautés témoins (0,57 kg contre 1,25 kg) durant les 6 ans de l'étude. Toutefois, les résultats des enquêtes répétées menées dans les cohortes d'intervention et les groupes témoins n'ont montré aucune différence au niveau de la prise de poids. Néanmoins, ces deux études ont montré des améliorations importantes au niveau de la tension artérielle, du cholestérol et du tabagisme.

- *Le Minnesota Heart Health Program.* Il s'agit d'un programme d'intervention sur la cardiopathie coronarienne mené pendant 7 ans dans six communautés appariées (rurales, urbaines et suburbaines) dont les résultats ont été relativement médiocres. Les stratégies employées étaient analogues à celles employées dans les études de Standford, mais le programme n'a pas été en mesure de reproduire les mêmes améliorations au niveau des facteurs de risque de cardiopathie coronarienne. Toutefois, cette intervention a été effectuée à un moment où l'on observait une tendance séculaire vers le bas marquée des risques de cardiopathie coronarienne dans ces communautés. Cette intervention de 7 ans a eu peu d'impact sur l'obésité. En effet, l'IMC a montré une forte progression malgré des programmes novateurs de contrôle du poids tels que les classes d'éducation pour adultes, un programme de contrôle du poids sur le lieu de travail, des cours d'amaigrissement par correspondance et un programme de prévention de la prise de poids *(20)*.

- *Le projet de Carélie du Nord.* Démarré en 1972 en Carélie du Nord, une province orientale de la Finlande (*21*), cette intervention s'est articulée autour des programmes habituels d'éducation par les médias, sur le lieu de travail et dans les écoles, mais avec une participation communautaire plus importante pour ce qui est de l'élaboration et de la mise en œuvre des projets. Ce projet a entrepris d'intégrer le programme dans des services existants ou récemment créés et dans l'infrastructure communautaire. En outre, diverses mesures de santé publique, environnementales, structurelles et législatives ont facilité l'adoption de comportements sains. Malgré une réduction remarquable des facteurs de risque de cardiopathie coronarienne, qui se poursuivait toujours en 1992 (*22*), l'IMC moyen et le degré d'obésité sont restés les mêmes pendant toute la durée du projet, et des tendances analogues ont été observées depuis la fin de ce dernier (*23*).

- *Maurice.* En 1987, un projet d'intervention contre les maladies non transmissibles a été lancé par les pouvoirs publics de l'Ile Maurice après qu'une enquête en population ait révélé des taux élevés de DNID et d'hypertension et des taux modérément élevés de cardiopathie coronarienne. Un programme intensif de prévention à l'échelon de la communauté a été lancé, qui s'est abondamment servi des médias, a multiplié les activités d'éducation pour la santé au niveau communautaire, scolaire et professionnel et a pris des mesures fiscales et législatives visant à encourager une alimentation saine, un exercice physique accru, l'abandon de la cigarette et la diminution de la consommation d'alcool. Au bout de 5 ans, on a observé une diminution significative de la prévalence de l'hypertension, du tabagisme et de l'alcoolisme et une diminution appréciable des taux de cholestérol moyens de la population, ainsi qu'une progression des activités physiques de loisir modérées. Toutefois, le surpoids (IMC compris entre 25 et 30) et l'obésité (IMC ≥30) ont augmenté respectivement de 33% et 56% chez l'homme et de 19 et 46% chez la femme (*24*).

Jeffery (*20*) a proposé d'expliquer le peu de succès rencontré par les programmes d'intervention sur la cardiopathie coronarienne pour ce qui concerne la lutte contre l'obésité et le surpoids, comme suit :

- Ces programmes ont principalement mis l'accent sur le risque de cardiopathie coronarienne et non sur l'obésité. La perte de poids était en général considérée comme un moyen permettant de réduire le facteur de risque plutôt que comme un objectif en soi.

- Des tendances séculaires à l'élévation rapide du poids l'ont peut-être emporté sur tous les effets des interventions visant à en ralentir la progression.

- Des facteurs sociétaux et environnementaux puissants favorisant l'obésité sont apparus rapidement dans de nombreuses sociétés au cours des quelques dernières décennies et les programmes d'intervention n'ont peut-être pas été suffisamment solides ou ni suffisamment bien coordonnés pour les surmonter.

- Les interventions n'ont peut-être pas atteint une proportion suffisamment importante de la communauté pour avoir un impact sur le poids de la population dans son ensemble. Dans bon nombre de communautés, un pourcentage important de gens sont déjà soucieux de leur poids et essaient de le contrôler, de sorte que même des interventions énergiques n'augmentent peut-être pas le nombre de ceux qui participent activement à ces programmes.

- Les interventions ont peut-être été trop ambitieuses (réduire le taux de cholestérol, contrôler la tension artérielle, augmenter l'activité physique, arrêter de fumer, etc.). La recherche sur les manières de promouvoir la santé a montré que les campagnes ayant un objectif plus limité sont souvent plus efficaces pour ce qui est de modifier les comportements que celles qui cherchent à modifier plusieurs comportements à la fois (25, 26).

9.5.3 *Programmes ciblant les facteurs importants pour la genèse de l'obésité*

Programmes nationaux visant à accroître l'activité physique

On s'est aperçu que l'inactivité physique et le mode de vie sédentaire étaient deux facteurs qui jouaient un rôle important dans la genèse du surpoids et de l'obésité (section 7). Il semblerait donc qu'il soit important d'accroître le degré d'activité physique de l'ensemble de la communauté pour prévenir des augmentations ultérieures de l'IMC moyen de la population, sans compter les nombreux autres effets bénéfiques potentiels que cela aurait sur sa santé.

Une étude réalisée par King (27) n'a permis d'identifier que quelques programmes communautaires bien évalués et vraiment complets visant à accroître le degré d'activité physique. Ces programmes ont en général comporté une série d'interventions ciblées sur différents segments de la population (par exemple, prestateurs de soins de santé, personnes âgées, adultes en général), ont emprunté divers modes de communication (journaux et radios, enseignement direct) et ont été menés dans différents contextes (quartiers, lieux de travail, écoles). Cependant, on a observé que d'un programme à l'autre le degré d'intégration de ces différentes interventions pour atteindre l'ensemble de la population était très variable. Des problèmes associés à l'évaluation objective de l'activité physique, l'impossibilité de définir clairement les différents éléments de l'activité physique et l'absence d'objectifs précis en termes d'accroissement attendu de cette activité, ont rendu difficile l'évaluation des résultats de ces interventions.

Il semblerait, d'après un certain nombre de programmes de prévention des cardiopathies coronariennes à l'échelle de la communauté, qu'une intervention énergique puisse accroître la participation à des activités physiques, du moins à court terme. Cette conclusion est confortée par les résultats d'une campagne nationale menée récemment en Australie afin d'augmenter l'activité physique. Cette campagne intitulée «Exercise — make it a part of your day» a permis de mettre en évidence un accroissement marqué de la place réservée à la marche dans un échantillon de la communauté et davantage d'empressement à entreprendre d'autres exercices physiques (28). Ces améliorations ont été enregistrées dans toutes les classes sociales et c'est chez les personnes âgées qu'elles ont été le plus marquées. Toutefois, une deuxième campagne intitulée «Exercise — take another step», introduite un an après pour essayer de consolider les résultats de la première, n'a pas permis d'accroître encore le degré d'activité ou la volonté de participation (29).

Même si les améliorations enregistrées par les programmes communautaires sur le plan de l'activité physique ont eu tendance à être de courte durée, elles indiquent que des programmes de ce type permettent d'accroître la participation à des activités physiques. Certaines des limites des programmes de prévention des cardiopathies coronariennes à l'échelon communautaire évoquées plus haut sont également applicables aux programmes visant à accroître l'activité physique. A de très rares exceptions près, la plupart des stratégies d'intervention visaient à mieux sensibiliser les gens et à les inciter à faire de l'exercice, sans s'attaquer aux obstacles environnementaux qui empêchent une participation accrue. Le Minnesota Heart Program a essayé d'améliorer les installations sportives de la communauté et de mobiliser les groupes communautaires pour qu'ils créent leurs propres comités afin d'étudier les autres possibilités qui s'offrent pour accroître l'activité, mais la plupart des autres programmes reposaient sur des interventions fondées sur l'éducation individuelle et le changement des comportements. Dans tous ces programmes, les interventions visaient à augmenter la part de l'exercice physique de loisirs et non pas à agir sur des facteurs tels que les transports et l'urbanisation, qui ont des répercussions sur l'activité quotidienne, qu'elle soit professionnelle ou non.

La faisabilité du maintien à long terme d'une activité physique accrue et les avantages qu'elle présente pour la prévention de l'obésité restent à démontrer (27, 29).

Programmes de nutrition nationaux
La valeur énergétique et la teneur en graisses des aliments sont les principaux facteurs diététiques liés au développement de l'obésité (section 7). Dans beaucoup de pays, des programmes de nutrition nationaux ont réussi à modifier de façon spectaculaire la teneur des aliments en acides gras, et certains sont également parvenus à obtenir une petite réduction dans l'apport en graisses totales. Cependant, très peu de pays ont été en mesure de réduire l'apport en graisses totales jusqu'au niveau nécessaire pour avoir des répercussions sur l'IMC moyen de l'ensemble de la population. Ce n'est pas surprenant, car très peu de pays ont une politique nutritionnelle nationale complète et intégrée, capable de prendre à tous les échelons nécessaires les mesures voulues pour parvenir à un changement aussi spectaculaire.

La Finlande et la Norvège sont deux pays qui ont institué des programmes nutritionnels nationaux de grande envergure. Ils ont été capables de réduire l'apport national en graisses, qui est passé de 42% à près de 34% de l'énergie alimentaire totale au cours des 20 dernières années. Il est donc encourageant de voir que la progression de la prévalence de l'obésité marque le pas en Finlande et que l'IMC moyen se stabilise, voire diminue dans certaines régions, malgré un déclin concomitant du degré d'activité physique (23) (Figure 9.3). En Norvège, les données relatives à l'ensemble des hommes et des femmes âgés de 40 à 42 ans enrôlés dans un programme de prévention des cardiopathies coronariennes à l'échelle de tout le pays (à l'exception d'Oslo), ont été analysées dans une étude récente et on s'est aperçu que les taux d'obésité avaient légèrement diminué chez les femmes depuis les années 60 (30). Chez les hommes, les taux d'obésité sont restés inférieurs à ceux des autres pays européens mais, contrairement à ce qui s'est passé chez les femmes, ils ont sensiblement augmenté depuis les années 60.

9.5.4 Incidences sur les futurs programmes de santé publique visant à lutter contre l'obésité

Ce qu'ont démontré ces programmes d'intervention et d'autres portant sur le mode de vie c'est que des approches essentiellement axées sur le principe de l'éducation et du changement de comportement individuels ont peu de chances de réussir dans un

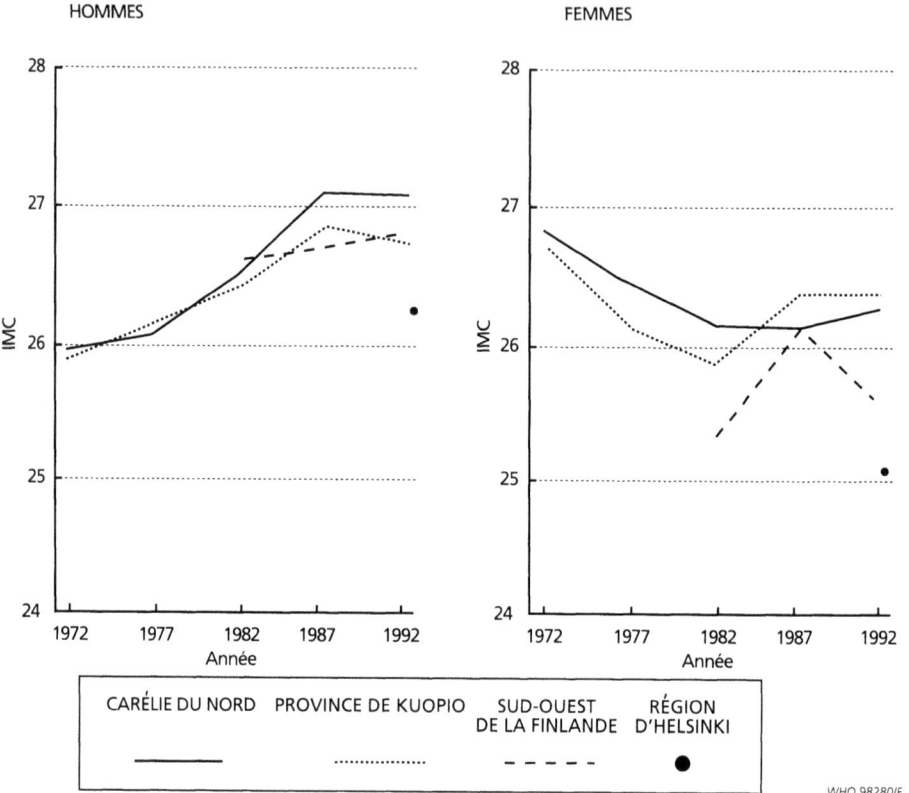

Figure 9.3
Evolution de l'IMC moyen chez les hommes et les femmes de quatre régions de Finlande entre 1972 et 1992[a]

Ces courbes montrent qu'en Carélie du Nord et dans la région de Kuopio l'IMC moyen des hommes s'est stabilisé, on a même baissé depuis 1987, après une progression rapide au cours des 15 années précédentes. L'élévation de l'IMC moyen chez les femmes des mêmes provinces observée après 1982 semble également marquer le pas. Cela laisse à penser que les modifications apportées au régime alimentaire de l'ensemble de la communauté de ces provinces au cours des 25 dernières années contribuent peut-être à stabiliser l'IMC moyen de la population.

[a] D'après la référence bibliographique 23, avec l'aimable autorisation des auteurs et de l'éditeur.

environnement où les incitations à adopter des comportements conduisant à un bilan énergétique positif chronique sont légion (*31*).

Il semblerait donc judicieux de consacrer des ressources aux programmes visant à diminuer l'exposition de la population aux agents favorisant l'obésité en se concentrant sur des facteurs environnementaux tels que les moyens de transport, l'urbanisation, la publicité et l'établissement des prix des aliments, qui favorisent une alimentation riche en graisses/énergétique et l'inactivité physique.

9.6 Enseignements à tirer des campagnes de santé publique efficaces

Des campagnes de santé publique qui se sont avérées relativement efficaces dans le passé sont celles qui ont été menées contre le tabac, pour le port de la ceinture de sécurité, contre la conduite en état d'ébriété et les campagnes de vaccination. L'analyse de ces campagnes a permis de dégager certains éléments qui pourraient fournir une orientation précieuse aux interventions de santé publique visant à lutter contre l'obésité. Par exemple, il semble que les programmes auxquels participent les pouvoirs publics, l'industrie alimentaire, les médias et la communauté, et qui s'inscrivent dans la durée, conduisent à des changements positifs et durables.

Les programmes de santé publique consacrés à l'obésité ont peu de chances de rencontrer les mêmes succès spectaculaires que ceux axés sur la lutte contre les maladies infectieuses ; contrairement à ce qui se passe pour les germes pathogènes, il n'est pas possible d'éliminer toutes les causes d'obésité, pas plus qu'il n'est simple d'isoler et de gérer l'exposition aux principaux facteurs favorisant la maladie de la même façon qu'on a pu le faire dans le cadre de la lutte contre le tabac et l'hypertension pour réduire les taux de cardiopathie coronarienne. L'obésité, conséquence d'un déséquilibre énergétique, est plus étroitement contrôlée sur le plan physiologique que les autres facteurs de risque.

Les principales caractéristiques des campagnes de santé publique efficaces visant à modifier les comportements, dont il faudrait s'inspirer lors de l'élaboration des interventions de santé publique pour lutter contre l'obésité, sont indiquées dans le Tableau 9.1 (*32*).

9.7 *Stratégies de santé publique visant à améliorer la prévention et la prise en charge de l'obésité*

Comme indiqué à la section 7, de nombreux aspects de l'environnement moderne prédisposent à un bilan énergétique positif. Les aliments traditionnels sont remplacés par d'autres riches en graisses et très énergétiques, appétissants, emballés de façon attrayante, précuisinés, largement vantés par la publicité et relativement bon marché. Tout laisse à penser que l'exposition aux publicités alimentaires de la télévision influe sur le choix des aliments des enfants, des adolescents (*37–39*), et des sous-groupes particulièrement sensibles (*40*) ; ces aliments prêts à être consommés représentent désormais une proportion importante des dépenses alimentaires dans la plupart des pays développés. Leur consommation augmente également rapidement dans les pays en développement.

Tableau 9.1
Principales caractéristiques des campagnes de santé publique efficaces

Caractéristique de la campagne	Exemple
Durée suffisante et persévérance	En Finlande, même s'il n'y a pas eu de changement spectaculaire au cours des 10 premières années de la campagne (22), on a enregistré ces dernières années des améliorations marquées au niveau des facteurs de risque de cardiopathie coronarienne.
Une démarche lente et progressive	Les campagnes visant à modifier des comportements, par exemple le fait de fumer, ont nécessité une série de stratégies étalées dans le temps de façon à accompagner la période de transition entre la sensibilisation au problème et la motivation vis-à-vis du changement ; l'expérimentation et l'adoption d'un changement ; et le maintien du comportement modifié. Cela laisse à penser qu'il est peu réaliste d'attendre des changements rapides dans des comportements complexes tels que l'alimentation et l'exercice physique (33).
Action législative	Dans certains cas, par exemple pour le port de la ceinture de sécurité et la conduite en état d'ébriété, une action législative a été nécessaire pour appuyer les campagnes éducatives visant à modifier les comportements et les attitudes (34).
Education	L'amélioration des taux de vaccination contre de nombreuses maladies infantiles a exigé une démarche systématique et coordonnée associant éducation et réglementation. L'éducation permet d'encourager et de soutenir un changement de comportement tout en évitant le sentiment qu'il s'agit d'un changement imposé sans raison (35).
Mobilisation	Une forte mobilisation d'éléments respectés de tous les secteurs de la société a été déterminante pour la diminution du tabagisme actif et passif (21).
Responsabilité partagée des consommateurs, des communautés, de l'industrie alimentaire et des pouvoirs publics	Au Portugal, les préoccupations suscitées par les fortes prévalences de l'hypertension et du cancer de l'estomac ont conduit à une campagne nationale visant à réduire la teneur en sel des aliments. Il y a eu pour cela une campagne d'éducation visant à diminuer l'utilisation du sel dans la cuisine, la consommation de morue séchée et de saucisses sèches, et avec l'aide des boulangers locaux, la teneur en sel du pain. Un fort soutien local a été recueilli auprès des maires de villages, des médecins et des infirmières. Au bout d'un an, la consommation de sel avait nettement chuté (de 50%) et s'était accompagnée d'une baisse de 5 mmHg (0,667 kPa) de la tension artérielle moyenne (36).

Le Massachusetts Medical Society Committee on Nutrition a indiqué que la restauration rapide avait été tellement bien acceptée que des recommandations visant à la réduire ou à l'éliminer risquaient de ne rencontrer que peu ou pas d'écho (*41*). Une démarche efficace consisterait alors à améliorer à la fois la qualité nutritionnelle des aliments prêts à être consommés et les habitudes alimentaires des consommateurs.

Même si des enquêtes récentes indiquent une participation accrue aux activités physiques de loisirs, l'intensité et la durée de ces dernières est en diminution (*42*) et la participation souvent limitée par le manque d'installations ou le coût des activités. Au contraire, la télévision est devenue la principale activité de loisir des enfants et des adultes. En outre, tandis que le réseau routier se développe, très peu d'investissements ont été consentis pour les pistes cyclables ou les jardins publics et les aires de jeux. La conception des bâtiments part du principe que les ascenseurs sont préférables aux escaliers, et le sentiment général est qu'il n'est pas sûr de se promener ou de jouer dans les rues à cause des risques d'accidents de la circulation ou de l'insécurité (*43*). L'activité dans le cadre professionnel a également diminué au cours de ces dernières années du fait qu'une proportion croissante de la main-d'œuvre est employée à des tâches plus sédentaires.

9.7.1 *Pays développés*

Les pays développés étant caractérisés par l'abondance des aliments riches en graisse/énergétiques et l'inactivité physique, il n'est pas surprenant que des interventions d'ordre pédagogique visant à changer les comportements aient eu des résultats limités pour ce qui est de lutter contre l'obésité. Des interventions visant à obtenir un environnement propice à une meilleure alimentation et à de nouvelles habitudes privilégiant l'activité physique dans l'ensemble de la communauté, font cruellement défaut. Pour cela, il faudra une gamme complète de stratégies intégrées calquées sur les exemples du Tableau 9.2. L'adoption d'une telle démarche suppose une acceptation générale du principe selon lequel la prévention et la prise en charge de l'obésité non seulement incombent aux sujets touchés, à leur famille ou aux professionnels de la santé, mais exigent aussi un engagement de tous les secteurs de la société. Tant que ce ne sera pas le cas, les stratégies de prévention et de prise en charge de l'obésité resteront sans effet.

9.7.2 *Pays en développement et pays nouvellement industrialisés*

Un certain nombre des stratégies environnementales applicables à la lutte contre l'obésité proposées dans le Tableau 9.2, sont

Tableau 9.2
Stratégies environnementales possibles pour lutter contre l'obésité[a]

Domaine d'action	Exemples de stratégies possibles
Politiques d'urbanisation et de transports	Créer des zones piétonnes au centre des villes Construire des cheminements piétonniers et des pistes cyclables sûrs Introduire des systèmes pour inciter les gens à utiliser les parkings situés à la périphérie des grandes villes, où des transports publics prennent le relais (stationnement de dissuasion) Offrir des installations bon marché où attacher les bicyclettes dans les villes et les lieux publics Améliorer les transports publics (fréquence et fiabilité du service offert) Améliorer la sécurité en éclairant mieux les rues Installer des systèmes de ralentissement de la circulation pour améliorer la sécurité des enfants qui se déplacent et jouent dans les rues Affecter des ressources à la construction et à la gestion de centres de loisirs communautaires Modifier la conception des bâtiments afin d'inciter les gens à se servir des escaliers
Lois et réglementations	Améliorer l'étiquetage des produits alimentaires Limiter et réglementer la publicité destinée aux enfants
Mesures d'incitation économiques	Introduire des subventions destinées aux producteurs d'aliments à faible valeur énergétique (en particulier fruits et légumes) Diminuer la taxe sur les véhicules des gens qui prennent les transports publics pour aller travailler pendant la semaine Consentir des allègements fiscaux aux sociétés qui fournissent à leurs employés des installations sportives et des vestiaires
Programmes scolaires	Offrir des installations sportives et des aires d'activité appropriées, notamment des vestiaires et des douches Consacrer suffisamment de temps à l'exercice physique Prévoir des cours de cuisine pour tous les enfants
Cantine et restauration	Elaborer des normes et directives nutritionnelles à l'intention des cantines et services de restauration (cantines scolaires et cafétérias d'entreprise)
Sensibilisation et éducation	Enseigner dès le plus jeune âge les rudiments concernant les aliments et la nutrition, la préparation des aliments, les régimes alimentaires et modes de vie sains par le biais de programmes destinés d'abord aux enfants, puis aux enseignants, aux professionnels de la santé et aux agents de vulgarisation agricole

Tableau 9.2 (*Suite*)

Domaine d'action	Exemples de stratégies possibles
	Limiter le temps de télévision des enfants
	Utiliser les médias pour promouvoir un changement de comportement (par exemple, au moyen de feuilletons télévisés) Enseigner au grand public quels sont les changements de comportement appropriés pour réduire le risque de prise de poids, en particulier dans les endroits où fleurissent les commerces d'alimentation
	Enseigner au grand public la nécessité d'une action collective visant à modifier l'environnement et à promouvoir l'exercice physique et les habitudes alimentaires saines plutôt que de les inhiber
	Enseigner au grand public quels sont les facteurs importants liés à l'obésité de façon à réduire les brimades dont les obèses sont l'objet
Production alimentaire familiale	Encourager dans les villes l'utilisation d'espaces destinés à des potagers familiaux

[a] D'après la référence bibliographique *32*, avec l'aimable autorisation de l'éditeur, Churchill Livingstone.

extrêmement sophistiquées et supposent un niveau d'infrastructure qui peut faire défaut dans les pays en développement. Toutefois, les cibles sous-jacentes, à savoir améliorer la qualité de l'alimentation et parvenir à un degré d'activité physique approprié, sont bien évidemment encore applicables et doivent être incorporées dans les stratégies pour éviter que la situation ne s'aggrave.

Comme dans les pays développés, ce n'est pas en disant simplement aux gens et aux communautés de changer leur régime alimentaire et de faire de l'exercice qu'on évitera l'obésité dans les pays en développement ou nouvellement industrialisés. Ce dont on a besoin, c'est d'un changement radical visant à améliorer l'environnement social, culturel et économique, grâce aux efforts combinés des pouvoirs publics, de l'industrie alimentaire, des médias, des communautés et des gens. Les questions plus générales telles que l'élaboration de recommandations diététiques nationales et l'importation, l'établissement des prix et la disponibilité des aliments, commandent également des mesures de santé publique. Améliorer le niveau de vie de l'ensemble de la société, et plus particulièrement des minorités ou des populations autochtones souvent délaissées, doit être une priorité. Pour cela, l'appui des institutions et organismes internationaux tels que la Banque mondiale, la FAO, l'OMS, le PNUD et l'UNICEF, et des organisations non gouvernementales, est indispensable.

Bibliographie

1. **Oliver MF.** Should we not forget about mass control of coronary risk factors? *Lancet*, 1983, ii:37–38.

2. **Atrens DM.** The questionable wisdom of a low-fat diet and cholesterol reduction. *Social Science and Medicine*, 1994, **39**:433–447.

3. **Rose G.** Population distributions of risk and disease. *Nutrition, Metabolism and Cardiovascular Diseases*, 1991, **1**:37–40.

4. **Shetty PS, James WPT.** Functional consequences of low BMI in adults. In: *Body mass index. A measure of chronic energy deficiency in adults.* Rome (Italie), Organisation des Nations Unies pour l'Alimentation et l'Agriculture, 1994 (FAO Food and Nutrition Paper Series, No. 56).

5. **James WP, François PJ.** The choice of cut-off point for distinguishing normal body weights from underweight or "chronic energy deficiency" in adults. *European Journal of Clinical Nutrition*, 1994, **48**(Suppl. 3):S179–S184.

6. **Manson JE et al.** Body weight and mortality among women. *New England Journal of Medicine*, 1995, **333**:677–685.

7. **Jeffery RW.** Population perspectives on the prevention and treatment of obesity in minority populations. *American Journal of Clinical Nutrition*, 1991, **53**(6 Suppl.):S1621–S1624.

8. **Allison DB, Engel CN.** Obesity prevention: Theoretical and methodological issues. In: Angel A et al. *Progress in obesity research 7.* Londres (Royaume-Uni), John Libbey, 1996:607–612.

9. **Polivy J, Herman CP.** Dieting and binging. A causal analysis. *American Psychologist*, 1985, **40**:193–201.

10. **Garner DM, Wooley SC.** Confronting the failure of behavioural and dietary treatments for obesity. *Clinical Psychology Review*, 1991, **11**:573–578.

11. *Healthy weight Australia — a national strategy.* Sydney (Australie), Australian Society for the Study of Obesity, 1995.

12. Health and Welfare Canada. *Promoting healthy weights: a discussion paper.* Ottawa (Canada), Ministry of Supply and Services, Canada, 1988.

13. *Obesity: reversing the increasing problem of obesity in England (a report from the Nutrition and Physical Activity Task Forces).* Londres (Royaume-Uni), Department of Health, 1995.

14. **Rajan U.** Management of childhood obesity — Singapore perspective. In: Ismael MN. *Proceedings of the first scientific meeting on obesity.* Kuala-Lumpur (Malaisie), Malaysian Society for the Study of Obesity (MASSO), 1996, **1**:131–137.

15. *Update on trim and fit programme.* Singapour (Singapour), Ministry of Education, 1996.

16. *The national healthy lifestyle programme.* Singapour (Singapour), Ministry of Education, 1994.

17. **Fortmann SP et al.** Effect of health education on dietary behavior: the Stanford Three Community Study: *American Journal of Clinical Nutrition*, 1981, **34**:2030–2038.

18. **Farquhar JW et al.** Effects of communitywide education on cardiovascular disease risk factors: the Stanford Five-City Project. *Journal of the American Medical Association*, 1990, **264**:359–365.

19. **Taylor CB et al.** Effect of long-term community health education on body mass index. *American Journal of Epidemiology*, 1991, **134**:235–249.

20. **Jeffery RW.** Community programs for obesity prevention: the Minnesota Heart Health Program. *Obesity Research*, 1995, **3**(Suppl. 2):283S–288S.

21. **Puska P et al.** The community-based strategy to prevent coronary heart disease: conclusions from the ten years of the North Karelia project. *Annual Review of Public Health*, 1985, **6**:147–193.

22. **Vartiainen E et al.** Twenty-year trends in coronary risk factors in north Karelia and in other areas of Finland. *International Journal of Epidemiology*, 1994, **23**:495–504.

23. **Pietinen P, Vartiainen E, Männisto S.** Trends in body mass index and obesity among adults in Finland from 1972 to 1992. *International Journal of Obesity and Related Metabolic Disorders*, 1996, **20**:114–120.

24. **Dowse GK et al.** Changes in population cholesterol concentrations and other cardiovascular risk factor levels after five years of the non-communicable disease intervention programme in Mauritius. *British Medical Journal*, 1995, **311**:1255–1259.

25. **Hypertension Prevention Trial Research Group.** The hypertension prevention trial: three-year effects of dietary change on blood pressure. *Archives of Internal Medicine*, 1990, **150**:153–162.

26. **Hall SM et al.** Weight gain prevention and smoking cessation: cautionary findings. *American Journal of Public Health*, 1992, **82**:799–803.

27. **King AC.** Community intervention for promotion of physical activity and fitness. *Exercise and Sport Sciences Reviews*, 1991, **19**:211–259.

28. **Booth M et al.** Effects of a national mass-media campaign on physical activity participation. *Health Promotion International*, 1992, **7**:241–247.

29. **Owen N et al.** Serial mass-media campaigns to promote physical activity: reinforcing or redundant. *American Journal of Public Health*, 1995, **85**:244–248.

30. **Tverdal A.** Hoyde, vekt og kroppsmasseindeks for menn og kvinner i alderen 40–42 à6r. *Tidsskrift for den Norske Laegeforening*, 1996, **116**:2152–2156 (en norvégien).

31. **Jeffery RW.** Public health approaches to the management of obesity. In: Brownell KD, Fairburn CG. *Eating disorders and obesity: a comprehensive handbook*. Londres (Royaume-Uni), Guilford Press, 1995:558–563.

32. **Gill TP.** Key issues in the prevention of obesity. *British Medical Bulletin*, 1997, **53**:359–388.

33. **Borland R, Owen N.** Regulatory innovations, behaviour and health: implications of research on workplace smoking bans. *International Reviews of Health Psychology*, 1994, **3**:167–185.

34. **Reynolds C.** Legislation and the new public health: introduction. *Community Health Studies*, 1989, **13**:397–402.

35. **LeFebvre CR, Flora JA.** Social marketing and public health intervention. *Health Education Quarterly*, 1988, **15**:219–315.

36. **Forte JG.** Salt and blood pressure: a community trial. *Journal of Human Hypertension*, 1989, **3**:179–184.

37. **Clancey-Hepburn K, Hickey A, Neville G.** Children's behaviour responses to TV food advertisements. *Journal of Nutrition Education*, 1974, **6**:93–96.

38. **Taras HL et al.** Television's influence on children's diet and physical activity. *Journal of Developmental and Behavioral Pediatrics*, 1989, **10**:176–180.

39. **Woodward DR et al.** Does television affect teenagers' diet? *Proceedings of the Nutrition Society of Australia*, 1992, **17**:48.

40. **Robinson TN, Killen JD.** Ethnic and gender differences in the relationships between television viewing and obesity, physical activity and dietary fat intake. *Journal of Health Education*, 1995, **26**(Suppl.):91–98.

41. Massachusetts Medical Society Committee on Nutrition. Fast food fare: consumer guidelines. *New England Journal of Medicine*, 1990, **321**:752–755.

42. Allied Dunbar, Health Education Authority, Sports Council. *Allied Dunbar National Fitness Survey: a summary of the major findings and message from the Allied Dunbar National Fitness Survey.* Londres (Royaume-Uni), Health Education Authority and Sports Council, 1992.

43. **Moor BJ et al.** Neighbourhood safety, child care and high cost of fruits and vegetables identified as barriers to increased activity and healthy eating and linked to overweight and income. *FASEB Journal*, 1996, **10**(3):A562.

10. Prévention et prise en charge du surpoids et de l'obésité chez les sujets à risque : des services de soins de santé intégrés à l'échelon communautaire

10.1. Introduction

Cette section traite des programmes destinés aux sujets et groupes présentant déjà un surpoids ou une obésité, ou un risque particulièrement élevé d'obésité et de morbidité associée. On a tout particulièrement mis l'accent sur l'intégration des services de soins de santé à l'échelon communautaire. Il convient de noter que :

- La prise en charge efficace du surpoids chez les sujets et groupes à risque suppose d'appliquer tout l'éventail des stratégies à long terme mentionnées dans la section 8.2, à savoir la prévention, le maintien du poids, la prise en charge de la morbidité associée et la perte de poids.

- Aucun essai à long terme n'a été mené concernant l'efficacité de la prévention de l'obésité en tant que telle, qu'elle soit effectuée par les services de soins de santé ou à l'échelon communautaire. Les données préliminaires laissent à penser que des petits programmes pédagogiques et incitatifs visant directement à éviter la prise de poids chez l'adulte peuvent avoir un impact positif sur le poids corporel.

- Un protocole efficace de prise en charge du poids comporte les cinq étapes principales suivantes : enrôlement et orientation des patients ; évaluation complète de l'état de santé ; établissement des objectifs ; choix et mise en œuvre d'un système de prise en charge approprié ; enfin, surveillance et évaluation.

- Un système de soutien personnalisé destiné aux sujets présentant une surcharge pondérale ou une obésité, avec participation de la famille et personnel qualifié, peut considérablement améliorer l'issue au niveau de la perte de poids et de son maintien. Des groupes d'entraide bien organisés peuvent également offrir une forme utile et peu coûteuse de soutien permanent. Les entreprises commerciales offrant des régimes peuvent être utiles pour prendre en charge les problèmes de poids, pour autant qu'elles se conforment à un code de bonne pratique couvrant les droits d'inscription, la formation des conseillers et la promotion des services.

- Il existe un certain nombre de traitements bien établis et correctement évalués pour lutter contre l'obésité, qui s'articulent autour de la prise en charge alimentaire, de l'exercice physique, de la modification du comportement, du traitement médicamenteux et de la chirurgie gastrique.

- Pour obtenir une perte de poids et la maintenir les régimes alimentaires modérément restrictifs semblent être plus efficaces et plus acceptables que les régimes très restrictifs. L'efficacité du traitement est grandement améliorée si l'on peut y associer de l'exercice physique et un changement de comportement qui soient adaptés à chaque individu. Il faudra procéder à une évaluation approfondie des stratégies actuelles axées sur le mode de vie et des traitements associés afin de déterminer s'ils permettent d'obtenir une perte de poids durable.

- Un traitement médicamenteux peut être approprié pour des sujets obèses à haut risque qu'un simple changement de mode de vie n'a pas réussi à faire maigrir. Ces médicaments ne doivent être employés que sous supervision médicale, de sorte que les risques qui leur sont associés puissent être pesés en regard de ceux que fait courir une obésité persistante. L'administration au long cours, dans le cadre d'une stratégie de prise en charge adaptée à chaque individu, semble être la façon la plus logique et la plus efficace de les utiliser. Toutefois, on manque encore de données concernant le rapport risque-avantage que présente l'utilisation au long cours de ces médicaments.

- La chirurgie gastrique est considérée comme le moyen le plus efficace d'obtenir une perte de poids et de la maintenir chez les sujets présentant une obésité sévère.

- Les objectifs des stratégies de prise en charge des problèmes de poids ne sont pas les mêmes chez l'enfant que chez l'adulte, car il faut prendre en compte le développement physique et intellectuel du premier. Contrairement au traitement réservé à l'adulte, qui peut être axé sur la perte de poids, le traitement de l'enfant vise à empêcher toute prise de poids.

- On dispose de trois stratégies pour traiter les enfants obèses : réduire l'apport énergétique, accroître l'exercice physique et diminuer l'inactivité. Les services de soins de santé primaires, les familles et les écoles offrent le contexte le plus approprié pour la prévention et le traitement de l'obésité chez l'enfant.

10.2. Stratégies de prise en charge des sujets et groupes à risque

La prise en charge efficace des sujets et groupes présentant une obésité, ou un risque particulier d'obésité, exige des professionnels de la santé spécialisés dans le traitement de l'obésité. Ceux-ci auront les connaissances, les compétences et les attitudes appropriées pour prendre en charge l'obésité, et devront avoir recours à tout l'éventail des stratégies indiquées dans la Figure 8.1, page 175, à savoir : éviter toute prise de poids, favoriser le maintien d'un poids stable, traiter la morbidité associée, et favoriser la perte de poids.

10.2.1 *Prévention de la prise de poids*

La prévention constitue probablement la démarche la plus efficace, mais actuellement sous-utilisée, pour prendre en charge des problèmes de poids. Il a été proposé à la section 8 de subdiviser la prévention en trois niveaux, dont deux sont applicables aux sujets qui présentent un risque élevé d'obésité et de conséquences morbides, à savoir :

- *Prévention sélective* — destinée aux sujets et groupes à haut risque.
- *Prévention ciblée* — destinée à ceux qui ont des problèmes de poids et à ceux qui présentent un risque élevé de pathologie associée à la surcharge pondérale.

Les programmes de prise en charge de l'obésité peuvent donc être lancés de façon à cibler les sujets et sous-groupes de population à haut risque recensés à la section 7.

Comme indiqué dans la section 8, il est urgent d'effectuer des études d'intervention spécifiquement destinées à prévenir la prise de poids chez l'adulte. Jusqu'ici, seuls les résultats de deux études de ce type ont été rapportés. La première était un essai à petite échelle réalisé dans un groupe relativement restreint de sujets[1] ayant un poids normal afin de déterminer si une intervention douce, faisant intervenir un programme éducatif (quatre séances d'enseignement de la nutrition et un bulletin mensuel d'information sur le contrôle du poids) et l'octroi d'une prime, pouvaient permettre de diminuer la prise de poids. Au bout d'un an, les sujets du groupe traité avaient perdu environ 1 kg, tandis que ceux du groupe témoin avaient un poids inchangé (*1*). L'analyse des résultats a montré que l'impact avait été le plus important chez les hommes, chez les sujets de plus de cinquante ans, chez les non-fumeurs et chez ceux ayant peu d'expériences antérieures des structures d'amaigrissement organisées. Le second rapport décrit les résultats de la première année de l'étude Pound of Prevention (POP), qui constitue la suite de la première étude et adopte une approche analogue, mais l'applique à

---

[1] Recrutés parmi les sujets ayant participé à un programme de dépistage des facteurs de risque.

une population plus importante (plus de 1000 participants) pendant plus longtemps (2). Chez les hommes et les femmes à haut revenu, les premières tendances observées dans la lutte contre la prise de poids ont été encourageantes, et si elles sont maintenues pendant 3 ans, devraient déboucher sur une issue positive. En revanche, les tendances observées dans le groupe à faible revenu étaient négatives au bout d'un an. Le suivi ultérieur indiquera si la stratégie pédagogique douce testée permet de ralentir la prise de poids dans les groupes étudiés, et cette étude permettra peut-être d'identifier des indicateurs comportementaux de la prise de poids qui pourraient servir à orienter la recherche future sur ce sujet important.

Prévention en milieu professionnel
Ces dernières années, l'éducation sanitaire en milieu professionnel a été un mode d'intervention apprécié pour cibler les sujets et les groupes à haut risque, mais la plupart des études ont été de courte durée. Des interventions à plus long terme destinées aux sujets à haut risque, telles que l'essai concerté européen portant sur la prévention multifactorielle de la cardiopathie coronarienne (3), lancé par l'OMS, d'une durée de 6 ans, dans lequel certains ouvriers d'usine ont été soumis à un dépistage des facteurs de risque (cholestérol sérique, tension artérielle, tabagisme) et à un suivi médical, se sont avérées inefficaces pour abaisser l'IMC. Aux Etats-Unis d'Amérique, une étude de 2 ans ayant pour thème la cigarette et l'obésité n'a permis d'observer aucune différence dans l'IMC moyen, ni aucune modification de l'IMC dans les sociétés offrant des cours sur la façon de perdre du poids (à quatre reprises), par comparaison avec celles qui n'en offraient pas (4).

Prévention menée par les services de soins de santé
A ce jour, il n'y a eu aucun essai à long terme sur l'efficacité des activités de prévention de l'obésité menées par les services de soins de santé (voir section 8). Cependant, dans une consultation du Royaume-Uni, le fait de fournir aux femmes enceintes des conseils diététiques pour elles et leurs enfants a permis de limiter la prévalence de l'obésité qui, chez elles, n'a été que de 2%, contre près de 8% chez celles qui n'avaient bénéficié d'aucun conseil (5). A plus grande échelle, deux programmes de dépistage et d'intervention contrôlés visant à réduire les facteurs de risque de cardiopathie coronarienne grâce aux instructions et au soutien dispensés par les infirmières dans le cadre de leur pratique générale, ont été évalués récemment. L'étude OXCHECK (6) et la Family Heart Study (7) ont permis de mettre en évidence les différences de poids petites mais significatives, de l'ordre de 0,5 à 1,5%, entre le groupe d'intervention

et le groupe témoin au bout de seulement 1 an. Cette intervention visait à modifier la qualité du régime alimentaire plutôt qu'à tenir lieu de schéma particulier de prise en charge de l'obésité.

10.2.2 *Maintien du poids*

Le maintien du poids à long terme ne s'applique pas seulement à ceux qui ont récemment perdu du poids, mais constitue également un élément important de tous les programmes de prise en charge du poids. Rössner (*8*) a attiré l'attention sur la question en admettant que, dans la plupart des pays développés, l'IMC a naturellement tendance à augmenter avec l'âge. Le fait de parvenir à maintenir un poids constant pendant dix ans à la suite d'un programme de prise en charge représente donc un résultat positif et une réussite particulièrement exemplaire chez les sujets qui ont des antécédents familiaux d'obésité et/ou de complications médicales liées à l'obésité et qui montrent une prédisposition particulière à la prise de poids et à l'obésité. Le maintien d'un poids stable constitue, dans la Figure 10.1, un indicateur parmi d'autres du succès des programmes de prise en charge de l'obésité. Il est plus facile d'obtenir une stabilisation du poids avec une perte de poids minime ou modeste que de parvenir à une normalisation du poids.

10.2.3 *Prise en charge de la morbidité associée à l'obésité*

La prise en charge de la morbidité associée à l'obésité peut améliorer l'issue sanitaire, qu'on soit parvenu ou non à une perte de poids importante (*9, 10*). Comme indiqué à la section 4, cette morbidité va des affections débilitantes chroniques, mais n'engageant pas le pronostic vital, aux risques graves associés à l'hyperlipidémie et à l'hypertension. Le Tableau 10.1 propose des cibles appropriées pour la prise en charge de la morbidité associée à l'obésité.

10.2.4 *Perte de poids*

On a indiqué dans la section 5 les avantages présentés par une modeste perte de poids intentionnelle. Les médecins et leurs patients doivent admettre qu'une perte de poids modérée mais durable, de l'ordre de 5 à 15% du poids initial, est très profitable sur le plan médical si elle peut être maintenue à long terme (*9, 11*). Il en résulte une amélioration sensible des pathologies associées à l'obésité, en particulier de l'hypertension, de l'hyperglycémie et de l'hyperlipidémie.

Toutefois, la profession médicale a bien trop longtemps estimé que le retour vers un poids dit «idéal» était une cible possible et obligatoire pour les obèses. Cette idée fausse a été transmise au grand public et

Figure 10.1
Indicateurs de succès éventuels des programmes de prise en charge de l'obésité[a]

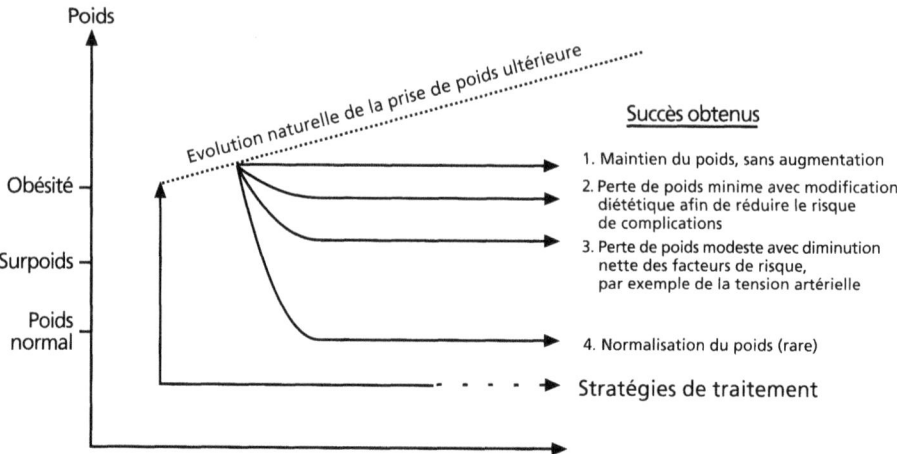

La stabilisation du poids ou une perte de poids minime constituent des issues positives pour les programmes visant à contrôler l'obésité, sans lesquels une prise de poids serait enregistrée.

[a] D'après la référence bibliographique 8, avec l'aimable autorisation de l'auteur et de l'éditeur.

a été renforcée par le fait que les médias mettaient en avant un idéal de minceur. Il en est résulté une pression considérable sur les sujets présentant un surpoids pour qu'ils retrouvent leur poids idéal, souvent situé à l'extrémité inférieure de l'intervalle définissant l'IMC normal (18, 5–25).

Retrouver un poids idéal n'est pas un objectif bien choisi pour les raisons suivantes :

- La prise de poids constitue un risque pour la santé et ce risque est indépendant de la valeur effective de l'IMC (*12*).

- Un avantage non négligeable, par exemple une baisse de 25% de la mortalité, peut résulter d'une perte de poids de l'ordre de 5 à 10 kg en 1 an (*10*).

- Les réponses physiologiques limitent la perte de poids, de sorte qu'il est inhabituel de retrouver un poids normal, sauf si les sujets parviennent à contrôler leurs accès de boulimie de façon persistante et efficace. Les fortes restrictions alimentaires sont

Tableau 10.1
Cibles appropriées de la prise en charge de l'obésité et de la morbidité associée

Affection	Cible appropriée[a]
Adiposité	Réduire de 5 à 15% le poids corporel (une perte de poids inférieure est également acceptable si la perte de graisse abdominale est suffisante pour avoir des conséquences positives sur le plan métabolique)
Graisse abdominale	Réduire le périmètre abdominal
DNID et intolérance au glucose	Améliorer le contrôle de la glycémie, c'est-à-dire faire baisser la glycémie à jeun et les concentrations d'hémoglobine glycosylée, et réduire le recours aux hypoglycémiants par voie orale et/ou à l'insuline
Hypertension	Faire baisser la tension artérielle et avoir moins recours aux hypotenseurs
Dyslipidémie	Amélioration sensible du LDL cholestérol, des triglycérides à jeun, du HDL cholestérol
Apnée du sommeil	Diminuer l'apnée du sommeil, améliorer la fonction pulmonaire
Arthrose et dorsalgies	Soulager la douleur, accroître la mobilité ; diminuer le recours aux médicaments
Dysfonctionnement génésique	Améliorer la fonction de reproduction et restaurer des règles régulières
Mauvais fonctionnement psychosocial	Améliorer la qualité de vie ; réduire l'anxiété ; réduire la dépression ; améliorer l'interaction sociale
Fatigue, sueurs profuses, essoufflement, etc.	En venir à bout ou en réduire la gravité
Intolérance à l'exercice	Améliorer la tolérance à l'exercice ; diminuer l'essoufflement

[a] Les estimations quantitatives relatives à l'ampleur du changement recherché peuvent varier selon les populations.

mauvaises pour la santé et peuvent précipiter des troubles de l'alimentation dans certains cas (*13*).

- Le fait de ne jamais parvenir à obtenir une perte de poids importante et à la maintenir peut accroître la dépression et la mauvaise estime de soi d'un patient et peut se solder par une prise de poids supplémentaire.
- La santé à long terme dépend de la capacité qu'on a de limiter la prise de poids dans le temps.
- Les essais cliniques montrent que la plupart des patients sont incapables de continuer à perdre du poids au-delà de 12 à 16

semaines (ce qui représente une perte de 4 à 8 kilogrammes) et qu'il n'y a plus de perte de poids au bout de 6 mois (*14*). Les malades sont rarement félicités ou récompensés pour cette modeste perte, même si elle exige de leur part des efforts considérables pendant longtemps et a d'importants effets positifs sur leur santé.

10.3 Les services de santé et le nouveau concept de prise en charge du surpoids

Les pratiques actuelles de prise en charge de l'obésité n'ayant pas permis de régler efficacement ce problème, plusieurs groupes de travail d'experts ont récemment examiné de quelle manière on pourrait améliorer la prise en charge de l'obésité dans les services de santé.

Une approche coordonnée applicable à la prise en charge de l'obésité, dans la ligne des stratégies indiquées à la section 9, est nécessaire. Un premier objectif de maintien du poids à long terme doit être associé à un traitement approprié permettant d'obtenir une perte de poids modeste et à la prise en charge de la morbidité associée chez les sujets présentant une surcharge pondérale. Il est également essentiel de prévenir toute prise de poids chez les sujets qui présentent un risque d'obésité future (*15–17*).

Il est à prévoir que chaque pays devra modifier ou élaborer ces lignes directrices en fonction de ses propres besoins et structures de soins de santé. Toutefois, les principes fondamentaux d'un protocole efficace de prise en charge des problèmes de poids restent les mêmes et supposent les cinq grandes étapes suivantes :

— recrutement et orientation des patients ;
— évaluation complète de l'état de santé ;
— établissement des objectifs ;
— choix et mise en œuvre d'un schéma de prise en charge approprié ;
— surveillance et évaluation.

10.3.1 *Recrutement et orientation des patients*

Recruter les groupes et sujets à risque constitue la première étape d'un protocole efficace de prise en charge des problèmes de poids. Les trois principales méthodes de recrutement et d'orientation sont les suivantes :

- *Campagnes publiques de sensibilisation* soulignant les dangers de l'excédent de poids associé à un IMC et/ou un périmètre abdominal important, par exemple par le truchement des services de santé scolaires, des compagnies d'assurance et des employeurs.

- *Dépistage opportuniste* des patients venus consulter pour d'autres affections, par exemple des infections, des traumatismes ou autre maladie intercurrente.
- *Un dépistage de santé publique* incorporé dans d'autres activités et programmes des services de santé, par exemple la vaccination, les dispensaires de santé maternelle et infantile et les programmes de dépistage de la tuberculose, des infestations et des cancers du sein et du col utérin.

10.3.2 *Evaluation complète de l'état de santé*

L'élaboration d'une stratégie efficace de prise en charge du poids repose sur une analyse complète du degré d'obésité présenté par le sujet, des risques associés ou des maladies coexistantes qu'il présente, de sa situation sociale et personnelle et de l'histoire des problèmes et facteurs aggravants ayant conduit à la prise de poids. Les différentes composantes d'une telle analyse sont les suivantes :

Histoire personnelle de la prise de poids
On peut subdiviser les patients en différentes catégories à l'aide d'un système simple en leur posant une série de questions normalisées ayant trait par exemple à l'IMC actuel ; à l'état actuel du bilan énergétique (indiqué par la cinétique réelle du poids, c'est-à-dire son augmentation, sa diminution ou sa stabilité) ; au poids à différents âges ; à l'âge d'apparition de la prise de poids ; au poids maximal ; au poids minimal maintenu pendant au moins un an ; et au nombre de tentatives pour maigrir.

Les paramètres environnementaux et les événements survenus au cours de la vie ayant été associés dans le temps à la prise ou à la reprise de poids peuvent être utiles pour élaborer des stratégies comportementales visant à modifier le mode de vie.

Activité physique
On dispose aujourd'hui de questionnaires simples qui permettent d'évaluer le degré d'activité tant professionnelle que de loisirs (*18*).

Habitudes alimentaires
Un dossier alimentaire ou un entretien bref permettront d'obtenir des informations sur l'apport alimentaire habituel, la composition des repas et les raisons qui poussent le sujet à manger. Les patients qui présentent des troubles de l'alimentation doivent être identifiés au moyen de questionnaires ou à l'occasion d'entretiens, et il faut prévoir dans le plan de prise en charge des stratégies appropriées pour s'occuper d'eux.

Les méthodes d'évaluation diététique recommandées ont tendance à ne convenir qu'à la recherche épidémiologique et à ne pas être utilisables en situation clinique (*19*). Les erreurs d'enregistrement, en particulier la sous-déclaration par les sujets eux-mêmes posent un problème. En général, les «journaux alimentaires» ont été adaptés de façon à comporter des questions relatives aux comportements et des échelles quantitatives permettant de décrire ce que les patients ressentent, mais il n'existe aucun modèle reconnu qui soit largement employé (*20*).

Evaluation des indicateurs de santé et des facteurs de risque
Les indicateurs et facteurs de risque suivants doivent être évalués :

- *Répartition des graisses.* On peut identifier les sujets à haut risque du fait d'une répartition abdominale de la graisse en mesurant le périmètre abdominal ou le rapport tour de taille/tour de hanches (section 2).

- *Tabagisme.* Ce dernier est particulièrement important parce que certains sujets fument pour limiter leur prise de poids malgré les risques majeurs associés au tabac (*21*).

- *Recours aux médicaments.* Plusieurs médicaments employés pour traiter des affections médicales favorisent la prise de poids (Tableau 7.6).

- *Antécédents familiaux.* Des antécédents familiaux de certaines maladies (maladies cardio-vasculaires, DNID, hyperlipidémie ou hypertension) augmentent le risque d'apparition de ces complications chez les sujets obèses ou ayant pris du poids.

Evaluation psychosociale et comportementale
Il est important d'évaluer et de comprendre les caractéristiques psychologiques et sociales du sujet (*22, 23*), car elles peuvent être importantes pour déterminer quelle est la meilleure stratégie de prise en charge du poids.

Une évaluation psychosociale peut porter sur la situation professionnelle, la structure de la famille nucléaire et le degré de soutien familial, les raisons pour lesquelles le patient souhaite perdre du poids, ainsi que sur la présence de troubles de l'humeur. Il faut pour cela des questionnaires validés sur, par exemple la dépression, l'anxiété, le comportement alimentaire, etc., adaptés à la culture concernée.

Examen médical
Un examen médical de routine comportera l'examen physique, la mesure de la tension artérielle et des paramètres anthropométriques

qui, en plus de l'IMC, comprennent le périmètre abdominal, le tour de hanches et la mesure de l'épaisseur de plusieurs plis cutanés donnant une indication sur les réserves de graisse. Le périmètre abdominal est un bon indicateur du risque associé aux complications de l'obésité (par exemple, l'hypertension) et est facile à mesurer.

Tests de laboratoire
Lorsque les ressources le permettent, l'évaluation de l'état de santé peut comprendre des analyses de sang et d'urine à la recherche de métabolites indiquant un risque de maladie, par exemple le glucose plasmatique et les lipides sanguins. On estime que certains tests effectués habituellement chez les sujets présentant une surcharge pondérale ou une obésité (par exemple les tests hormonaux à la recherche d'anomalies rares) constituent une utilisation peu judicieuse des ressources.

10.3.3 *Etablissement de cibles adaptées*

Les informations rassemblées à partir de l'évaluation complète de l'état de santé doivent permettre au médecin et à son patient de se mettre d'accord sur un objectif réaliste et approprié. C'est une étape indispensable pour élaborer un plan de prise en charge adapté aux patients et aux groupes, ainsi que pour évaluer les progrès et succès enregistrés.

L'objectif de la prise en charge ne doit pas être défini uniquement à partir de l'IMC, mais doit également prendre en compte la présence d'autres facteurs de risque et la situation sociale et personnelle du sujet. C'est ce qu'illustre la Figure 10.2, qui présente l'algorithme de la conduite à tenir pour prendre en charge l'obésité dans les services de santé. L'expérience a montré qu'il faut disposer de directives pratiques claires à l'intention du grand public et des professionnels de la santé pour pouvoir réduire au minimum la résistance et la confusion qui entourent l'établissement d'objectifs appropriés en matière de poids (*24*).

L'American Obesity Association (*17*), un groupe écossais (*16*) et un rapport récent d'un sous-groupe du Groupe spécial international sur l'obésité[1] sont tous favorables à une stratégie d'établissement des objectifs de la prise en charge basée sur les valeurs suivantes de l'IMC (des seuils particuliers (voir Tableau 2.1) peuvent devoir être choisis pour certains sous-groupes ethniques) :

---

[1] Deslypere JP, ed. *The management of obesity through health care services*, 1996. Document de travail préparé par le sous-groupe sur l'interface soins de santé primaires/spécialiste du Groupe spécial international sur l'obésité.

Figure 10.2
Conduite à tenir pour prendre en charge l'obésité en fonction de l'IMC et des autres facteurs de risque

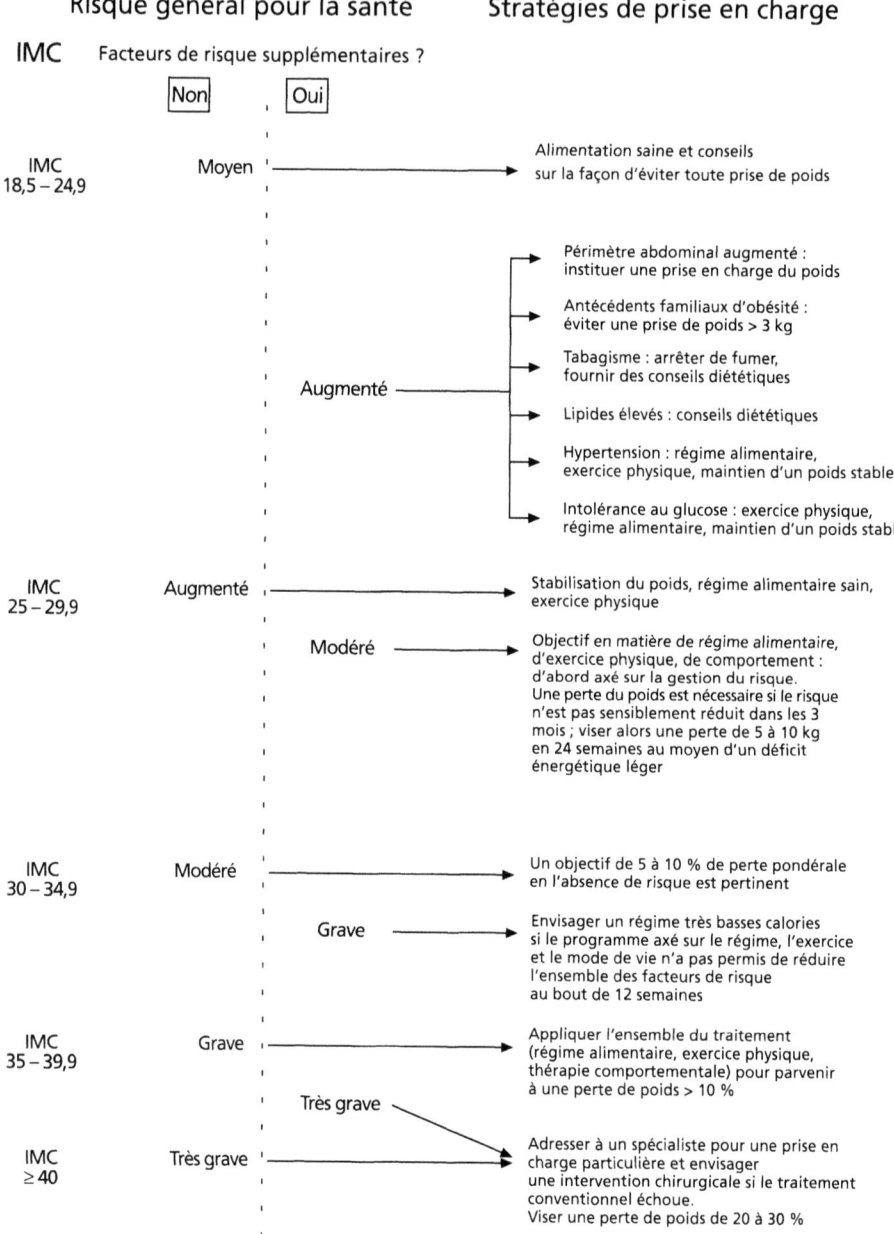

- *IMC 25-29,9.* Lorsqu'il n'y a pas de facteurs de risque tels qu'un périmètre abdominal accru, on doit mettre l'accent sur la stabilisation du poids. Lorsqu'il y a une morbidité associée, il faut gérer le risque en modifiant s'il y a lieu le régime alimentaire, le degré d'exercice physique et le mode de vie. Des objectifs de perte de poids doivent être introduits si les risques pour la santé ne sont pas sensiblement réduits en quelques mois.
- *IMC ≥30.* Ce dernier est associé à un risque de morbidité bien plus important, de sorte que la prise en charge du poids à long terme, accompagnée d'une perte de poids préliminaire, est conseillée. Lorsque les risques sont extrêmement importants (par exemple IMC >40) et que le traitement conventionnel n'a pas permis de les réduire de manière appropriée, les patients doivent être adressés à un service spécialisé où l'on pourra évaluer correctement la nécessité d'une intervention chirurgicale.

10.3.4 Choix et application de stratégies de prise en charge adaptées

Différentes stratégies seront nécessaires pour atteindre les objectifs des différentes composantes de la prise en charge du poids.

Concernant le *maintien du poids* et la *prévention de toute prise de poids* chez les sujets à risque, une alimentation plus saine et un mode de vie plus actif sont nécessaires. Pour *perdre du poids,* ou diminuer la masse grasse de l'organisme, un bilan énergétique négatif temporaire doit être instauré de sorte que la réserve de graisse puisse être utilisée pour répondre à la demande énergétique. Cela signifie qu'il faut réduire les apports ou accroître la dépense énergétique, ou encore associer les deux. La *prise en charge des pathologies associées* peut exiger qu'on porte une attention particulière à des paramètres diététiques donnés, par exemple l'apport en sel chez les sujets hypertendus.

L'élaboration de schémas de prise en charge efficaces exige la coopération et la motivation du patient et s'articule en cinq volets interreliés :

— un système de soutien individuel par du personnel spécialement formé et, si c'est possible et s'il y a lieu, avec la participation de la famille ;
— une évaluation diététique suivie de conseils personnalisés ;
— une analyse de l'activité physique du sujet et sa modification ;
— des conseils sur le plan comportemental de façon à faire prendre conscience des facteurs environnementaux et psychosociaux qui rendent nécessaire une modification du régime alimentaire et de l'activité physique ;

— d'autres traitements peuvent également être indiqués en fonction du degré de surcharge pondérale et de la présence d'une morbidité associée.

Les diverses méthodes de traitement de l'obésité sont exposées dans la section 10.5. L'applicabilité d'un traitement donné dépendra de l'IMC, des cibles qui ont été fixées et des caractéristiques cliniques des patients relevées lors de l'évaluation. Il est en général conseillé d'associer plusieurs traitements.

10.3.5 Surveillance, récompenses et évaluation

La surveillance régulière des progrès des patients est probablement l'un des aspects les plus importants de la prise en charge des problèmes de poids ; elle ne doit pas cesser lorsque les patients ont atteint les objectifs convenus, mais doit faire partie du suivi. Un suivi régulier permet de consolider les progrès réalisés, de surveiller les affections médicales et de traiter les problèmes au plus tôt. Il est important que les résultats obtenus en matière de stabilisation du poids ou de perte de poids (quelle que soit leur importance) soient reconnus et il est souvent utile de prévoir une série de récompenses que l'on donne lorsque certains objectifs ont été atteints. Ces récompenses doivent être sans aucun rapport avec la nourriture et avoir été fixées en accord avec le malade dès le début de la prise en charge.

L'évaluation permanente de l'efficacité des différentes stratégies employées est un aspect tout aussi important de la prise en charge de l'obésité dans le cadre des systèmes de santé. Des systèmes d'audit de l'efficacité des pratiques actuelles doivent être intégrés dans les structures de fourniture de soins de santé. Une telle démarche suppose le suivi à long terme des patients et des groupes recrutés dans les différents schémas de prise en charge des problèmes de poids. Par exemple, on pourrait avoir une indication de l'efficacité d'une stratégie de maintien du poids en regardant si l'un ou plusieurs des critères présentés dans le Tableau 10.2 ont été satisfaits.

10.4 Soutien aux patients durant le traitement contre l'obésité

Tout porte à croire que le soutien apporté aux patients par les professionnels de la santé, les autres obèses et les membres de la famille peut nettement améliorer les résultats obtenus sur le plan de la réduction pondérale et de la stabilisation du poids (*25–27*).

10.4.1 Soutien au sein du service de soins de santé

L'évaluation des programmes de prise en charge du surpoids dans les établissements de soins laisse à penser que (*28*) :

Tableau 10.2
Critères potentiels d'évaluation de la stratégie de maintien du poids

- Maintien d'un poids stable dans le temps (même si l'IMC n'est pas abaissé jusqu'à se situer dans l'éventail normal)
- Réduction du nombre d'obèses présentant une morbidité associée à l'obésité
- Augmentation du nombre d'obèses qui parviennent à obtenir et à maintenir des pertes de poids modestes
- Diminution du nombre de sujets qui présentent une prise de poids, même faible, pendant une période donnée
- Taux d'abandon faibles
- Taux de rechute faibles
- Amélioration enregistrée au niveau des facteurs de risque et de la morbidité associée

- Un personnel spécialement formé (infirmières, diététiciens, intervenants qualifiés) obtient de meilleurs résultats qu'un personnel non qualifié appliquant une prise en charge médicale courante.
- Les visites à intervalles rapprochés, plutôt qu'une fois par mois ou de façon plus espacée, sont plus utiles.
- Avec la plupart des patients, on obtient de meilleures réponses lorsqu'on travaille en groupe.

Il est donc recommandé d'avoir du personnel qualifié ayant des contacts fréquents avec les patients, de préférence dans le cadre d'un groupe de soutien. En outre, des efforts doivent être consentis pour éviter les sentiments de culpabilité associés au fait d'être obèse.

10.4.2 *Participation de la famille*

Un certain nombre d'études ont montré que le poids et les attitudes du conjoint d'un patient peuvent jouer un rôle important sur la perte de poids et le fait de réussir à la maintenir. Black & Threlfall (*29*) se sont aperçus que les sujets présentant une surcharge pondérale qui ont des conjoints dont le poids est normal perdaient sensiblement plus de poids que ceux dont le conjoint présentait un surpoids. Ils ont également noté qu'on obtenait de meilleurs résultats chez les patients dont les conjoints avaient également perdu du poids (même s'ils ne faisaient pas partie du programme), ce qui laisse à penser que les changements recommandés étaient activement favorisés par ces conjoints. De la même façon, Pratt s'est aperçu que les taux d'abandon diminuaient lorsque le conjoint du patient participait à un programme de contrôle du poids (*30*).

Les travaux d'Epstein et de ses collaborateurs (*31*) sur le traitement de l'obésité chez l'enfant fournissent des données supplémentaires sur le rôle important du soutien familial dans la réussite de la prise en charge des problèmes de poids.

10.4.3 *Groupes d'entraide et groupes de soutien*

On a observé ces dernières années une multiplication des groupes d'entraide et de soutien. Ces derniers vont des grandes organisations nationales telles qu'Overeaters Anonymous (OA) aux Etats-Unis d'Amérique et les Obèses anonymes (ALCO) en Argentine, au Chili, en Espagne, au Paraguay et en Uruguay, à des groupes d'entraide plus petits, organisés sur les lieux de travail, dans le voisinage ou dans la communauté. Ces groupes rassemblent en général des gens ayant des problèmes de poids ou d'alimentation et agissent sans intervention professionnelle à un coût minimum. Ils offrent tous un soutien considérable sur le plan social, mais obéissent à des philosophies diverses. Malheureusement, s'ils sont extrêmement populaires, aucune évaluation objective de leur intérêt pour la prise en charge du poids n'a été réalisée. Quoi qu'il en soit, des groupes d'entraide bien gérés constituent une forme utile et peu coûteuse de soutien permanent ; ils favorisent la participation à long terme et peuvent être un complément utile aux soins professionnels.

Les groupes de défense des personnes présentant un surpoids ou une obésité, tels que le Size Acceptance Network aux Etats-Unis d'Amérique, ont une fonction différente des groupes d'entraide, car ils visent à réduire la stigmatisation et les difficultés sociales rencontrées par les obèses. Récemment, un groupe de soutien et de défense des patients appelé EUROBESITAS a été créé afin de militer en faveur des droits des sujets obèses en Europe.

10.4.4 *Entreprises commerciales de produits et conseils pour maigrir*

De nombreuses sociétés offrent un mélange de formation, de recommandations et de soutien pour perdre du poids. Elles ne sont en général pas dirigées par des professionnels de la santé, même si elles se servent parfois de matériel produit par eux et peuvent bénéficier des conseils de consultants professionnels. Toutes ces entreprises font appel à des conseillers (dont le niveau de formation est variable) pour fournir des services aux clients contre rémunération. Des séances régulières couvrent un large éventail de sujets, allant d'informations précises sur les régimes alimentaires, la nutrition et l'activité physique, jusqu'aux techniques permettant de changer de comportement. Le prix de ces programmes est extrêmement variable et peut aller d'une somme symbolique payée à chaque séance jusqu'à des sommes très importantes payées à l'inscription pour acheter les compléments alimentaires et aliments préemballés spéciaux faisant partie de la cure d'amaigrissement.

La réglementation de ces sociétés commerciales est un sujet de préoccupation. Le risque d'exploitation financière est bien réel et les conseillers n'ont parfois aucune formation. Les essais d'évaluation de l'efficacité de ces programmes commerciaux ont donné peu de résultats objectifs du fait des problèmes de confidentialité rencontrés, des taux d'abandon et du manque d'intérêt manifesté par ces firmes elles-mêmes (*32*). Le US Food and Nutrition Board Committee a proposé de mettre en place des directives relatives à l'accréditation volontaire au sein de cette industrie (*15*). Le marketing trompeur des programmes d'amaigrissement a souvent été incriminé dans les plaintes adressées aux associations de défense des consommateurs.

Néanmoins, de nombreuses cures d'amaigrissement bien organisées fournissent le soutien et l'intérêt nécessaires pour une participation à long terme à la prise en charge du poids que les professionnels de la santé ne peuvent offrir. Il faudrait demander à ces entreprises commerciales de se conformer à un code de pratique concernant le montant des inscriptions, la formation des conseillers et la promotion de leurs services. Elles devraient également faire part des résultats de leurs programmes. Les professionnels de la santé pourront envisager d'avoir recours à ces sociétés pour la prise en charge de l'obésité après avoir évalué leur intérêt au moyen des critères proposés par le Scottish Intercollegiate Guidelines Network (annexe 1).

10.5 **Traitement de l'obésité**

Il existe de très nombreux traitements contre l'obésité, notamment la prise en charge alimentaire, l'activité physique, les modifications de comportement, le traitement pharmacologique et la chirurgie. Cependant, il est nécessaire de contrôler la promotion qui est faite de méthodes dangereuses et délibérément trompeuses pour perdre du poids ou le contrôler, telles que les aides spéciales, les appareils pour maigrir, «les cures miracles», et certains médicaments ou traitements souvent offerts par des centres d'amaigrissement non agréés.

10.5.1 *Prise en charge diététique*

Le fait d'enseigner aux sujets présentant une surcharge pondérale des éléments de diététique et les habitudes alimentaires qui facilitent le contrôle du poids, constitue une part essentielle de toutes les stratégies de prise en charge des problèmes de poids. Il faut évaluer les apports et les habitudes alimentaires pour repérer les points qui demandent une attention particulière, par exemple leur bien-fondé sur le plan nutritionnel, le volume des repas, l'espacement de ces derniers et les moments auxquels ils sont pris.

La restriction alimentaire constitue le «traitement» le plus conventionnel du surpoids et de l'obésité. Elle se solde en général par une perte de poids à court terme, mais son peu d'efficacité à long terme, en particulier lorsqu'on y a recours isolément, est largement attesté (33). Les régimes alimentaires basés sur des principes d'alimentation saine, notamment les régimes personnalisés à déficit énergétique modeste et les régimes où l'on consomme à volonté des produits à faible teneur en graisses, semblent avoir un meilleur résultat à long terme. Sur le plan diététique, des études d'intervention approfondies, randomisées, contrôlées et à long terme sont nécessaires pour déterminer quel est le régime optimal pour traiter l'obésité (c'est-à-dire pour perdre du poids, le maintenir ensuite et traiter la morbidité associée).

Régimes personnalisés légèrement hypocaloriques

Ce schéma diététique consiste à introduire un déficit énergétique que les patients peuvent maintenir à long terme. Un déficit de 500 à 600 kcal/jour (2092–2510 kJ/jour) est en général bien toléré. Lorsqu'elle est appliquée correctement, cette méthode a permis d'obtenir des pertes de poids plus importantes avec le temps que des régimes beaucoup plus restrictifs (34).

L'apport énergétique précis préconisé aux patients est basé sur une estimation de ce dont ils ont besoin pour maintenir leur poids initial, moins le déficit convenu. Les estimations concernant l'apport d'entretien doivent être calculées à partir des équations de Lean & James (35), qui sont fonction du poids et de l'âge, plutôt qu'à partir des apports alimentaires indiqués par les patients, notoirement peu fiables lorsqu'il s'agit de personnes obèses (36). Après soustraction du déficit, la prescription peut être traduite en un plan diététique au moyen d'un tableau d'équivalence alimentaire basé sur des principes d'alimentation saine, c'est-à-dire un apport énergétique comportant environ 20 à 30% de graisses, 15% de protéines et 55 à 60% ou davantage de glucides (principalement des glucides complexes). On se servira de l'évaluation des habitudes alimentaires du sujet pour établir un plan diététique approprié à ses besoins et le persuader de le suivre. L'apport énergétique préconisé par des plans de ce type ne doit pas en général être inférieur à 1200 kcal/jour (5021 kJ/jour).

Régimes pauvres en graisses, riches en glucides

Le principal argument en faveur des régimes pauvres en graisses est leur effet bénéfique sur les facteurs de risque cardio-vasculaire (37).

Cependant, on a également montré qu'ils étaient capables d'entraîner des pertes de poids proportionnelles au poids avant traitement, et à diminuer à long terme la teneur de l'alimentation en graisse. Astrup et al. (*38*) par exemple, se sont aperçus qu'une diminution de 10% de l'apport en graisse pouvait entraîner une perte de poids moyenne de 5 kg chez les sujets obèses, même si un certain nombre d'autres études n'ont pas réussi à obtenir les mêmes résultats.

Après une perte de poids importante, on a montré qu'il valait mieux manger à volonté des aliments pauvres en graisses et riches en glucides que de suivre un régime où l'on compte les calories, pour maintenir la perte de poids pendant 2 ans (*39*). Le fait de remplacer une partie des graisses par des protéines au lieu de glucides permet d'accroître encore la perte de poids.

Régimes hypocaloriques sévères/modérés
L'habitude classique dans beaucoup de systèmes commerciaux et privés consiste à prescrire au patient qui veut maigrir un apport énergétique standard, habituellement de 1000 à 1200 kcal/jour (4184–5021 kJ/jour). Ces apports énergétiques sont habituellement choisis par des diététiciens ou des médecins, conformément aux lignes directrices en matière de nutrition applicables aux personnes en bonne santé, et prescrits tels quels à un grand nombre d'adultes. Cependant, tous les patients n'ont pas les mêmes besoins énergétiques et le déficit énergétique imposé par le régime sera plus important si les besoins énergétiques sont élevés. En outre, ce type d'apport énergétique est habituellement associé à un apport insuffisant en plusieurs nutriments.

D'après les études publiées, les régimes fournissant moins de 1200 kcal/jour (4184 kJ) permettent d'obtenir une perte de poids qui peut atteindre 15% en 10 à 20 semaines (*40*) mais, sans programme de maintien de la perte de poids, la plus grande partie de ce poids est regagnée par la suite (*41*). Les patients sont rarement suivis plus d'un an et la plupart des essais qui provoquent une telle perte de poids ont en réalité associé au régime alimentaire des modifications du comportement. Les taux d'abandon ont tendance à être élevés, même si on peut grandement améliorer l'observance et la participation continue à la prise en charge du poids si l'on met en place des systèmes de soutien pour répondre aux besoins des patients.

Régimes très basses calories
Les régimes très basses calories peuvent provoquer une perte de poids rapide en 3 mois, mais ne semblent pas particulièrement propices au maintien de cette perte à long terme (*42, 43*). Ils doivent

habituellement être réservés aux cas où il faut obtenir une perte de poids rapide pour des motifs médicaux (par exemple avant une intervention chirurgicale) chez des sujets ayant un IMC >30. Il est déconseillé d'avoir recours à ce type de régime sans supervision médicale.

Les préoccupations suscitées par la perte des protéines de l'organisme/des tissus maigres avec ces régimes très basses calories ont montré que ces derniers devaient avoir un niveau énergétique minimal et une formulation appropriée. Aujourd'hui, les régimes très basses calories fournissent en général une alimentation cétogène (riche en protéines, riche en graisses, pauvre en glucides) ayant une valeur énergétique minimale acceptable de 800 kcal/jour (3347 kJ/jour), sous forme de repas ou de boissons enrichis en protéines, en substances minérales et en vitamines. La recherche a montré que les régimes très basses calories correspondant à un apport énergétique inférieur à 800 kcal/jour (3347 kJ/jour) n'entraînent pas une perte de poids plus importante, et sont moins bien acceptés, que d'autres fournissant cet apport énergétique (*44*).

10.5.2 *Activité et exercice physique*

Pour perdre du poids il est plus efficace d'associer l'exercice physique au régime que de faire l'un ou l'autre isolément (*45*). L'exercice physique limite également la perte de tissu maigre au cours des régimes amaigrissants (*46*) et limite la reprise de poids (*45*, *47*), tandis que l'activité physique peut avoir une incidence favorable sur la répartition de la masse grasse (*48*).

L'activité physique a de nombreux effets bénéfiques quels que soient l'IMC et l'âge. Les personnes qui font des exercices physiques modérés ou énergiques au moins une fois par semaine sont moins susceptibles de présenter un DNID ou une maladie cardio-vasculaire, une fracture de hanche ou une maladie mentale, et ont des taux de mortalité inférieurs à ceux des personnes moins actives.

Les schémas d'exercices intégrés montrent régulièrement les effets bénéfiques de l'activité et de l'exercice physique sur le bien-être physiologique et psychologique (*48*, *49*).

Le Tableau 10.3 résume les mécanismes éventuels par lesquels l'exercice permet d'améliorer les résultats en matière de stabilisation du poids.

Atteindre des niveaux appropriés d'activité physique
Tout laisse à penser aujourd'hui que l'activité nécessaire pour maintenir un poids constant ou en perdre, et pour obtenir des effets

Tableau 10.3
Mécanismes pouvant expliquer le lien qui existe entre exercice physique et stabilisation du poids[a]

Dépense énergétique accrue
Meilleure capacité d'oxygénation
Meilleure constitution de l'organisme :
  Perte de graisse
  Conservation de la masse maigre
  Réduction des dépôts de graisses viscéraux
Capacité de mobilisation et d'oxydation des graisses accrue
Contrôle des apports alimentaires :
  Réduction à court terme de l'appétit
  Réduction de l'apport en graisse
Stimulation des réponses thermogènes :
  Métabolisme énergétique au repos
  Thermogenèse post-prandiale
Modification de la morphologie musculaire et du rendement biochimique
Sensibilité à l'insuline accrue
Profil des lipides et liprotéines plasmatiques amélioré
Tension artérielle abaissée
Effets psychologiques positifs

---

[a] D'après la référence bibliographique 50, avec l'aimable autorisation de l'éditeur. Copyright John Wiley & Sonds LTD.

positifs sur le plan physiologique et psychologique n'a pas besoin d'être aussi énergique qu'on l'imaginait auparavant (48, 51). En effet, le rapport du Directeur de la Santé des Etats-Unis d'Amérique (48) souligne qu'une activité physique peu intense et prolongée, par exemple le fait de marcher d'un bon pas pendant 30 à 60 minutes presque chaque jour, permet d'accroître sensiblement la dépense énergétique et de réduire ainsi la masse grasse et le poids.

Concernant l'activité physique, les stratégies doivent viser à favoriser l'augmentation des activités de faible intensité et à réduire le temps passé à des activités sédentaires. Le principal objectif est d'amener les enfants et adultes inactifs à un mode de vie «actif». Pour cela, on peut envisager deux grands types de mesures :

- *Des mesures visant à augmenter un exercice physique quotidien modeste,* par exemple la marche ou la bicyclette, dans lequel la dépense énergétique correspond à environ 60 à 200 kcal/h (125,5–251 kJ/h) supplémentaires selon l'intensité de l'exercice. Chez les sujets sédentaires présentant un surpoids ou une obésité, 3 heures supplémentaires par jour de n'importe quelle activité supposant la station debout plutôt qu'assise fait passer la dépense énergétique par 24 heures de 40% à plus de 75% au-dessus du métabolisme basal (52).

- *Un bon entraînement physiologique au moyen d'exercices modérés/ énergiques,* supposant habituellement des séances d'exercices de groupe supervisées de 45 à 60 minutes chacune, trois fois par semaine. De nombreuses études montrent que ce type d'activité présente d'importants avantages mais est difficile à maintenir durablement chez les sujets obèses.

Des formes d'exercices plus intensifs doivent être envisagées au cas par cas chez les sujets présentant un surpoids ou une obésité. L'essoufflement et les problèmes ostéo-articulaires sont fréquents chez les obèses et vont les empêcher de pratiquer durablement des exercices demandant passablement d'énergie.

Améliorer l'observance
L'analyse des essais randomisés concernant la participation du public aux programmes d'activité physique (*53*) a indiqué que l'observance est améliorée lorsque :

— les activités ont lieu à domicile plutôt que dans le cadre de programmes structurés organisés dans des locaux ou des centres spéciaux ;
— le patient reçoit des encouragements grâce à un contact téléphonique ou personnel fréquent avec un professionnel ;
— il peut bénéficier d'un soutien social, en particulier des membres de sa famille (*16*) ;
— l'exercice physique est libre et non supervisé ;
— c'est un exercice d'intensité faible/modérée ;
— la marche est une forme d'exercice physique mise en avant ;
— on fait de l'exercice plusieurs fois durant la journée plutôt qu'en une seule fois et de façon continue (*48*) ;

A partir de cela, le fait de marcher ou de pratiquer un autre exercice modeste en plus pourra s'avérer très propice au maintien de l'observance chez les sujets présentant un surpoids ou une obésité. Les trois premiers points de la liste s'appliquent également à l'observance diététique.

10.5.3 *Modification du comportement*

Le premier objectif du traitement comportemental est d'améliorer les habitudes alimentaires (c'est-à-dire que manger, où manger, à quel moment manger, et comment manger) et le degré d'activité physique. Le traitement comportemental est considéré comme un élément essentiel de tout programme sérieux de traitement de l'obésité (*54*).

Méthode de traitement

Le traitement comportemental présente un certain nombre de grandes caractéristiques :

- *Autosurveillance* : l'enregistrement détaillé et quotidien des apports alimentaires et des conditions dans lesquelles il a lieu fournit l'essentiel des informations nécessaires pour choisir et mettre en œuvre les stratégies d'intervention. Il fait également partie du processus de modification du comportement car il permet d'évaluer les progrès et d'identifier les influences personnelles et environnementales qui régissent l'alimentation et l'activité physique.

- *Contrôle des stimulus* : limiter l'exposition aux signaux qui déclenchent l'hyperphagie. Par exemple, on enseigne aux patients à séparer l'alimentation des autres activités, de façon qu'ils restent pleinement conscients de leurs actions.

- *Importance de la qualité nutritionnelle* : on déconseille les régimes stricts au profit d'un choix d'aliments plus équilibré et plus souple.

- *Restructuration cognitive* : une méthode permettant d'identifier et de modifier les pensées et les attitudes dysfonctionnelles concernant la régulation du poids.

- *Etude des relations interindividuelles* : permet de faire face à des événements particuliers déclenchant l'hyperphagie et d'accroître le soutien social en faveur du contrôle du poids.

- *Prévention des rechutes* : processus continu destiné à favoriser le maintien de la perte de poids obtenue grâce au traitement.

Evaluation des résultats du traitement

Le traitement comportemental a fait l'objet de recherches plus poussées, et ses effets sont bien mieux documentés que pour n'importe quelle autre intervention contre l'obésité. Changer de comportement est efficace à court terme et permet régulièrement d'obtenir une perte de poids importante chez les sujets présentant une obésité légère à modérée. Toutefois, à long terme, les résultats ne sont pas encourageants, pratiquement tous les adultes retrouvant leur poids avant traitement dans les 5 ans (*44*). Chez les enfants, les résultats à long terme sont en revanche plus prometteurs (*55*) ; ils indiquent que les changements comportementaux résultant d'une thérapie appliquée dans le cadre familial perdurent pendant au moins 10 ans. Des recherches approfondies sur les moyens permettant d'accroître l'efficacité des techniques comportementales sont aujourd'hui nécessaires.

Limites du traitement comportemental
On pense que le traitement comportemental est inefficace à long terme parce que les patients n'arrivent pas à suivre les stratégies d'autorégulation qu'on leur a enseignées pendant le traitement. Certains chercheurs ont donc souligné la nécessité d'un traitement à vie ; l'obésité est une affection chronique et son traitement, qu'il soit comportemental, diététique ou pharmacologique, n'est à l'évidence pas efficace s'il n'est pas suivi (*54*).

Autres avantages du traitement comportemental
Malgré les limites qu'il présente pour ce qui est d'obtenir des pertes de poids à long terme, le traitement comportemental est intéressant parce qu'il modifie des comportements liés aux effets indésirables pour la santé et à la détresse psychologique, sans nécessairement provoquer une perte de poids chez les sujets obèses. Il peut également favoriser des comportements qui affectent directement la santé, comme réduire les apports en graisse et augmenter l'activité physique, même s'il est également difficile de les maintenir durablement. Enfin, le traitement comportemental peut être employé pour aider les obèses à faire preuve de plus d'assurance lorsqu'ils ont à faire face aux conséquences sociales indésirables du surpoids, à renforcer leur estime de soi et à avoir une moins mauvaise image de leur corps, indépendamment du fait qu'ils n'ont pas réussi à perdre du poids (*56*).

10.5.4 *Traitement pharmacologique*

Les informations présentées ici étaient à jour au moment de la rédaction de ce rapport, mais le traitement pharmacologique de l'obésité évolue constamment.

Le traitement pharmacologique de l'obésité a souvent été loin de faire l'unanimité, en grande partie parce que les gens ne comprenaient pas comment l'employer. Cependant, il a été réévalué ces dernières années et le concept de traitement pharmacologique au long cours s'est dégagé en tant qu'appoint d'autres traitements amaigrissants et en tant que moyen permettant de conserver un poids stable avec le temps (*57*).

Du fait de la rareté des données, aucune stratégie ni médicament particulier ne peut être encore recommandé pour l'usage courant. Cependant, le fait de disposer de nouvelles preuves de l'efficacité et de l'innocuité à long terme de plusieurs médicaments actuellement en attente d'homologation va probablement changer la situation. Lorsque le traitement pharmacologique des sujets obèses sera prescrit à l'avenir, il sera important d'étudier l'effet du médicament sur la perte de poids (ou le maintien de celui-ci) et sur la morbidité associée, ainsi que tout effet secondaire nocif (*14*, *58*).

Principes régissant le traitement pharmacologique
Dans toute discussion portant sur l'usage rationnel des médicaments pour le traitement de l'obésité, il est important de comprendre ce qui suit :

- Les médicaments actuellement homologués sont utilisés au mieux lorsqu'ils le sont en conjonction avec une prise en charge diététique et un changement de mode de vie. Les médicaments employés aident les patients à mieux observer le régime alimentaire et les programmes d'exercice physique et comportementaux.

- Les médicaments utilisés pour le traitement des problèmes de poids ne guérissent pas l'obésité ; lorsqu'on les interrompt, on reprend du poids.

- Ces médicaments doivent être employés sous supervision médicale.

- Si on ne les prend pas, à l'évidence ils ne peuvent pas agir (*59*). Lorsqu'on interrompt le traitement, il faut s'attendre à reprendre du poids.

- Le traitement pharmacologique doit être considéré comme une composante de la stratégie personnalisée de prise en charge de l'obésité à long terme. Les risques associés au traitement pharmacologique doivent être pesés en regard de ceux que font courir une obésité persistante.

- On ne poursuivra le traitement pharmacologique que si l'on estime qu'il est sûr et efficace pour un patient donné. Les critères actuellement appliqués au Royaume-Uni indiquent qu'on n'envisagera d'avoir recours à un traitement pharmacologique pendant plus de 3 mois que si l'on a obtenu une perte de poids totale d'au moins 10% depuis le début de la prise en charge du patient (y compris la perte de poids obtenue à la suite de l'intervention obligatoire de 3 à 6 mois sur le mode de vie avant traitement pharmacologique (*60*)). Cependant, ce principe a été critiqué, car il semble peu réaliste dans la plupart des cas.

On peut envisager un traitement pharmacologique contre l'obésité lorsque les patients :

— ont un IMC >30 et qu'un régime alimentaire, des exercices physiques et une thérapie comportementale n'ont pas donné de résultats ;

Tableau 10.4
Médicaments anti-obésité actuellement disponibles

Principal mode d'action	Médicament
Action centrale :	
noradrénergique	Phentermine
sérotoninergique et noradrénergique	Sibutramine
Action périphérique :	
inhibiteur de la lipase	Tétrahydrolipostatine
Action périphérique et centrale :	
thermogène et anorexigène	Ephédrine ; caféine

— présentent une importante morbidité associée à un IMC >25, qui a persisté en dépit d'une meilleure alimentation, d'exercice physique et de la thérapie comportementale.

Il n'est pas recommandé d'utiliser les médicaments contre l'obésité chez l'enfant, car on ne dispose pas de suffisamment de données concernant leurs effets sur le comportement alimentaire au cours de la période péripubertaire ou à plus long terme.

Types de médicaments employés pour la prise en charge des problèmes de poids

Ces médicaments peuvent être grossièrement divisés en deux groupes — ceux qui agissent sur le système nerveux central et influent sur le comportement alimentaire, l'appétit et autres mécanismes, et ceux qui agissent de manière périphérique tels que ceux qui ciblent le tube digestif et inhibent l'absorption ou renforcent la sensation de satiété. Comme il n'existe aucune donnée publiée indiquant que les lests alimentaires absorbés sous forme de médicaments (par exemple la méthyl cellulose) ont un quelconque effet bénéfique à long terme pour réduire le poids, on ne les évoquera pas plus longtemps ici. Cependant, le fait d'accroître la quantité de fibres alimentaires dans le cadre de la modification du régime peut jouer un rôle dans la restriction énergétique.

On trouvera résumée dans le Tableau 10.4 la liste des médicaments actuellement disponibles dans certains pays. Quelques-uns sont évoqués plus en détail ci-après. De nombreux autres produits sont actuellement à l'étude.

En 1997, des préoccupations relatives à l'innocuité de deux de ces médicaments largement employés, la fenfluramine et la dexfenfluramine, ont été suscitées par leur association avec des problèmes de valvule cardiaque lorsqu'ils sont employés seuls ou en association avec la phentermine. Suite à ces inquiétudes, le fabricant a accepté de retirer ces deux traitements du marché et on ne les étudiera donc pas dans ce rapport.

Efficacité des médicaments actuellement disponibles
Pour le traitement de l'obésité, un médicament cliniquement utile doit présenter les caractéristiques qui suivent (*61*) :

— une efficacité attestée pour faire perdre du poids et améliorer une pathologie associée ;[1]
— des effets secondaires tolérables et/ou transitoires.
— aucune propriété toxicomanogène ;
— une efficacité à long terme ;
— ne poser aucun problème important après de nombreuses années d'administration ;
— des mécanismes d'action connus ;
— un coût raisonnable.

Association d'éphédrine et de caféine. Les données d'une étude effectuée par Astrup et al. (*62*) montrent les effets durables de l'association éphédrine + caféine sur le poids lorsqu'elle est administrée avec un régime restrictif pendant 1 an. Bien que l'éphédrine et la caféine aient des effets thermogènes, près de 75% de la perte de poids a été attribuée aux propriétés anorexigènes de cette association.

Tétrahydrolipostatine. La tétrahydrolipostatine est un inhibiteur de la lipase pancréatique mis au point spécialement pour la prise en charge des problèmes de poids. Elle bloque le clivage des triglycérides dans le tube digestif et jusqu'à 30% des graisses alimentaires ingérées ne peuvent être ainsi absorbées (*63*). La graisse non digérée est excrétée telle quelle dans les fèces, augmentant les effets secondaires intestinaux (tels que les selles graisseuses/huileuses, les douleurs abdominales et les flatulences), surtout si le régime alimentaire ingéré a une teneur en graisse importante. Dans des essais à court terme, on a montré que la tétrahydrolipostatine permettait d'obtenir une perte de poids dose-dépendante et des améliorations du cholestérol total et du LDL-cholestérol, ainsi que de la tolérance au glucose (*64, 65*). Elle

---

[1] Il n'entre pas dans le cadre de ce rapport de donner des détails sur les posologies sûres et efficaces ; on consultera pour cela les références médicales appropriées. Les organismes d'homologation des médicaments tels que la Food and Drug Administration aux Etats-Unis d'Amérique, exigent que ces médicaments entraînent une perte de poids d'au moins 5% supérieure à celle obtenue avec un placebo, ou qu'ils permettent à un nombre plus important de sujets de perdre 5 à 10% de leur poids que dans le groupe placebo.

n'a pas sur le système nerveux central les effets secondaires des médicaments à action centrale, mais on s'est inquiété de la possibilité d'une malabsorption des caroténoïdes après usage prolongé.

Phentermine. La phentermine a une action anorexigène et les premiers rapports indiquaient une bonne perte de poids à court terme lorsqu'elle était employée en traitement continu ou intermittent pendant des périodes pouvant atteindre 36 semaines (*66, 67*). Toutefois, des effets secondaires — insomnies, irritabilité, agitation, tension et anxiété — apparaissent chez certains patients et en limitent donc l'utilisation. Peu d'essais ont été récemment menés sur la phentermine utilisée seule contre l'obésité, mais elle a été largement employée en association avec la fenfluramine avant que cette dernière n'ait été retirée du marché.[1]

Sibutramine. La sibutramine est un nouveau médicament mis au point pour le traitement de l'obésité qui combine les effets bénéfiques des sérotoninergiques et des adrénergiques. Des essais contrôlés chez des sujets obèses ont montré des résultats uniformes, et une perte de poids liée à la dose (à la pathologie optimale de 10 à 15 mg/jour) a été maintenue pendant une durée pouvant aller jusqu'à 12 mois (*68, 69*). La perte de poids s'accompagne d'une diminution du rapport tour de taille/tour de hanches et d'une amélioration des lipides sanguins et du contrôle de la glycémie (*70*). Les effets secondaires de la sibutramine sont modérés. Il s'agit de nausées, sécheresse buccale, constipation, vertiges et insomnies. On a également rapporté une petite élévation de la tension artérielle et de la fréquence cardiaque chez les sujets prenant de la sibutramine, ce qui laisse à penser que ces paramètres doivent être étroitement surveillés. Toutefois, dans des essais plus longs, on a montré que la tension artérielle diminuait lorsque le poids diminuait dans les groupes traités par la sibutramine (*71*).

Médicaments ne convenant pas au traitement de l'obésité en tant que telle

Un certain nombre de médicaments ont été utilisés à tort et de façon dangereuse pour favoriser la perte de poids (*58*). Les diurétiques, la gonadotrophine chorionique humaine (hCG), l'amphétamine, la dexamphétamine et la thyroxine, ne sont pas des médicaments contre l'obésité et ne doivent pas être utilisés pour maigrir. On ne prescrira jamais de la thyroxine contre l'obésité, sa seule indication étant le

---

[1] Les préoccupations relatives aux éventuels effets secondaires (problèmes de valvule cardiaque) associés à l'utilisation de la fenfluramine et de la dexfenfluramine, seules ou en association avec la phentermine, ont conduit à leur retrait du marché.

traitement de l'hypothyroïdie biochimiquement prouvée. La metformine et l'acarbose peuvent être utiles pour la prise en charge des sujets obèses présentant un DNID, mais n'ont aucune efficacité attestée contre l'obésité seule.

Il est parfaitement légitime d'employer la fluoxétine, la serraline et autres inhibiteurs sélectifs de la recapture de la sérotonine dans le traitement d'une dépression associée à l'obésité, mais pas contre l'obésité en soi. Ils peuvent aider certains patients à perdre du poids et on les préférera aux antidépresseurs tricycliques chez les sujets déprimés présentant une surcharge pondérale. La fluoxétine est homologuée dans certains pays pour la prise en charge de la boulimie.

Opportunité d'un traitement pharmacologique à long terme
Si la tolérance clinique de la plupart des médicaments semble être acceptable, leur utilisation à long terme soulève un certain nombre de préoccupations en matière d'innocuité. L'importance de cette question a été soulignée par les rapports récents faisant état de problèmes de valvule cardiaque chez un petit nombre de patients prenant de la fenfluramine et de la dexfenfluramine (*72*).

Comme pour les médicaments prescrits dans le cadre d'un traitement au long cours contre d'autres maladies chroniques (par exemple l'hypertension, le DNID), le risque associé à l'usage prolongé doit être pesé en regard des avantages potentiels que présente le traitement pour chaque individu. En outre, les médicaments anti-obésité doivent être retirés dans un délai de un à trois mois chez les sujets qui n'y répondent pas bien. La recherche préliminaire laisse à penser qu'il est possible de repérer dès le début du traitement quels sont les sujets les plus susceptibles d'en tirer profit (*71*). Cependant, davantage de recherches sont nécessaires avant de pouvoir recommander des critères précis. Les résultats à long terme doivent également être évalués.

Au fur et à mesure que de nouveaux médicaments sont introduits des essais comparatifs seront nécessaires, en particulier en ce qui concerne la réduction de la morbidité associée.

10.5.5 *Chirurgie gastrique*

On estime aujourd'hui que la chirurgie gastrique est le traitement le plus efficace pour faire perdre du poids et maintenir cette perte de poids chez des sujets dont l'obésité est grave (IMC >35) ou très grave (IMC >40). En se basant sur le coût/kg de poids perdu, on a estimé qu'au bout de 4 ans le traitement chirurgical était moins onéreux que n'importe quel autre traitement (estimation citée dans la référence bibliographique *73*).

Techniques chirurgicales
Diverses techniques chirurgicales sont applicables au traitement de l'obésité, généralement basées sur une restriction de l'apport énergétique, sur la malabsorption ou la maldigestion des aliments, ou sur une combinaison des deux. Il est aujourd'hui reconnu que la gastroplastie en bandes verticales et le pontage gastrique de Roux en Y sont efficaces et sûrs, avec un suivi d'au moins 15 ans dans certaines séries. On attend toujours une évaluation complète de l'innocuité et de l'efficacité à long terme du pontage biliopancréatique et des adaptations endoscopiques des techniques restrictives (par exemple cerclage ajustable) et combinées. Le pontage intestinal n'est plus recommandé en tant que principale méthode chirurgicale du traitement de l'obésité (*16, 74*).

Choix des malades
Les malades seront choisis pour une intervention chirurgicale conformément aux principes suivants :

- Un traitement non chirurgical comprenant des mesures diététiques et faisant appel à des médicaments favorisant la perte de poids doit être d'abord essayé.

- On ne pratiquera une chirurgie gastro-intestinale pour cause d'obésité que chez des patients bien informés et très motivés présentant des risques opératoires acceptables.

- Ces patients devront avoir un IMC >40, ou >35 accompagné de pathologies associées à haut risque, engageant le pronostic vital.

- L'intervention ne sera pratiquée que par un chirurgien expérimenté dans un établissement clinique approprié, sous surveillance médicale qualifiée, en prévoyant les installations de ventilation et avec l'aide d'une équipe multidisciplinaire.

Améliorations enregistrées après l'intervention
Une perte de poids de plus de 20 kg se produit généralement dans les 12 mois suivant l'opération, encore que les sujets regagnent un peu de poids au cours des 5 à 15 années qui suivent. L'analyse des résultats de l'étude SOS effectuée en Suède a montré qu'on enregistrait des pertes de 30 à 40 kg en 2 ans, en fonction de l'intervention chirurgicale pratiquée.

Le pontage gastrique améliore la morbidité associée à l'obésité chez la plupart des sujets. Dans l'étude SOS, le traitement chirurgical a entraîné une rémission du DNID chez 68% des obèses et de l'hypertension chez 43%. Pour ceux qui n'avaient pas de facteurs de risque au départ, une perte de poids de 30 kg a divisé par 14 le risque de DNID et par 3 ou 4 le risque d'hypertension et d'autres problèmes cardio-vasculaires (75). En outre, on a montré que le traitement chirurgical empêchait une mauvaise tolérance au glucose d'évoluer en DNID (76) et divisait par 4 ou 5 la mortalité par diabète.

Les indicateurs de la qualité de vie, notamment l'employabilité, le salaire médian, le nombre de jours de congé maladie, l'interaction sociale, la mobilité, l'image de soi, l'affirmation de soi et la dépression, sont également améliorés chez la plupart des patients après intervention chirurgicale. Récemment, les sujets du groupe d'intervention chirurgicale de l'étude SOS ont rapporté des améliorations marquées au niveau de l'interaction sociale, de la santé telle qu'elle est perçue, de l'humeur, de l'anxiété, de la dépression et des problèmes spécifiques à l'obésité, par comparaison avec des témoins (75).

Risques associés à la chirurgie
Les risques associés à la chirurgie gastrique sont les suivants : carences en micronutriments, neuropathie, complications postopératoires, syndrome d'évacuation accélérée précoce orthostatique de l'estomac opéré («dumping syndrome») et dépression postopératoire tardive. Cependant, il a été avancé que la plupart des complications associées à ce type de chirurgie, contrairement à d'autres, pouvaient être traitées par une thérapie comportementale. Par exemple, Kral (77) note que les vomissements observés chez près de 10% des sujets après l'intervention sont davantage dus au comportement alimentaire qu'à la sténose ou au rétrécissement dû à la gastroplastie.

Dans les centres expérimentés, la mortalité opératoire ne représente qu'une fraction de la mortalité observée chez les sujets non opérés et chez ceux qui restent sur des listes d'attente pour des opérations.[1]

La liposuccion des dépôts de graisse sous-cutanés est beaucoup employée pour des raisons cosmétiques, mais n'offre aucun avantage médical pour ce qui concerne les pathologies liées à l'obésité.

10.5.6 *Médecine traditionnelle*

Beaucoup de pays ont une médecine traditionnelle qui vient compléter ou remplacer les services de la médecine conventionnelle. Dans les pays en développement, les gens ont à leur disposition et utilisent couramment des traitements traditionnels pour toutes sortes de

---

[1] Kral JG. Surgery. In : Guy-Grand B, ed. *Management of obesity and overweight*, 1996. Document de travail préparé par le sous-groupe sur la prise en charge de l'obésité du Groupe spécial international sur l'obésité.

maladies, dont l'obésité. S'il existe peu de données concernant l'efficacité des remèdes traditionnels employés, des données empiriques semblent indiquer leur intérêt potentiel. Par exemple, on a montré que certaines préparations à base de plantes contenant de la capsicine augmentaient la dépense énergétique en augmentant la thermogenèse (78). Des recherches approfondies sont nécessaires pour évaluer l'intérêt potentiel de ces remèdes traditionnels.

Toutefois, la prudence est de rigueur. On a montré que toutes sortes de préparations à base de plantes largement vantées par des firmes commerciales en tant que remèdes traditionnels présentaient peu d'intérêt sur le plan médical et, dans certains cas, contenaient des substances dangereuses.

10.5.7 *Autres traitements*

On a vanté les mérites d'un certain nombre d'autres traitements pour la prise en charge des problèmes de poids, mais très peu d'entre eux ont fait l'objet de recherches objectives. Dans des essais non contrôlés, on a montré que l'acupuncture et le yoga permettaient d'aider à perdre du poids, et une évaluation réalisée par Rand & Stunkard indique que les psychanalystes peuvent aider leurs patients à perdre du poids et à maintenir la perte ainsi obtenue (79). Rien ne permet de penser que l'hypnothérapie soit plus efficace à long terme contre l'obésité qu'un programme habituel associé à un régime et à une thérapie comportementale (80). Cependant, l'hypnose permet d'améliorer l'image de soi et aide peut-être les patients à adhérer au régime qui leur est prescrit (81).

10.6. Prise en charge de l'obésité au cours de l'enfance et de l'adolescence

Les objectifs des stratégies de prise en charge de l'obésité chez l'enfant ne sont pas les mêmes que chez l'adulte, car il faut prendre en considération le développement physique et intellectuel. Alors que chez l'adulte le traitement peut viser la perte de poids, chez l'enfant il ne cherche qu'à éviter une prise de poids. Au fur et à mesure que ce dernier grandit sa masse maigre augmente, de sorte qu'il suffit de réduire la masse grasse ou de la garder constante pour obtenir une normalisation du poids.

Traiter des enfants obèses pour leur éviter de devenir des adultes obèses peut être considéré comme de la prévention ciblée (voir section 8), parce que l'obésité au cours de l'enfance accroît sensiblement le risque d'obésité chez l'adulte (voir section 7). Le traitement de l'obésité chez l'enfant doit donc être envisagé en même temps que des stratégies de prévention sélectives axées sur les groupes d'enfants à haut risque, ainsi que dans le cadre d'une approche universelle de prévention de l'obésité chez l'enfant à l'échelle de la communauté.

10.6.1 *Données indiquant que le traitement de l'obésité chez l'enfant prévient une obésité à l'âge adulte*

Les travaux d'Epstein et de ses collaborateurs ont montré que le traitement de l'obésité chez l'enfant peut être géré avec succès depuis l'enfance jusqu'à l'âge adulte, en passant par l'adolescence. Dans une série de quatre études, 158 familles ayant des enfants à haut risque d'obésité importante à l'âge adulte ont été suivies pendant 10 ans après un traitement initial. Au moment de celui-ci, les enfants étaient âgés de 6 à 12 ans, présentaient un surpoids moyen de 40 à 50% et, à l'exception d'un groupe d'étude, avaient au moins un parent obèse. On a étudié différents modes de traitement, mais tous comportaient un régime alimentaire associé à une thérapie comportementale de groupe intensive pendant 8 à 12 semaines, suivis de séances d'entretien une fois par mois pendant 6 à 12 mois (55).

Au bout de 10 ans de suivi, six groupes sur les neuf activement traités montraient une réduction nette du surpoids de l'ordre de 10 à 20% (Figure 10.3). L'inclusion d'un parent dans le traitement et l'introduction de l'exercice physique dans le programme associant régime alimentaire et thérapie comportementale, ont renforcé les effets à long terme de ce dernier.

Il est peut-être prématuré de procéder à des généralisations concernant l'efficacité du traitement de l'obésité chez l'enfant, surtout du fait qu'il ne sera peut-être pas possible d'offrir l'important soutien apporté dans les études mentionnées ci-dessus et que les enfants de ces études étaient principalement recrutés dans des familles biparentales de la classe moyenne blanche. Cependant, ces études donnent des raisons d'être optimiste dans le sens que des traitements comportementaux complets semblent avoir des effets positifs durables chez les enfants obèses. Il serait extrêmement souhaitable de procéder à un essai longitudinal visant à déterminer si des résultats comme ceux obtenus par Epstein et ses collaborateurs peuvent être reproduits dans d'autres endroits et d'autres populations, et si des avantages tangibles pour la santé, tant sur le plan de la santé physique que dans le domaine social, peuvent être mis en évidence.

10.6.2 *Traitement du surpoids et de l'obésité chez l'enfant*

Le surpoids et l'obésité au cours de l'enfance figurent parmi les principaux facteurs de risque d'obésité à l'âge adulte, puisque près de

Figure 10.3
Evolution du pourcentage du surpoids au bout de 5 à 10 ans de suivi chez des enfants obèses répartis au hasard dans 10 groupes d'intervention dans le cadre de quatre études[1]

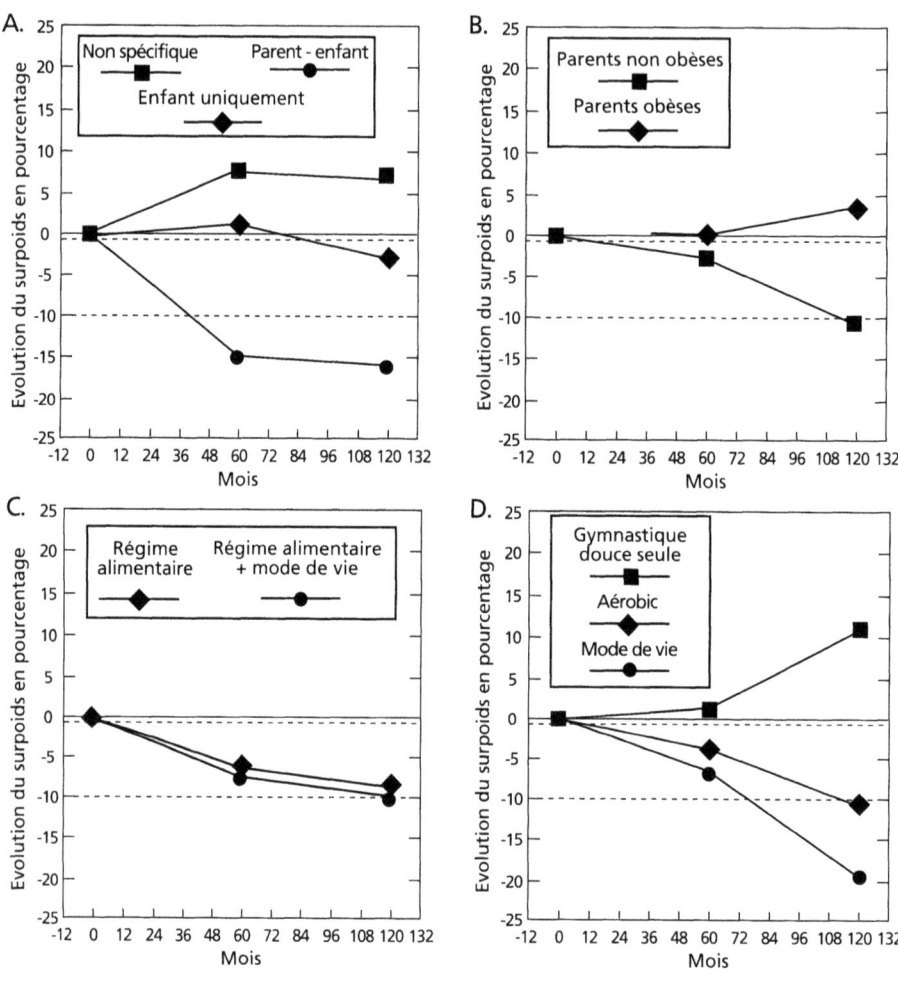

WHO 98278/F

[1] L'intervalle de confiance à 95% pour l'ensemble de l'échantillon d'enfants est représenté par les lignes pointillées. Les interventions comportaient toutes un régime alimentaire et une composante comportementale, plus l'approche particulière à l'étude. Dans les quatre études séparées dans lesquelles Epstein et al. ont examiné l'impact de différentes interventions sur la prise en charge de l'obésité chez l'enfant, il y avait la même intervention de base concernant le régime alimentaire et la modification du comportement pendant 8 à 12 semaines, puis des examens mensuels pendant 6 à 12 mois. Dans l'étude A, on a comparé les résultats obtenus avec les enfants seuls, les enfants et l'un de leurs parents et les enfants sans précision. Dans l'étude B, on a comparé les changements de poids relatifs chez les enfants de parents obèses ou non obèses. Dans l'étude C, on a examiné l'intérêt présenté par le fait d'ajouter le mode de vie (exercice libre) à un programme de régime alimentaire. Dans l'étude D, on a comparé l'efficacité de différentes formes d'exercice physique pour aider au contrôle du poids. Les enfants et les parents ont été suivis pendant 5 à 10 ans après le programme initial. Les résultats sont excellents à long terme et indiquent aussi bien l'intérêt du soutien familial et d'un environnement familial positif que celui de l'exercice libre pour le contrôle du poids chez l'enfant.

D'après la référence bibliographique 55 avec l'aimable autorisation des auteurs et de l'éditeur. Copyright 1994 par l'American Psychological Association.

30% des enfants obèses deviennent des adultes obèses (*82*). Chez l'enfant l'obésité entraîne méforme, hypertension artérielle et hyperlipidémie (voir section 4). Outre ces effets directs sur la santé, l'obésité au cours de l'adolescence accroît le risque de morbidité et de mortalité chez l'adulte 50 ans après, indépendamment des effets de l'obésité de l'adulte (*83, 84*). Il s'agit là de raisons suffisantes pour élaborer des traitements efficaces de l'obésité chez l'enfant.

Réduire l'apport énergétique et améliorer la qualité de l'alimentation
On recommande généralement de ne procéder qu'à de faibles réductions de l'apport énergétique chez l'enfant présentant une surcharge pondérale, du fait qu'il a besoin d'un apport suffisant sur le plan énergétique et nutritionnel pour avoir une croissance et un développement normaux. Le traitement n'est recommandé que chez l'enfant de plus de 6 ans.

Pour réduire l'apport énergétique chez l'enfant obèse, on peut utilement limiter les portions d'aliments énergétiques. Pour cela, on préparera et on servira ces aliments en plus petites quantités, ou on encouragera la consommation de fruits et légumes à volonté de façon à réduire la valeur énergétique sans imposer de restriction alimentaire. Cependant, seules des données limitées indiquent qu'en accroissant la variété des apports alimentaires on diminue les apports énergétiques (*85*).

On peut également contrôler l'apport énergétique en restreignant l'emploi d'aliments prêts à être consommés ou à emporter, qui ont tendance à être particulièrement riches en graisses énergétiques. Ce type d'aliments a tendance à représenter une part de plus en plus grande de l'apport énergétique des enfants et des adolescents partout dans le monde (*86–88*). Il faut également encourager les enfants à manger moins d'en-cas riches en graisses et à éviter qu'une proportion importante de l'apport énergétique total provienne de boissons sucrées, voire les encourager à choisir des boissons non sucrées ou de l'eau. Une étude sur les enfants avant la puberté, dans laquelle on avait essayé de réduire les apports en graisses pendant 12 mois, n'a pas permis d'obtenir des pertes de poids ni de diminuer la prise de poids dans le groupe cible, malgré certaines modifications diététiques (*89*). Toutefois, il s'agissait là d'enfants qui n'étaient pas obèses.

Pour éviter une consommation énergétique excessive chez l'enfant, il sera sans doute important de favoriser la consommation d'aliments riches en glucides complexes, pauvres en graisses et à faible valeur énergétique. Il est important d'encourager tous les enfants, qu'ils présentent une surcharge pondérale ou non, à adopter des habitudes alimentaires saines dès le jeune âge et de continuer à s'y conformer jusqu'à l'âge adulte.

Accroître l'activité physique

Les recherches sur l'intérêt de l'exercice physique pour le traitement de l'obésité chez l'enfant sont très limitées et il reste beaucoup à apprendre dans ce domaine, en particulier concernant les avantages à long terme de l'activité physique pour le contrôle du poids au cours de l'enfance et de l'adolescence. Les données disponibles laissent à penser que l'exercice physique seul ne suffit pas à contrôler efficacement l'obésité chez l'enfant et qu'il est plus efficace à long terme d'associer régime alimentaire et exercice physique (*90*).

Il convient d'encourager tous les enfants à être aussi actifs que possible. Toutefois, il semble qu'on puisse accroître de façon plus efficace la dépense énergétique en augmentant le niveau général d'activité et de jeu, plutôt que par le sport de compétition et des exercices dirigés (*90*). Les enfants obèses sont particulièrement sensibles à l'attitude de leurs camarades vis-à-vis de leur silhouette et de leurs résultats sportifs, et ont les mêmes problèmes que les adultes pour se plier à des programmes d'exercice à long terme. Comme cela a tendance à tempérer leur volonté de participer à des sports d'équipe (*91*), il est probable qu'il soit contre-productif d'accorder trop d'importance à la réintroduction des sports de compétition à l'école pour améliorer le niveau médiocre de l'activité physique des enfants d'âge scolaire.

Certaines des méthodes qui ont été employées pour améliorer l'observance des programmes d'exercice physique chez l'adulte seront peut-être tout aussi utiles chez l'enfant. Il s'agit de rendre l'activité agréable en élargissant le choix du type et du niveau d'activité, et en réagissant positivement aux résultats obtenus pendant l'exercice plutôt qu'à la fin de la séance (*90*).

Accroître l'activité physique chez l'enfant présente d'autres avantages que la seule augmentation de la dépense énergétique. Par exemple, on peut être actif au lieu de grignoter, ce qui permet de mieux se conformer à un régime. En outre, les exercices d'endurance peuvent avoir des effets sur la constitution de l'organisme qui complètent ou vont au-delà de ceux des seuls exercices d'aérobic ; ils permettent d'augmenter la masse maigre de l'organisme, et donc d'accroître la vitesse du métabolisme et la dépense énergétique quotidienne totale, et peuvent avoir des effets positifs sur l'image du corps (*90*). Ainsi, si une amélioration de la forme physique lors des exercices d'aérobic est sans doute bénéfique, elle ne doit pas être un souci primordial.

Réduire le temps passé à des activités sédentaires
De nouvelles études commencent à montrer que le temps passé à des activités sédentaires ou à l'inactivité totale peuvent jouer un rôle encore plus important qu'une activité physique faible dans la genèse des problèmes de poids chez l'enfant. L'augmentation rapide du surpoids chez l'enfant a été accompagnée d'une explosion d'activités de loisirs sédentaires tels les jeux vidéo et les jeux pour ordinateur. La télévision est la principale cause d'inactivité chez la plupart des enfants et des adolescents des pays développés et n'est pas sans lien avec la prévalence de l'obésité (*92, 93*). Le fait de regarder la télévision est également associé à une consommation accrue d'en-cas très énergétiques (*93, 94*). Il est particulièrement intéressant de noter que l'étude d'Epstein et al. (*95*) montrait clairement que les pertes de poids à court terme étaient plus importantes dans le groupe d'enfants à qui l'on avait recommandé de réduire les comportements sédentaires, que chez ceux que l'on avait encouragé à faire davantage d'exercice physique. Le fait de réduire l'inactivité physique s'est également traduit par un meilleur maintien de la perte de poids et par une attitude plus positive vis-à-vis des activités énergiques.

Rôle des médicaments et de la chirurgie
On dispose de peu d'informations sur l'utilisation de formes de traitements agressives tels que les médicaments et la chirurgie chez les enfants et les adolescents, même si ce type de traitement est peut-être indiqué chez les enfants présentant des complications potentiellement mortelles de l'obésité.

10.6.3 *Programmes de prise en charge de l'obésité chez l'enfant*

Il existe trois types principaux de programmes de prise en charge de l'obésité destinés aux enfants — dans la famille, en milieu scolaire et dans les centres de soins de santé primaires. Ils sont analysés en détail dans les paragraphes qui suivent.

Programmes axés sur la famille
L'environnement familial étant l'une des influences les plus fortes qui s'exerce sur le risque d'obésité d'un enfant, le cadre logique de la prévention et de la prise en charge de l'obésité chez l'enfant devrait donc être les familles des enfants prédisposés. En effet, on a montré que le fait d'enseigner aux parents les règles d'une alimentation et d'un mode de vie appropriés permettait d'abaisser sensiblement la prévalence de l'obésité chez les enfants des familles participantes au cours de périodes allant de 3 mois à 3 ans, lorsqu'on les comparait avec des familles n'ayant reçu ni avis ni soutien (*96*). Les attitudes parentales, l'achat et la présentation de la nourriture, l'établissement

de modèles d'alimentation et d'exercice physique, ainsi que le soutien apporté à des activités de loisirs énergiques peuvent tous avoir un effet sur les habitudes alimentaires et l'activité physique d'un enfant.

Un certain nombre d'interventions couronnées de succès indiquent le rôle important du soutien familial dans les programmes de prise en charge de l'obésité chez l'enfant. Flodmark et al. ont enregistré une perte de poids plus importante ou un meilleur maintien du poids chez les enfants âgés de 10 et 11 ans traités au moyen d'une thérapie familiale, par comparaison avec ceux qui étaient traités isolément (*97*), et Wadden et al. ont obtenu des résultats analogues chez des adolescentes afro-américaines (*98*). Une analyse plus détaillée d'Epstein et al. (*55*) laisse à penser que la régulation du poids est meilleure si au moins un des parents est traité en même temps que l'enfant. Lorsqu'on a comparé le fait de cibler un enfant obèse seul à celui de cibler un enfant avec l'un de ses parents, on a obtenu pour les seconds une prise de poids nettement moins importante au bout de 5 ans de suivi, qui se situait encore après 10 ans de suivi au-dessous du poids relatif (poids corrigé en fonction de la taille) auquel ils avaient débuté l'étude (Figure 10.3B). En outre, les enfants de parents non obèses ont été davantage capables d'obtenir et de maintenir des réductions du poids relatif (Figure 10.3C). Les résultats d'Epstein sont particulièrement importants parce qu'ils montrent qu'on a pu maintenir stable le poids relatif tout au long de l'adolescence, période à laquelle la prise de poids peut constituer un problème majeur. Pour prévenir la progression de l'obésité chez l'enfant, d'autres chercheurs ont également obtenu de meilleurs résultats avec les programmes axés sur les familles.

En ciblant les mesures de prévention de l'obésité sur la famille des enfants sensibles, on a l'avantage supplémentaire que l'ensemble des membres de la famille est susceptible d'en bénéficier. Cela permet d'accroître le soutien social et de réduire le sentiment d'isolement qui peut se développer lorsqu'un enfant est traité séparément du reste de sa famille. En outre, dans cette situation, les parents sont en mesure d'exercer un contrôle plus important au niveau de l'alimentation et des activités de l'enfant (*54*).

Programmes en milieu scolaire

Un certain nombre de raisons justifient l'introduction de programmes de prévention de l'obésité dans les écoles. Une proportion importante des enfants vont à l'école (même si ce pourcentage varie d'un pays à l'autre) et une bonne partie de l'alimentation et de l'exercice que peut faire un enfant a lieu en milieu scolaire. L'école permet également d'aider à repérer les enfants qui présentent un risque d'obésité grâce à des programmes éducatifs et aux visites médicales organisées à des moments importants du développement. En outre, le début de la scolarisation correspond à une période de risque accru de prise de poids excessive, car les enfants commencent à devenir indépendants et varient leur alimentation et leurs activités en fonction de leur nouvel environnement.

Les résultats de divers programmes d'intervention scolaires ciblant les enfants et les adolescents à haut risque d'obésité indiquent qu'il est possible de les mettre en œuvre avec succès et d'atteindre un nombre non négligeable d'enfants chez qui la prévention de l'obésité est nécessaire (*99–101*). Les enfants obèses des groupes de traitement ont régulièrement montré des pourcentages de réduction du surpoids plus importants que les témoins obèses non traités. Sur 3 à 6 mois, les résultats sont modérément encourageants et sembleraient justifier des recherches supplémentaires dans ce domaine.

On a souvent proposé comme moyen efficace pour améliorer le poids et l'état de santé des enfants, d'accroître l'activité physique en intégrant des programmes d'exercices réguliers dans les programmes scolaires (*102–103*). L'évaluation d'un projet mené pendant 2 ans dans le sud de l'Australie, où l'on a introduit une séance de 50 min d'activité physique par jour dans un certain nombre d'écoles primaires, a montré que les enfants qui avaient pris part à ce programme avaient une meilleure forme physique, étaient plus minces et avaient une tension diastolique plus basse (garçons seulement) que leurs homologues qui n'y avaient pas participé (*104*). Une étude ultérieure, dans laquelle des leçons sur la nutrition et la santé physique ont été ajoutées au programme, a également mis en évidence des améliorations au niveau des indices de bonne forme physique et de masse grasse (*105*). Des programmes analogues ont été introduits dans des écoles aux Etats-Unis d'Amérique (*90*) et à Singapour (*106*), où les résultats à court terme semblent prometteurs. Toutefois, malgré ces bons résultats, le maintien à long terme de ces programmes dans les programmes scolaires s'est avéré difficile en raison des impératifs en compétition durant le temps scolaire, de la nécessité d'une supervision par un enseignant/un adulte et des restrictions financières.

Programmes des centres de soins primaires
La fourniture de programmes de prise en charge de l'obésité chez l'enfant par les services de soins primaires a jusqu'ici peu fait l'objet d'évaluations officielles et son rôle potentiel semble être sous-évalué et sous-utilisé (*16*). Une consultation de médecine générale du

Royaume-Uni a remporté quelques succès contre l'obésité en fournissant aux femmes enceintes des conseils sur une alimentation saine pour elles et leurs enfants. La prévalence de l'obésité n'était que de 2% dans l'échantillon de patientes ayant reçu ces conseils, contre 8% chez les patientes non conseillées (*5*).

L'une des stratégies les plus importantes de la prise en charge du surpoids et de l'obésité chez l'enfant, consiste à avoir des contacts fréquents avec les professionnels de la santé dès le plus jeune âge, ce qui laisse à penser que des stratégies analogues pourraient être tout aussi efficaces en matière de prévention (*107*). Une évaluation et les contacts réguliers par le biais de visites à domicile fournissent une excellente occasion d'enseigner quels sont les facteurs de risque potentiels liés au mode de vie qui sont associés à l'obésité et de conseiller, d'encourager et de soutenir les parents pour les aider à adopter des habitudes alimentaires et des activités familiales saines dès le plus jeune âge. La prévention de l'obésité devrait commencer, selon certains, par des conseils appropriés sur l'allaitement au sein, le sevrage et l'alimentation du nourrisson (*108*). Dans beaucoup de pays, les infirmières chargées de la santé infantile jouent déjà un rôle décisif dans la surveillance du développement des nourrissons et des jeunes enfants.

Prise en charge de l'obésité chez l'enfant : considérations particulières
Il est évident qu'il faut procéder avec prudence lorsqu'on cherche à prévenir une prise de poids excessive chez des enfants ayant un poids normal, ou à réduire la prise de poids chez des enfants déjà obèses. Lorsqu'on élabore des interventions visant à prévenir ou à traiter l'obésité chez le jeune enfant, il est impératif de prendre en considération les questions suivantes :

- *Risque de malnutrition.* Une alimentation suffisante étant indispensable pour assurer une croissance en bonne santé, seule une faible diminution de l'apport énergétique total est recommandée lorsque l'on conseille une telle approche.

- *Risque de troubles de l'alimentation.* Il importe que les interventions ne favorisent pas le type de restriction alimentaire associée au développement de troubles de l'alimentation et autres problèmes psychologiques (*54*).

- *Risque d'isolement.* Il est important que les enfants qui présentent une surcharge pondérale ne soient pas montrés du doigt, ni ne se sentent plus différents de leurs camarades qu'il n'est nécessaire, à la maison ou à l'école (*84*). Le message selon lequel tout le monde présente potentiellement un risque d'obésité peut constituer une aide, mais il faut également sensibiliser les familles à la nécessité d'adopter des modes de vie plus sains sans laisser à penser que le seul et unique but est de perdre du poids.

Bibliographie

1. **Forster JL et al.** Preventing weight gain in adults: a pound of prevention. *Health Psychology*, 1988, **7**:515–525.
2. **Jeffery RW, French SA.** Preventing weight gain in adults: design, methods and one year results from the Pound of Prevention study. *International Journal of Obesity and Related Metabolic Disorders*, 1997, **21**:457–464.
3. World Health Organization European Collaborative Group. European collaborative trial of multifactorial prevention of coronary heart disease: final report on the 6-year results. *Lancet*, 1986, **i**:869–872.
4. **Jeffery RW et al.** Strengthening behavioral interventions for weight loss: a randomized trial of food provision and monetary incentives. *Journal of Consulting and Clinical Psychology*, 1993, **61**:1038–1045.
5. **Craddock D.** *Obesity and its management*. Troisième édition. Edimbourg (Ecosse), Churchill Livingstone, 1978:160–173.
6. OXCHECK Study Group, Imperial Cancer Research Fund. Effectiveness of health checks conducted by nurses in primary care: final results of the OXCHECK Study. *British Medical Journal*, 1995, **310**:1099–1104.
7. **Wood DA et al.** A randomised controlled trial evaluating cardiovascular screening and intervention in general practice: principal results of the British Family Heart Study. *British Medical Journal*, 1994, **308**:313–320.
8. **Rössner S.** Factors determining the long-term outcome of obesity treatment. In: Björntorp P, Brodoff BN. *Obesity*. Philadelphie, Pennsylvanie (Etats-Unis d'Amérique), Lippincott, 1992:712–719.
9. **Goldstein DJ.** Beneficial health effects of modest weight loss. *International Journal of Obesity and Related Metabolic Disorders*, 1992, **16**:397–415.
10. **Williamson DF et al.** Prospective study of intentional weight loss and mortality in never-smoking overweight US white women aged 40–64 years. *American Journal of Epidemiology*, 1995, **141**:1128–1141.
11. **Wing RR et al.** Food provision vs structured meal plans in the behavioural treatment of obesity. *International Journal of Obesity and Related Metabolic Disorders*, 1996, **20**:56–62.
12. **Sonne-Holm S et al.** Independent effects of weight change and attained body weight on prevalence of arterial hypertension in obese and non-obese men. *British Medical Journal* 1989, **299**:767–770.
13. **Wilson GT.** Relation of dieting and voluntary weight loss to psychological functioning and binge eating. *Annals of Internal Medicine*, 1993, **119**:727–730.
14. National Taskforce on the Prevention and Treatment of Obesity. Long-term pharmacotherapy in the management of obesity. *Journal of the American Medical Association*, 1996, **276**:1907–1915.

15. Committee to develop criteria for evaluating the outcomes of approaches to prevent and treat obesity within the Food and Nutrition Board of the Institute of Medicine. In: Thomas PR. *Weighing the options: criteria for evaluating weight-management programs.* Washington, DC, National Academy Press, 1995, 234–235.

16. *Obesity in Scotland. Integrating prevention with weight management. A national clinical guideline recommended for use in Scotland.* Edimbourg (Ecosse), Scottish Intercollegiate Guidelines Network, 1996.

17. *Shape Up America: guidance for treatment of adult obesity.* Bethesda, Maryland (Etats-Unis d'Amérique), American Obesity Association (AOA), 1997.

18. **Ferro-Luzzi A, Martino L.** Obesity and physical activity. In: Chadwick DJ, Cardew GC. *The origins and consequences of obesity.* Chichester (Royaume-Uni), Wiley, 1996:207–227 (Ciba Foundation Symposium 201).

19. **Buzzard IM, Sievert YA.** Research priorities and recommendations for dietary assessment methodology. First International Conference on Dietary Assessment Methods. *American Journal of Clinical Nutrition*, 1994, **59**(1 Suppl.):275S–280S.

20. **St Jeor ST.** Measurement of food intake. In: Brownell KD, Fairburn CG. *Eating disorders and obesity: a comprehensive handbook.* New York, Guilford Press, 1995, 100–104.

21. **Rössner S.** Cessation of cigarette smoking and body weight increase. *Acta Medica Scandinavica*, 1986, **219**:1–2.

22. **Fitzgibbon ML, Kirschenbaum DS.** Heterogeneity of clinical presentation among obese individuals seeking treatment. *Addictive Behaviors*, 1990, **15**:291–295.

23. **Wadden TA, Foster GD.** Behavioural assessment and treatment of markedly obese patients. In: Wadden TA, Van Itallie TB. *Treatment of the seriously obese patient.* New York, Guilford Press, 1992:290–330.

24. **Meisler JG, St Jeor S.** Summary and recommendations from the American Health Foundation's Expert Panel on Healthy Weight. *American Journal of Clinical Nutrition*, 1996, **63**(3 Suppl.):474S–477S.

25. **Jeffery RW et al.** Monetary contracts in weight control: effectiveness of group and individual contracts of varying size. *Journal of Consulting and Clinical Psychology*, 1983, **51**:242–248.

26. **Cousins JH et al.** Family versus individually orientated intervention for weight loss in Mexican American women. *Public Health Reports*, 1992, **107**:549–555.

27. **Perri MG, Nezu AM, Viegner BJ.** *Improving the long-term management of obesity.* New York, Wiley Bioscience, 1992.

28. **Brownell KD, Wadden TA.** The heterogeneity of obesity: fitting treatments to individuals. *Behaviour Research and Therapy*, 1991, **22**:153–177.

29. **Black DR, Threlfall WE.** Partner weight status and subject weight loss: implications for cost-effective programs and public health. *Addictive Behaviors*, 1989, **14**:279–289.

30. Pratt CA. Development of a screening questionnaire to study attrition in weight-control programs. *Psychological Reports*, 1989, **64**:1007–1016.

31. Epstein LH et al. Ten-year follow-up of behavioral, family-based treatment for obese children. *Journal of the American Medical Association*, 1990, **264**:2519–2523.

32. Stunkard AJ. An overview of current treatments for obesity. In: Wadden TA, Van Itallie TB. *Treatment of the seriously obese patient*. New York, Guilford Press, 1992.

33. Bennett W. Dietary treatments of obesity. *Annals of the New York Academy of Sciences*, 1987, **499**:250–263.

34. Frost G et al. A new method of energy prescription to improve weight loss. *Journal of Human Nutrition and Dietetics*, 1991, **4**:369–373.

35. Lean ME, James WPT. Prescription of diabetic diets in the 1980s. *Lancet*, 1986, i:723–725.

36. Prentice AM et al. Metabolism or appetite? Questions of energy balance with particular reference to obesity. *Journal of Human Nutrition and Dietetics*, 1989, **2**:95–104.

37. Lean ME et al. Weight loss with high and low carbohydrate 1200 kcal diets in free living women. *European Journal of Clinical Nutrition*, 1997, **51**(4):243–248.

38. Astrup A et al. The role of low fat diets and fat substitutes in body weight Management. What have we learned from clinical studies? *Journal of the American Dietetic Association*, 1997, **97**(7 Suppl.):S82–S87.

39. Toubro S, Astrup A. Randomised comparisons of diets for maintaining obese subjects' weight after major weight loss: ad lib, low fat, high carbohydrate diet v fixed energy intake. *British Medical Journal*, 1997, **314**:29–34.

40. Blackburn GL. Comparison of medically supervised and unsupervised approaches to weight loss and control. *Annals of Internal Medicine*, 1993, **119**:714–718.

41. Wadden TA. Treatment of obesity by moderate and severe caloric restriction. Results of clinical research trials. *Annals of Internal Medicine*, 1993, **119**:688–693.

42. Wadden TA, Foster GD, Letizia KA. One-year behavioral treatment of obesity: comparison of moderate and severe caloric restriction and the effects of maintenance therapy. *Journal of Consulting and Clinical Psychology*, 1994, **62**:165–171.

43. James WPT. Dietary aspects of obesity. *Postgraduate Medical Journal*, 1984, **60**(Suppl. 3):50–55.

44. Wadden TA et al. Treatment of obesity by very low calorie diet, behavior therapy, and their combination: a five-year perspective. *International Journal of Obesity*, 1989, **13**(Suppl. 2):39–46.

45. Skender ML et al. Comparison of 2-year weight loss trends in behavioral treatments of obesity: diet, exercise, and combination interventions. *Journal of the American Dietetic Association*, 1996, **96**:342–346.

46. Garrow JS, Summerbell CD. Meta-analysis: effect of exercise, with or without dieting, on the body composition of overweight subjects. *European Journal of Clinical Nutrition*, 1995, **49**:1–10.

47. Wing RR. Behavioral treatment of severe obesity. *American Journal of Clinical Nutrition*, 1992, **55**(2 Suppl.):545S–555S.

48. *Physical activity and health: a report of the Surgeon General.* Washington, DC, US Department of Health and Human Services, 1996.

49. *Health Update 5. Physical activity.* Londres (Royaume-Uni), Health Education Authority, 1995.

50. Saris WHM. Physical activity and body weight regulation. In: Bouchard C, Bray GA. *Regulation of body weight. Biological and behavioural mechanisms.* Chichester (Royaume-Uni), Wiley, 1996:135–148.

51. Després JP, Lamarche B. Low-intensity endurance exercise training, plasma lipoproteins and the risk of coronary heart disease. *Journal of Internal Medicine*, 1994, **236**:7–22.

52. James WPT, Schofield EC. *Human energy requirements. A manual for planners and nutritionists.* Oxford (Royaume-Uni), Oxford University Press, 1990.

53. Hillsdon M et al. Randomised controlled trials of physical activity promotion in free living populations: a review. *Journal of Epidemiology and Community Health*, 1995, **49**:448–453.

54. Wilson GT. Behavioral treatment of childhood obesity: theoretical and practical implications. *Health Psychology*, 1994, **13**:371–372.

55. Epstein LH et al. Ten-year outcomes of behavioral family-based treatment for childhood obesity. *Health Psychology*, 1994, **13**:373–383.

56. Wilson GT. Behavioral approaches to the treatment of obesity. In: Brownell KD, Fairburn CG. *Eating disorders and obesity; a comprehensive handbook.* New York, Guilford Press, 1995:479–483.

57. Guy-Grand B. A new approach to the treatment of obesity. A discussion. *Annals of the New York Academy of Sciences*, 1987, **499**:313–317.

58. Working Party on Obesity Management. *Overweight and obese patients: principles of management with particular reference to the use of drugs.* Londres (Royaume-Uni), Royal College of Physicians, 1997.

59. Bray GA. Use and abuse of appetite-suppressant drugs in the treatment of obesity. *Annals of Internal Medicine*, 1993, **119**:707–713.

60. *Clinical management of overweight and obese patients with particular reference to the use of drugs.* Londres (Royaume-Uni), Royal College of Physicians, 1998.

61. Guy-Grand B. Long term pharmacotherapy in the management of obesity. In: Björntorp P, Rössner S. *From theory to practice: obesity in Europe: 88.* Londres (Royaume-Uni), John Libbey, 1989:311–318.

62. Astrup A et al. The effect and safety of an ephedrine/caffeine compound compared to ephedrine, caffeine and placebo in obese subjects on an energy restricted diet. A double blind trial. *International Journal of Obesity and Related Metabolic Disorders*, 1992, **16**:269–277.

63. Hauptman JB, Jeunet FS, Hartmann D. Initial studies in humans with the novel gastrointestinal lipase inhibitor Ro 18–0647 (tetrahydrolipstatin). *American Journal of Clinical Nutrition*, 1992, **55**(1 Suppl.):309S–313S.

64. Drent ML, van der Veen EA. Lipase inhibition: a novel concept in the treatment of obesity. *International Journal of Obesity and Related Metabolic Disorders*, 1993, **17**:241–244.

65. Drent ML et al. Orlistat (Ro 18–0647), a lipase inhibitor, in the treatment of human obesity: a multiple dose study. *International Journal of Obesity and Related Metabolic Disorders*, 1995, **19**:221–226.

66. Munro JF et al. Comparison of continuous and intermittent anorectic therapy in obesity. *British Medical Journal*, 1968, **1**:352–354.

67. Steel JM, Munro JF, Duncan LJP. A comparative trial of different regimens of fenfluramine and phentermine in obesity. *The Practitioner*, 1973, **211**:232–236.

68. Bray GA et al. Sibutramine — dose response and long-term efficacy in weight loss, a double-blind study. *International Journal of Obesity and Related Metabolic Disorders*, 1994, **18**(Suppl. 2):60.

69. Jones SP et al. Long term weight loss with sibutramine. *International Journal of Obesity and Related Metabolic Disorders*, 1995, **19**(Suppl. 2):41.

70. Griffiths J et al. Sibutramine in the treatment of overweight non-insulin-dependent diabetics. *International Journal of Obesity and Related Metabolic Disorders*, 1995, **19**(Suppl. 2):41.

71. Lean ME. Sibutramine — a review of clinical efficacy. *International Journal of Obesity and Related Metabolic Disorders*, 1997, **21**(Suppl. 1):S30–S36.

72. Cannistra LB, Davis SM, Bauman AG. Valvular heart disease associated with dexfenfluramine. *New England Journal of Medicine*, 1997, **337**:636.

73. Kral J. Surgical treatment of obesity. In: Wadden TA, Van Itallie TB. *Treatment of the seriously obese patient*. New York, Guilford Press, 1995:496–506.

74. Gastrointestinal surgery for severe obesity. Proceedings of a National Institutes of Health Consensus Development Conference. *American Journal of Clinical Nutrition*, 1992, **55**(2 Suppl.):S487–S619.

75. Sjöström L, Marbro K, Sjöström D. Costs and benefits when treating obesity. *International Journal of Obesity and Related Metabolic Disorders*, 1995, **19**(Suppl. 6):S9–S12.

76. Long SD et al. Weight loss in severely obese subjects prevents the progression of impaired glucose tolerance to type-II diabetes. A longitudinal interventional study. *Diabetes Care*, 1994, **17**:372–375.

77. Kral JG. Side-effects, complications and problems in anti-obesity surgery. *International Journal of Obesity and Related Metabolic Disorders*, 1994, **18**(Suppl. 2):86.

78. Yoshioka M et al. Effects of red-pepper diet on the energy metabolism in men. *Journal of Nutritional Science and Vitaminology*, 1995, **41**:647–656.

79. Rand CS, Stunkard AJ. Obesity and psychoanalysis: treatment and four-year follow-up. *American Journal of Psychiatry*, 1983, **140**:1140–1144.

80. **Mott T Jr, Roberts J.** Obesity and hypnosis: a review of the literature. *American Journal of Clinical Hypnosis*, 1979, **22**:3–7.

81. **Collins JK.** Hypnosis: body image and weight control. In: Touyz S, Beaumont P. *Eating disorders: prevalence and treatment*. Baltimore, Maryland (Etats-Unis-d'Amérique), Williams & Wilkins, 1985:105–116.

82. **Dietz WH.** Therapeutic strategies in childhood obesity. *Hormone Research*, 1993, **39**(Suppl. 3):86–90.

83. **Dietz WH.** Childhood obesity. In: Björntorp P, Brodoff BN. *Obesity*. Philadelphie, Pennsylvanie (Etats-Unis d'Amérique), Lippincott, 1992, 606–609.

84. **Must A et al.** Long-term morbidity and mortality of overweight adolescents. A follow-up of the Harvard Growth Study of 1922 to 1935. *New England Journal of Medicine*, 1992, **327**:1350–1355.

85. **Keendy E, Goldberg J.** What are American children eating? Implications for public policy. *Nutrition Reviews*, 1995, **53**:111–126.

86. **McKenzie J.** Social changes and the food industry. *Nutrition Reviews*, 1982, **40**(Suppl.):13–17.

87. **Department of Health.** *The diets of British schoolchildren*. Londres (Royaume-Uni), Her Majesty's Stationery Office, 1989 (Reports of Health and Social Subjects, No. 39).

88. **Crawley HF.** The energy, nutrient and food intakes of teenagers aged 16–17 years in Britain. 1. Energy, macronutrients and non-starch polysaccharides. *British Journal of Nutrition*, 1993, **70**:15–26.

89. Efficacy and safety of lowering dietary intake of fat and cholesterol in children with elevated low-density lipoprotein cholesterol. The Dietary Intervention Study in Children (DISC). *Journal of the American Medical Association*, 1995, **273**:1429–1435.

90. **Epstein LH.** Exercise in the treatment of childhood obesity. *International Journal of Obesity and Related Metabolic Disorders*, 1995, **19**(Suppl. 4):S117–S121.

91. **Court JM.** Strategies for the management of obesity in children and adolescents. In: Hills AP, Wahlqvist ML. *Exercise and obesity*. Londres (Royaume-Uni), Smith Gordon, 1994:181–195.

92. **Dietz WH Jr, Gortmaker SL.** Do we fatten our children at the television set? Obesity and television viewing in children and adolescents. *Pediatrics*, 1985, **75**:807–812.

93. **Gortmaker SL et al.** Television viewing as a cause of increasing adiposity among children in the United States, 1986–1990. *Archives of Pediatrics and Adolescent Medicine*, 1996, **150**:356–362.

94. **Dietz WH Jr.** Prevention of childhood obesity. *Pediatric Clinics of North America*, 1986, **33**:823–833.

95. **Epstein LH et al.** Effects of decreasing sedentary behaviour and increasing activity on weight changes in obese children. *Health Psychology*, 1995, **14**:109–115.

96. **Pisacano JC et al.** An attempt at prevention of obesity in infancy. *Pediatrics*, 1978, **61**:360–364.

97. **Flodmark CE et al.** Prevention of progress to severe obesity in a group of obese schoolchildren treated with family therapy. *Pediatrics*, 1993, **91**:880–884.

98. **Wadden TA et al.** Obesity in black adolescent girls: a controlled clinical trial of treatment by diet, behavior modification, and parental support. *Pediatrics*, 1990, **85**:345–352.

99. **Seltzer CC, Mayer J.** An effective weight control program in a public school system. *American Journal of Public Health and the Nations' Health*, 1970, **60**:679–689.

100. **Foster GD, Wadden TA, Brownell KD.** Peer-led program for the treatment and prevention of obesity in the schools. *Journal of Consulting and Clinical Psychiatry*, 1985, **53**:538–540.

101. **Resnicow K.** School-based obesity prevention. Population versus high-risk interventions. *Annals of the New York Academy of Sciences*, 1993, **699**:154–166.

102. **Sleap M, Warburton P.** *Physical activity patterns of primary schoolchildren: an interim report.* Londres (Royaume-Uni), Health Education Authority, 1990.

103. **James WPT.** A public health approach to the problem of obesity. *International Journal of Obesity and Related Metabolic Disorders*, 1995, **19**(Suppl. 3):37S–45S.

104. **Dwyer T et al.** An investigation of the effects of daily physical activity on the health of primary school students in South Australia. *International Journal of Epidemiology*, 1983, **12**:308–313.

105. **Worsley A, Coonan W, Worsley A.** The first body owner's programme: an integrated school-based physical and nutrition programme. *Health Promotion*, 1987, **2**:39–49.

106. **Rajan U.** Management of childhood obesity — Singapore perspective. In: Ismael MN. *Proceedings of the First Scientific Meeting on Obesity*. Kuala Lumpur (Malaisie), Malaysian Society for the Study of Obesity (MASSO), 1996, **1**:131–137.

107. **Davis K, Christoffel KK.** Obesity in preschool and school-age children. Treatment early and often is best. *Archives of Pediatric and Adolescent Medicine*, 1994, **148**:1257–1261.

108. **Leung AK, Robson WL.** Childhood obesity. *Postgraduate Medicine*, 1990, **87**:123–130.

PARTIE V
Les enjeux du nouveau millénaire

11. Conclusions et recommandations

11.1 Conclusions générales

1. L'obésité (IMC ≥30) est une maladie en grande partie évitable par le biais d'un changement de mode de vie. La surcharge pondérale (IMC ≥25) est un déterminant majeur de beaucoup d'autres maladies non transmissibles, notamment du DNID, de la cardiopathie coronarienne et de l'accident vasculaire cérébral et elle augmente le risque de cancer (plusieurs types), de cholécystopathie, de troubles ostéo-articulaires et de symptômes respiratoires. Dans certaines populations, les conséquences métaboliques de la prise de poids débutent à des surpoids modestes. L'obésité a un coût élevé non seulement au regard des décès prématurés et des soins de santé, mais aussi sur le plan des incapacités et de la baisse de la qualité de vie.

2. La prévalence du surpoids et de l'obésité progresse rapidement partout dans le monde. Dans beaucoup de pays en développement, surpoids et obésité coexistent avec la dénutrition. Cela représente un double fardeau pour ces pays dont les efforts pour venir à bout de ces problèmes doivent être soigneusement équilibrés. Il est urgent de prévenir ou d'inverser les tendances néfastes pour la santé enregistrées dans les pays en développement au niveau des habitudes alimentaires et de l'activité physique.

3. Certains sujets présenteront une surcharge pondérale et une obésité parce qu'ils ont une prédisposition génétique ou biologique à la prise de poids rapide dans un environnement défavorable. Cependant, les causes fondamentales de l'épidémie d'obésité sont d'ordre sociétal, et résultent d'un environnement qui met en avant des modes de vie sédentaires et la consommation d'aliments riches en matières grasses et énergétiques. L'interaction de ces deux facteurs principaux fait que s'il est possible pour les gens qui maintiennent toute leur vie une activité physique relativement importante de tolérer des régimes alimentaires ayant une teneur en matières grasses plus importante (par exemple, 30 à 40%), tout laisse à penser que, pour les individus et les sociétés sédentaires, il faut réduire les apports en graisse (par exemple, 20 à 25%) afin de réduire au minimum le déséquilibre énergétique et la prise de poids.

4. La prévention de la surcharge pondérale et de l'obésité doit commencer dès le plus jeune âge, et doit faire appel à la mise en place et au maintien la vie durant d'habitudes alimentaires saines et d'une activité physique régulière. Chez l'adulte, la prévention du surpoids doit passer par des efforts visant à éviter toute prise de

poids supplémentaire, même lorsque l'IMC se situe encore dans l'intervalle acceptable. Des modes de vie sains, associant un régime alimentaire équilibré faiblement énergétique (renfermant davantage de légumes, fruits, légumes secs et céréales) à une activité physique plus intense (par exemple, la marche) et à une diminution des comportements sédentaires, doivent être préconisés. La prévention n'est pas seulement la responsabilité des individus mais exige également de procéder à des changements structurels dans les sociétés.

5. La prise en charge des sujets déjà obèses doit associer un objectif principal, qui est le maintien du poids à long terme avec un traitement approprié permettant d'obtenir une perte de poids modeste (5 à 15% du poids initial), à la prise en charge de la morbidité associée. Les sujets et les groupes à haut risque d'obésité future du fait d'une surcharge pondérale (IMC 25–29,9), doivent également recevoir une attention médicale, mais pour eux l'accent doit être mis sur la prévention de toute prise de poids. Un soutien et une aide appropriés, permettant d'opérer des changements durables sur le plan diététique, au niveau de l'activité physique et du mode de vie, font partie intégrante de toutes les stratégies de prise en charge. On peut considérer le traitement pharmacologique et la chirurgie gastrique comme des traitements adjuvants destinés aux sujets obèses qui ne répondent pas à la prise en charge primaire, surtout lorsqu'il y a un risque concomitant dû à d'autres maladies non transmissibles. Toutefois, il manque à beaucoup de pays les systèmes de fourniture de soins de santé permettant de mettre en œuvre un telle prise en charge. Compte tenu des principes énoncés précédemment et reconnaissant enfin que la stigmatisation des obèses est contre-productive, il est urgent de former suffisamment de professionnels de la santé et de personnes choisies de la société civile.

6. Il est impossible de prévenir ou de prendre en charge l'obésité au seul plan individuel. Les communautés, les pouvoirs publics, les médias et l'industrie agro-alimentaire doivent travailler ensemble à modifier l'environnement pour qu'il soit moins favorable à la prise de poids. De tels partenariats sont nécessaires pour parvenir à opérer un changement durable et efficace des habitudes alimentaires et de l'activité physique quotidienne dans l'ensemble de la communauté. Une telle approche permettra également d'harmoniser les stratégies de prise en charge et de prévention de l'obésité avec les politiques de santé publique existantes et les programmes de lutte contre l'ensemble des maladies non transmissibles.

11.2 **Recommandations**

Les recommandations figurant dans les sections 11.2.1–11.2.3 ont principalement trait à l'établissement des priorités en matière de recherche, tandis que celles de la section 11.2.4 traitent surtout des stratégies et mesures requises pour prendre en charge efficacement l'épidémie mondiale d'obésité.

11.2.1 *Surpoids et obésité : définition du problème*
Classification internationale du surpoids et de l'obésité

1. Recommandations générales

Pour pouvoir procéder à des comparaisons utiles entre populations, la classification du surpoids et de l'obésité doit être normalisée à l'échelle internationale comme suit :

- *Adultes.* On utilisera la classification OMS du poids chez l'adulte basée sur l'IMC, à quelques modifications mineures près. La catégorie «surpoids» (IMC ≥25) sera subdivisée en «préobèse» (IMC 25–29,9) et «obèse» (IMC ≥30). La catégorie obèse sera elle-même subdivisée en trois classes :

    — Obèse de classe I : IMC 30–34,9 ;
    — Obèse de classe II : IMC 35–39,9 ;
    — Obèse de classe III : IMC ≥40.

- *Enfants.* La classification actuelle de l'OMS relative au surpoids et à l'obésité chez l'enfant, basée sur les valeurs du rapport poids/taille s'écartant de plus de deux écarts types de la valeur médiane des courbes de référence du NCHS (National Center for Health Statistics), doit être employée jusqu'à ce qu'on parvienne à un nouveau consensus et qu'on puisse recommander un système de classification plus approprié. Il faut être prudent lorsqu'on interprète les données relatives à l'IMC recueillies dans des populations où il existe des enfants présentant un retard staturo-pondéral, surtout dans les pays soumis à une transition nutritionnelle rapide, le rapport entre l'IMC et l'adiposité pouvant être modifié.

2. Domaines de recherche prioritaires

La priorité devra être accordée à des recherches concernant :

- La mise en place de la méthode standard la plus utile pour définir l'obésité chez l'enfant et chez l'adolescent, méthode qui sera ensuite appliquée pour formuler de nouvelles courbes de croissance de référence et pour évaluer les données existantes et futures relatives aux enfants et aux adolescents du monde entier.

- La validité et la surveillance des mesures simples de la surcharge pondérale, par exemple l'IMC pour l'âge et le sexe chez les enfants et les adolescents de différentes sociétés et groupes ethniques.
- Le rapport entre IMC et adiposité chez les enfants présentant un retard de croissance.
- Les valeurs de référence de l'IMC chez les personnes âgées (>60 ans ou >80 ans).

Comparaisons internationales des taux d'obésité

3. Recommandations générales

Il faudra régulièrement entreprendre dans toutes les Régions de l'OMS des études transversales sur des échantillons représentatifs au plan national, afin de faciliter les comparaisons internationales des taux d'obésité chez l'adulte, de prévoir l'ampleur que va prendre à l'avenir le problème de l'obésité et de surveiller et d'évaluer l'efficacité des stratégies d'intervention. Ces études devront documenter les valeurs de l'IMC et du périmètre abdominal et évaluer progressivement les diverses stratégies d'intervention en cours. Il faudra en particulier :

- Que les pays d'AFRO, d'AMRO, de SEARO et d'EMRO donnent la priorité à des enquêtes régulières à plus grande échelle sur le poids corporel.
- Que les données soient recueillies selon un protocole standard, c'est-à-dire en utilisant la classification OMS du poids (IMC ≥25 pour le surpoids et IMC ≥30 pour l'obésité), et soient basées sur des mesures de la taille et du poids plutôt que sur les valeurs indiquées par le sujet.
- Que les données soient standardisées sur l'âge et subdivisées selon qu'elles concernent des régions urbaines ou rurales.
- Le cas échéant, que les données soient reliées aux issues en matière de morbidité et de mortalité classées, par exemple, conformément à la CIM-10.[1]
- Que les pays ayant les taux d'obésité les plus élevés et/ou des tendances séculaires montrant une augmentation rapide de l'obésité soient recensés dans chacune des Régions de l'OMS et mis en lumière dans les rapports régionaux.

---

[1] *Classsification statistique internationale des maladies et des problèmes de santé connexes. Dixième révision. Vol. 1.* Organisation mondiale de la Santé. Genève, 1992.

- Que les mesures du périmètre abdominal y soient ajoutées en tant qu'outil supplémentaire utile permettant d'identifier plus facilement un risque de maladie non transmissible.

11.2.2 *Etablir les coûts réels du surpoids et de l'obésité*

Conséquences sanitaires du surpoids et de l'obésité chez l'adulte

1. Recommandations générales

Les conséquences du surpoids et de l'obésité pour la santé doivent être évaluées de façon exhaustive dans toutes les régions du monde et dans les différents groupes ethniques comme suit :

- Si des études de courte durée sont utiles pour identifier les principales conséquences de l'obésité sur la santé, la surveillance à long terme des indicateurs sanitaires doit être menée à bien de manière à déterminer l'éventail complet et les conséquences des maladies liées à l'obésité, ainsi que les cas où l'issue (par exemple un cancer) est le résultat d'un processus en plusieurs étapes au cours duquel l'obésité peut avoir un effet sur certaines étapes, mais pas nécessairement sur toutes.
- Il faut établir des méthodes standard permettant d'estimer le risque relatif des différents problèmes de santé chroniques associés à la prise de poids et à l'obésité.
- Il convient de documenter la prévalence et le risque relatif des différents problèmes de santé chroniques associés à l'obésité dans les différentes sociétés.
- Il faut réévaluer les répercussions psychosociales de la prise de poids à l'aide des techniques psychosociales modernes.

2. Domaines de recherche prioritaires

La priorité doit être accordée à la recherche sur :

- Les rapports entre l'obésité et l'apparition de certains cancers.
- Les conséquences sanitaires non mortelles associées à l'obésité, surtout dans les pays en développement.
- Les interactions entre mesures de l'adiposité (à savoir l'IMC et le périmètre abdominal) d'une part et facteurs alimentaires et activité physique de l'autre, qui vont déterminer les pathologies associées à l'obésité.
- Les rapports, par sexe et par population, existant entre les mesures de l'adiposité (à savoir IMC et périmètre abdominal) et la morbidité et la mortalité.

Conséquences pour la santé du surpoids et de l'obésité au cours de l'enfance

3. Recommandations générales

Les conséquences pour la santé du surpoids et de l'obésité au cours de l'enfance et de l'adolescence doivent être étudiées plus avant.

4. Domaines de recherche prioritaires

La priorité doit être accordée à des recherches sur :

- Les conséquences sanitaires à long terme de l'obésité chez l'enfant et la persistance de cette dernière à l'âge adulte.

- Les répercussions d'un excédent de poids précoce dans des populations et groupes ethniques divers.

- La nature de l'association entre croissance rapide durant l'enfance, instauration précoce des règles et risque ultérieur de cancer du sein.

Conséquences de la perte de poids pour la santé

5. Recommandations générales

Il convient d'étudier plus avant les avantages et risques pour la santé d'une perte de poids au moyen d'études bien contrôlées, distinguant une perte de poids non intentionnelle (qui peut résulter d'une maladie sous-jacente ou d'un tabagisme) d'une perte de poids intentionnelle.

6. Domaines de recherche prioritaires

La priorité doit être accordée à des recherches sur :

- Une définition précise des avantages et des risques qui découlent d'une perte de poids durable (c'est-à-dire maintenue plus de 2 ans et de préférence 5 ans) sur le plan de la morbidité et de la mortalité.

- La quantification des conséquences pour la santé de divers degrés d'amaigrissement chez des sujets présentant ou non une maladie coexistante.

- Les répercussions des prises et pertes de poids cycliques sur les maladies associées à l'obésité et la probabilité d'une prise de poids future.

Les répercussions des modifications du régime alimentaire et de l'activité physique sur une perte de poids intentionnelle.

Conséquences économiques du surpoids et de l'obésité

7. Recommandations générales

Il convient d'évaluer systématiquement dans toutes les régions du monde au moyen d'une méthodologie normalisée la charge économique du surpoids et de l'obésité. Pour cela :

- Divers systèmes de soins de santé devront être évalués de façon que différents pays et régions puissent appliquer ces analyses à leurs propres politiques nationales et régionales.
- Dans la mesure du possible, les évaluations devront comprendre une analyse des questions plus générales posées au plan social et en matière de qualité de vie par la surcharge pondérale.

8. Domaines de recherche prioritaires

La priorité doit être accordée à la recherche sur :

- L'évaluation du rapport coût/efficacité relatif des différentes stratégies de prise en charge visant à prévenir et à traiter les problèmes de surpoids.

11.2.3 Comprendre comment s'installent le surpoids et l'obésité

Le fondement des stratégies d'intervention

1. Recommandations générales

Pour pouvoir s'attaquer au problème mondial de l'obésité de manière cohérente et progressive, il est indispensable de caractériser et d'étudier de façon exhaustive l'éventail des facteurs impliqués dans son développement, d'un point de vue individuel et collectif, au moyen d'une stratégie cohérente d'études à court et à long terme. Il convient d'étudier en particulier l'importance relative des modes d'alimentation et d'activité physique associés à la vie moderne.

2. Domaines de recherche prioritaires

La priorité doit être accordée à des recherches sur :

- Les facteurs diététiques, notamment sur :
  — l'influence de la valeur énergétique et/ou de la teneur en graisse du régime alimentaire sur la propension à consommer plus d'énergie qu'il n'est besoin, et le rôle que jouent les différents degrés d'activité physique dans cette relation ;
  — l'aspect quantitatif associé aux aliments sucrés ou aux aliments sucrés/gras favorisant une surconsommation passive d'énergie ;
  — la façon dont les préférences gustatives et les habitudes alimentaires (y compris celles associées à la consommation

d'aliments énergétiques) se développent au cours de l'enfance et leur association éventuelle avec des stades particuliers du développement ;
— les éventails optimaux de la valeur énergétique et des rapports éléments nutritifs/énergie des régimes alimentaires pour enfants qui favoriseront la croissance et le développement, mais éviteront l'apparition d'un excédent d'adiposité.

- Les modes d'activité physique, notamment sur :

  — le rapport entre degré d'activité physique et prise de poids future ;
  — les facteurs qui favorisent et renforcent l'inactivité physique ;
  — le lien entre obésité et comportements sédentaires (télévision, jeux vidéo et ordinateurs) dans un grand nombre de pays différents ;
  — la quantification de la dépense énergétique volontaire nécessaire pour éviter une prise de poids chez l'adulte ayant une profession sédentaire ;
  — les changements survenus dans le choix des aliments de la population générale, le degré d'activité physique restant relativement inchangé.

- Les facteurs sociétaux et culturels qui influent sur l'apport énergétique et le mode d'activité physique, notamment sur :

  — les effets des programmes existants de lutte contre la dénutrition dans les pays en développement sur l'apparition du surpoids et de l'obésité chez l'enfant ;
  — l'influence relative de divers aspects de la modernisation sur la valeur énergétique des aliments et le degré d'activité physique ;
  — l'influence du niveau socio-économique, notamment du niveau d'instruction, sur le risque d'obésité ;
  — le processus de transition nutritionnelle et ses répercussions sur le poids moyen d'une population.

- Les facteurs génétiques/biologiques en jeu dans la prise de poids et l'obésité, notamment sur :

  — l'identification des gènes et mutations responsables de la prédisposition de certains individus et groupes d'individus à la prise de poids lorsque sont associés un régime alimentaire énergétique et un mode de vie sédentaire ;
  — l'importance relative des périodes de plus grande vulnérabilité dans l'apparition de l'obésité.

11.2.4 *Surpoids et obésité : faire face au problème*

Mettre l'accent sur les stratégies de prévention

1. Recommandations générales

Il convient d'accorder beaucoup plus d'attention aux stratégies visant à prévenir la prise de poids et l'obésité, puisque ce sont elles qui sont susceptibles d'avoir le meilleur rapport coût/efficacité et un impact positif plus marqué sur le contrôle du poids à long terme, que celles destinées à traiter l'obésité une fois qu'elle est installée. Il convient en particulier :

- De prendre les mesures voulues pour élaborer des stratégies efficaces de prévention du surpoids et de l'obésité aux trois niveaux suivants :
    - *prévention universelle/de santé publique* (destinée à l'ensemble de la population) ;
    - *prévention sélective* (destinée à des sous-groupes de la population ayant un risque d'obésité supérieur à la moyenne) ;
    - *prévention ciblée* (destinée aux sujets à haut risque ayant déjà des problèmes de poids, mais qui ne sont pas encore obèses).
- Il convient de mener à bien des projets pilotes à petite échelle afin de déterminer la viabilité et l'opportunité de stratégies d'intervention particulières.
- L'évaluation pratique des programmes de prévention de l'obésité reposera sur l'appréciation des changements observés dans la prévalence du surpoids (IMC >25), couplée aux indicateurs à court terme des changements diététiques et du degré d'activité physique. L'évaluation des modifications observées dans la prévalence de l'obésité (IMC >30) et sa morbidité associée est moins fiable mais peut être utile à long terme. Les changements survenus aux niveaux de l'incidence de l'obésité et de l'IMC moyen de la population constituent des mesures plus précises de l'évolution du poids d'une population, qui peuvent être employées pour une analyse plus détaillée et plus étroitement contrôlée.
- Il convient d'évaluer les initiatives actuelles de prévention de l'obésité, de relever leurs insuffisances et d'améliorer leur conception.

Améliorer le degré d'activité physique et promouvoir une alimentation saine

2. Recommandations générales

La prévention du surpoids et de l'obésité doit débuter dès le jeune âge et être basée sur l'acquisition et le maintien la vie durant d'habitudes alimentaires saines et d'une activité physique régulière. En particulier :

- Il convient que les écoles favorisent l'activité physique en incorporant toutes sortes d'activités de loisir dans les programmes scolaires. Elles doivent également encourager les bonnes habitudes alimentaires en offrant des cours de cuisine et en appliquant les normes nutritionnelles à la préparation des repas scolaires.

- Il convient de concevoir des installations communautaires et d'élaborer des politiques de planification de la circulation et de l'urbanisation qui favoriseront la marche et l'exercice quotidiens des adultes et des enfants.

- Sur les lieux de travail, il faudra promouvoir l'activité physique et une alimentation saine en fournissant des installations sportives et des vestiaires, en appliquant les normes nutritionnelles à la restauration d'entreprise et en lançant d'autres activités appropriées.

- Les interventions visant à prévenir et à prendre en charge l'obésité doivent être soigneusement conçues de façon à ne pas provoquer une peur exagérée de grossir et précipiter de ce fait des troubles de l'alimentation.

- Il convient d'éduquer les consommateurs et de les encourager à exiger des aliments ayant une bonne qualité nutritionnelle.

- Les stratégies adoptées doivent l'être par population, surtout en ce qui concerne la situation économique. Ainsi, l'objectif principal des interventions axées sur l'activité physique dans les pays en développement doit être de prévenir sa diminution, qui accompagne en général le développement économique, tandis que dans les sociétés d'abondance on essaiera surtout de décourager les comportements sédentaires existants.

Nécessité des stratégies de santé publique
Il convient d'adopter des stratégies de santé publique à l'échelle de la population (universelles) visant à réduire les facteurs environnementaux favorables à l'obésité et à mieux faire connaître à la population le problème de l'obésité et de sa prise en charge. Il faut en particulier :

- Des stratégies multisectorielles ; les pouvoirs publics, les autorités régionales, l'industrie agro-alimentaire, les médias, les communautés et les consommateurs doivent tous être parties prenantes dans des programmes concertés.

- Des stratégies qui visent à obtenir un environnement propice à une meilleure alimentation et à une augmentation de l'activité physique dans l'ensemble de la communauté.

- Etudier des stratégies novatrices et concrètes allant au-delà des programmes traditionnels de promotion de la santé.

- Des stratégies qui visent à obtenir la fourchette optimale des valeurs de l'IMC médian de la population, à savoir entre 21 et 23. Dans les pays en développement, les adultes tireront un meilleur profit d'un IMC médian de 23, tandis que dans les sociétés d'abondance, qui ont un mode de vie plus sédentaire, les adultes profiteront davantage d'un IMC médian de 21.

- Des stratégies adaptées aux caractéristiques particulières de chaque communauté ou pays.

- Dans les pays en développement ou nouvellement industrialisés, améliorer le niveau de vie de l'ensemble des secteurs de la société, et tout particulièrement celui des populations autochtones ou des minorités, souvent laissées pour compte, sera une priorité de santé publique.

- Analyser soigneusement les enseignements tirés des précédentes campagnes consacrées à d'autres problèmes de santé publique (par exemple, taux de vaccination insuffisants et «boire ou conduire») et en tenir compte lorsqu'on élaborera les stratégies de santé publique visant à lutter contre l'obésité.

Nécessité des services de soins de santé et des services communautaires

3. Recommandations générales

Il convient de mettre en place au sein des services de soins de santé et des services communautaires des programmes de prise en charge de l'obésité afin de cibler les sujets et sous-groupes de population qui présentent, ou qui risquent de présenter, une obésité et les pathologies qui l'accompagnent. Il faut plus particulièrement :

- Que les services de soins de santé primaires jouent le rôle principal, mais que les services hospitaliers spécialisés puissent également s'occuper des sujets à très haut risque.

- Prendre les mesures voulues pour que la communication s'établisse bien entre les différents échelons du système de soins de santé, aspect qui est essentiel.

- Que les services et protocoles de prise en charge des problèmes de poids reposent sur les principes énoncés dans le présent rapport, mais en les adaptant à la situation de chaque pays.

- Que les programmes de prise en charge des sujets présentant un surpoids ou une obésité comprennent, en plus des stratégies visant à obtenir une perte de poids modeste, des stratégies de maintien du poids et de prise en charge des pathologies associées à l'obésité.

- Employer des méthodes anthropométriques simples, par exemple la mesure du périmètre abdominal et du rapport tour de taille/tour de hanches, pour identifier les sujets présentant un surpoids qui ont un risque accru de maladie liée à l'obésité en raison d'une accumulation abdominale de la graisse.
- Evaluer l'efficacité des systèmes de prise en charge sur une période d'au moins un an et de préférence de 2 à 5 ans.

4. Domaine de recherche prioritaire

La priorité doit être accordée à :

- Des études approfondies visant à déterminer si les programmes de prise en charge du surpoids chez l'enfant et l'adolescent qui ont été couronnés de succès et documentés peuvent être reproduits dans différentes situations et différentes populations.

Améliorer la formation à la prise en charge de l'obésité

5. Recommandations générales

La formation de tous les agents de soins de santé participant à la prise en charge des sujets obèses doit être améliorée de toute urgence. Il faut notamment :

- Que l'obésité soit considérée comme une affection médicale grave en soi ; c'est une maladie qui peut être traitée moyennant une prise en charge efficace et un changement de mode de vie. L'obésité doit être traitée même en l'absence de morbidité associée.
- Il faut venir à bout des attitudes négatives des professionnels de la santé vis-à-vis de l'obésité et des sujets obèses, la réprobation dont ces derniers font l'objet venant s'ajouter au fardeau de la maladie elle-même.

Nécessité d'une évaluation

6. Recommandations générales

L'évaluation systématique doit régulièrement faire partie de toutes les interventions visant à prévenir et à prendre en charge le surpoids et l'obésité. Il convient en particulier :

- D'évaluer l'efficacité des différentes prises en charge dans des groupes de patients clairement définis et en fonction du contexte social de chaque pays.

- D'évaluer l'efficacité de l'ensemble des programmes de santé publique visant à prévenir la prise de poids dans la population.
- De faire appel à des méthodes expérimentales et à des principes statistiques solides pour évaluer de manière critique l'impact de chacune des interventions proposées.

7. Domaine de recherche prioritaire

La priorité doit être accordée à :

- Des études approfondies à long terme afin d'évaluer le rapport risque/avantage des schémas de prise en charge prolongée et intégrée (avec ou sans médicaments) visant à obtenir une perte de poids et à la maintenir pour ce qui concerne la mortalité, la morbidité associée, la qualité de vie et le rapport coût/efficacité.

Partage des responsabilités

L'obésité ne pouvant être prévenue ni prise en charge au seul niveau individuel, les pouvoirs publics, l'industrie agro-alimentaire, les organismes internationaux, les médias, les communautés et les personnes concernées doivent tous travailler ensemble à modifier l'environnement de manière à le rendre moins propice à la prise de poids. Il convient en particulier :

- De prendre des mesures pour assurer la synergie des interactions entre les politiques nationales relatives à la nutrition et celles relatives à la lutte contre les maladies non transmissibles dans le cadre de la prévention et de la prise en charge du surpoids, de l'obésité, et des pathologies qui leur sont associées.
- De coordonner les activités des secteurs sanitaires, éducatifs et agricoles, de façon à ce que l'action des pouvoirs publics en matière de prévention et de prise en charge du surpoids puisse être efficace.
- Que les stratégies intégrées de prévention et de prise en charge du surpoids comprennent plusieurs volets : éducation du consommateur, élaboration et mise en œuvre de directives en matière de diététique, étiquetage des aliments, enseignement de la nutrition et éducation physique à l'école, modification des programmes d'alimentation, ainsi que des efforts pour éviter les publicités mensongères.
- Que l'industrie alimentaire soit responsable de l'élaboration et de la promotion de produits alimentaires sains d'un prix abordable.
- Que les pouvoirs publics veillent à l'application des réglementations régissant la commercialisation, la publicité et l'étiquetage des aliments.

- Que les médias ne provoquent ni n'exacerbent les troubles de l'alimentation dans des sociétés où ils n'existent pas, ni n'encouragent la stigmatisation des obèses dans les sociétés où elle est inconnue.

- De rechercher le soutien des organismes internationaux et des organisations non gouvernementales s'occupant de maladies non transmissibles autres que l'obésité, puisqu'il est indispensable pour élaborer des mesures de santé publique efficaces contre l'obésité dans les pays en développement et les pays nouvellement industrialisés.

Remerciements

Les participants à la Consultation ont exprimé leurs vifs remerciements au Groupe spécial international sur l'Obésité (IOTF) présidé par le Professeur W. P. T. James du Rowett Research Institute (Aberdeen, Ecosse), qui a joué un rôle actif dans la préparation et l'organisation de la consultation. Ils ont également remercié les auteurs des documents de travail de la consultation : le Professeur P. Björntorp, Université de Göteborg, Göteborg, Suède ; le Professeur G. A. Bray, Louisiana State University, Baton Rouge, LA, Etats-Unis d'Amérique ; le Dr K. K. Carroll, University of Western Ontario, London, Ontario, Canada ; le Dr A. Chuchalin, Institut de Recherche en Pneumologie, Moscou, Fédération de Russie ; Le Dr W. H. Dietz, New England Medical Center, Boston, MA, Etats-Unis d'Amérique ; le Dr G. E. Ehrlich, University of Pennsylvania, Philadelphie, PA, Etats-Unis d'Amérique ; le Dr J. O. Hill, University of Colorado, Denver, CO, Etats-Unis d'Amérique ; le Dr F. X. Pi-Sunyer, St. Luke's Roosevelt Hospital Center et Columbia University, New York, NY, Etats-Unis d'Amérique ; le Dr W. H. M. Saris, Université de Maastricht, Maastricht, Pays-Bas ; le Dr J. C. Seidell, Institut national de la Santé publique et de l'Environnement, Bilthoven, Pays-Bas ; le Professeur P. Zimmet et ses collaborateurs, International Diabetes Institute, Caulfield, Victoria, Australie.

Les participants à la Consultation ont également remercié pour leurs remarques précieuses concernant les documents de travail, les personnes suivantes : le Professeur R. L. Atkinson, University of Wisconsin, Madison, WI, Etats-Unis d'Amérique ; le Professeur H. W. Blackburn, University of Minnesota, Minneapolis, MN, Etats-Unis d'Amérique ; le Dr K. Ge, Institut de la Nutrition et de l'Hygiène alimentaire, Académie chinoise de Médecine préventive, Beijing, Chine ; le Professeur A. Kissebah, Medical College of Wisconsin, Milwaukee, WI, Etats-Unis d'Amérique ; le Dr A. Kurpad, St Johns Medical College, Bangalore, Inde ; le Professeur J. Mann, University of Otago, Dunedin, Nouvelle-Zélande ; le Professeur K. Norum, Université d'Oslo, Oslo, Norvège ; le Dr A. Prentice, Dunn Clinical Nutrition Centre, Cambridge, Angleterre ; le Professeur S. Rössner, Hôpital Karolinska, Stockholm, Suède ; le Professeur P. S. Shetty, London School of Hygiene and Tropical Medicine, Londres, Angleterre ; le Dr L. Sjöstrom, Université de Göteborg, Göteborg, Suède ; le Professeur T. I. A. Sörensen, hôpital municipal de Copenhague, Copenhague, Danemark ; le Dr K. Steyn, Chronic Diseases of Lifestyle, Tygerber, Afrique du Sud ; le Professeur M. Wahlqvist, Monash Medical Centre, Clayton, Victoria, Australie ; le Dr H. Weinsier, University of Alabama, Birmingham, AL, Etats-Unis d'Amérique ; le Dr D. F. Williamson, Centers for Disease Control and Prevention, Atlanta, GA, Etats-Unis d'Amérique ; le Dr R. Wing, Western Psychiatric Institute and Clinics, Pittsburgh, PA, Etats-Unis d'Amérique. De plus, les participants à la consultation ont exprimé leur gratitude aux organisations non gouvernementales dont les noms suivent, qui ont également examiné les documents de travail et fait part d'observations très intéressantes : l'Association internationale pour la Santé des Adolescents ; la Fédération internationale du Diabète ; l'Institut international des Sciences de la Vie. La South African Society for Obesity et la World Sugar Research Organization ont également fait part de leurs observations.

Les participants à la Consultation ont remercié tout particulièrement le Dr T. Gill and Mme V. Lakin, membres du secrétariat de l'IOTF, pour le temps qu'ils ont consacré à la préparation de la consultation et à la finalisation du rapport.

Les participants à la Consultation ont également rendu hommage au Dr S. Dehler, à Mme R. Imperial et à Mme P. Robertson du Programme de la Nutrition, Organisation mondiale de la Santé, Genève, Suisse, pour les efforts qu'ils ont consacrés à la préparation de la consultation et à la révision et à la mise en forme des rapports, ainsi qu'à M. J. Akré (OMS) et M. J. Bland, pour leur aide sur le plan rédactionnel.

Annexe
Critères d'évaluation des entreprises commerciales proposant des cures d'amaigrissement[1]

Les critères qui permettent d'évaluer le sérieux des institutions commerciales proposant des cures d'amaigrissement sont les suivants :

1. Avant de conseiller quoi que ce soit au client, l'entreprise aura identifié et enregistré son IMC ou un rapport poids/taille équivalent.
2. Les méthodes de tenue de dossier et d'analyse doivent pouvoir être examinées de près par le centre de santé en cas de transfert des patients. Les données relatives aux patients du centre de santé doivent être disponibles sur demande.
3. Le recours à un protocole d'admission qui exclut du programme d'amaigrissement toutes les personnes dont le poids se situe dans l'intervalle normal.
4. Le fait d'adopter une approche individuelle ou familiale.
5. Le fait de fournir des instructions écrites et des indications orales claires sur le régime alimentaire, ainsi que des informations sur les experts qui ont rédigé ces directives.
6. La description des méthodes employées, le cas échéant, pour encourager l'activité physique.
7. Le fait de définir la nature des programmes de modification du comportement, la fréquence des visites, le recours à un soutien de groupe ou à un soutien individuel et l'origine du schéma comportemental.
8. Le fait d'indiquer si des additifs alimentaires, des médicaments ou d'autres produits (par exemple éphédrine, remèdes homéopathiques à base de caféine, et suppléments nutritionnels) sont associés au traitement.
9. L'existence de méthodes permettant de vérifier les allégations faites dans les publicités ou les programmes de prise en charge du surpoids concernant leur bien-fondé thérapeutique.
10. Les méthodes choisies pour mettre en garde les médecins des patients contre les effets indésirables.
11. N'importe quel plan visant à coordonner son activité avec celle d'un centre de santé spécialisé dans la prise en charge des problèmes de poids.
12. L'expérience, la formation et les qualifications du personnel.
13. Les preuves de réussite apportées aux clients.

---

[1] D'après *Obesity in Scotland. A rational clinical guideline recommanded for use in Scotland.* Edinbourg, Scottish Intercollegiate Guidelines Network, 1996, avec l'aimable autorisation de l'éditeur.

www.ingramcontent.com/pod-product-compliance
Ingram Content Group UK Ltd.
Pitfield, Milton Keynes, MK11 3LW, UK
UKHW051249180426
11947UKWH00020B/1620